高校体育规划教材

科学减肥

主 编◎王晓慧

副主编◎郭 吟 戴文涛

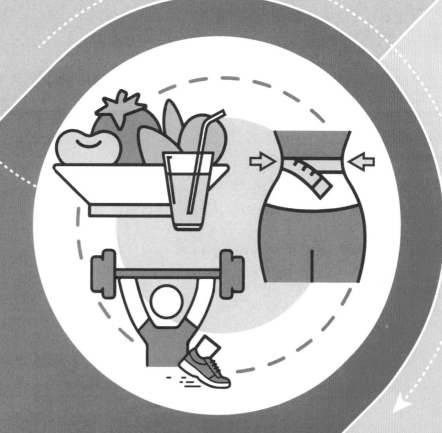

编 者◎陈文鹤 张素珍 刘 敏 吴 伟 余安奇
　　　冯 磊 王业玲 陈 洁 仲昭金 葛玉萍

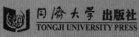
同济大学 出版社
TONGJI UNIVERSITY PRESS
·上海·

内容简介

调整饮食、运动、生活方式以及心理干预、减重代谢手术、减肥药物和中医中药等都是治疗肥胖症及其相关代谢性疾病的有效手段，且各有优势，也可联合使用。近年来，运动减肥的相关理论和实践研究获得了很多新进展，产生了很多新理念、新做法。本书一方面保留了编者原有同类教材《运动减肥》和《健身运动处方》的精华，另一方面紧跟学科发展前沿，补充了新的运动减肥机制和理论、新的实践经验和做法，如肥胖发生及发展的四大学说及新机制，大强度间歇训练的减脂效果及具体运动方案，心理干预和健康教育在减肥中的应用，减肥药、减重代谢手术的发展等。本书专业性强，理论结合实践，涵盖运动减肥新理论和实践新知识。

本书可用作运动医学等相关专业的本科生、研究生及博士生教材，也可供对运动减肥有兴趣的广大读者和社会培训机构参考使用。

图书在版编目（CIP）数据

科学减肥 / 王晓慧主编；郭吟，戴文涛副主编. —
上海：同济大学出版社，2024.1
ISBN 978-7-5765-1061-4

Ⅰ. ①科… Ⅱ. ①王… ②郭… ③戴… Ⅲ. ①减肥—
基本知识 Ⅳ. ①R161

中国国家版本馆CIP数据核字（2024）第011160号

科学减肥

Kexue Jianfei

主　编	王晓慧	**副主编**	郭　吟　戴文涛	
责任编辑	杨　艳　白　雲	**责任校对**	徐逢乔	**封面设计** 渲彩轩

出版发行　同济大学出版社　www.tongjipress.com.cn
　　　　　　（地址：上海市四平路1239号　邮编：200092　电话：021-65985622）
经　　销　全国新华书店
排　　版　上海三联读者服务合作公司
印　　刷　启东市人民印刷有限公司
开　　本　787mm×1092mm　1/16
印　　张　15.25
字　　数　333 000
版　　次　2024年1月第1版
印　　次　2024年1月第1次印刷
书　　号　ISBN 978-7-5765-1061-4

定　　价　52.80元

▶ 编 委 会

姓　名	单　位	编委会职务
王晓慧	上海体育大学	主　编
郭　吟	湖南师范大学	副主编
戴文涛	上海巅峰体育管理股份有限公司	副主编
陈文鹤	上海体育大学	编　者
张素珍	上海体育大学	编　者
刘　敏	上海体育大学	编　者
吴　伟	上海体育大学	编　者
余安奇	上海巅峰体育管理股份有限公司	编　者
冯　磊	上海巅峰体育管理股份有限公司	编　者
王业玲	上海巅峰体育管理股份有限公司	编　者
陈　洁	上海巅峰体育管理股份有限公司	编　者
仲昭金	上海巅峰体育管理股份有限公司	编　者
葛玉萍	上海巅峰体育管理股份有限公司	编　者

▶ 序

　　肥胖症与多种慢性病的发展有着十分紧密的联系，严重威胁着人们的健康。随着肥胖症发生率的日益上升，预防和治疗肥胖症成了我们面临的重要任务。

　　治疗肥胖症有多种途径和方法，运动减肥是人们普遍能接受而且副作用较小的方法。然而适用于减肥的运动方式有很多要求：适宜的运动强度，适宜的运动持续时间，适宜的运动项目。运动结合饮食控制，可达到更好的减肥效果。如何开展运动减肥，如何进行饮食控制，显然有许多问题需要研究和解决。

　　陈文鹤教授是我大学校友，在上海体育学院（现更名为上海体育大学）长期从事运动生理学教学与科研工作，自1990年开始进行运动减肥的研究工作，并在本科生中开设了"运动减肥"选修课程。他带领的科研团队在运动减肥和营养减肥方面进行了深入的研究，研究团队支持的大学生创业企业在减肥领域获得了很好的社会效益和经济效益，并积累了丰富的运动减肥和营养减肥的经验。

　　控制和降低我国肥胖症发生率，需要全社会多学科的积极投入，从宣传教育着手，普及肥胖症产生的原因、肥胖症对健康的危害、科学的减肥手段和方法的理论与知识。《科学减肥》一书的出版，能够宣传科学的减肥方法，推广科学的减肥经验，一定会受到广大读者的欢迎。

▶ 前　言

　　尽管目前有关运动减肥、营养干预减肥等内容的书很多，但基本都是科普书籍，不适合"运动减肥理论和实践"等相关课程的使用。就教材来说，国外尚未见类似教材，国内的同类教材是我们编写组成员陈文鹤教授、王晓慧教授等人于2010年出版的《运动减肥》以及2014年出版的《健身运动处方》。尽管这两本书收获了无数好评，有些本科生和研究生就是听了这门课、学习了这两本教材后，开始了减重创业，一些大专院校也开始开设运动减肥课程；然而，这两本书毕竟出版年份久远，书中内容相对于现今发展迅速的减肥理论和实践来说显得有些陈旧和单薄。

　　调整饮食、运动、生活方式以及进行心理干预、减重代谢手术、减肥药物和中医中药等都是治疗肥胖症及其相关代谢性疾病的有效手段，且各有优势，也可联合使用。运动减肥、运动合并饮食控制及进行心理干预等方式是最健康和长效的减肥方法。近年来，运动减肥的相关理论和实践获得了很多新进展，产生了很多新理念、新做法。此外，减重代谢手术、减肥药物和中医中药对肥胖症的治疗作用也显著增强。这些具有前沿性、应用性和良好发展前景的诸多内容有必要传授给本科生、研究生以及博士生。因此，一本专业性强、理论结合实践、涵盖运动减肥新理论和实践新知识的教材就显得很有必要。

　　在这种背景下，我们编写了本书，编写者既包括大学里研究运动减肥的专家、教授，又包括直接服务肥胖者减重的一线技术人员，从而保证了本书的理论深度和实践价值。本书一方面保留了我们原有同类教材《运动减肥》和《健身运动处方》的精华；另一方面紧跟学科发展前沿，补充了新的运动减肥机制和理论、新的实践经验和做法，如肥胖发生及发展的四大学说（糖脂毒性、慢性低度炎症、内质网应激和氧化应激学说）及新机制（如肠道菌群、棕色脂肪对肥胖的作用等），大强度间歇训练的减脂效果及具体运动方案，心理干预和健康教育在减肥中的应用，减肥药、减重代谢手术的发展等。我们相信本书一定会在高校和社会培训机构中得到很好的推广使用，以达到防治肥胖症及其相关代谢性疾病、促进健康的最终目的。

编　者

2023 年 11 月

目录

第一章

肥胖症的诊断、全球流行趋势和发病原因

本章导读：肥胖是由多种因素引起的体内脂肪堆积过多的一种慢性代谢性疾病。肥胖可分为单纯性肥胖和继发性肥胖两类，本章所讨论的主要是单纯性肥胖。目前学界一致认为单纯性肥胖的发生原因主要有遗传因素、热能物质摄入过多和体力活动减少三个方面。尽管遗传因素对肥胖的发生、发展过程有重要的影响，但它并不是肥胖发生的决定性因素。热能物质摄入过多和体力活动减少是肥胖发生、发展的主要因素，特别是热能物质摄入过多，是肥胖案例在全球范围内迅速增加的主要原因。

肥胖症是指过多脂肪在体内堆积或脂肪分布异常导致体重增加，它是遗传因素与环境因素共同作用引起的慢性代谢性疾病。早在1948年，世界卫生组织（World Health Organization，WHO，简称世卫组织）就将肥胖列入疾病名单。目前，"肥胖症是一种慢性疾病"已经是一种全球公认的理念。在过去的半个多世纪里，肥胖最先在发达国家流行，并向发展中国家蔓延，中国的肥胖发生率近年来也迅速增加。

　　肥胖不仅影响形体美，更重要的是危害健康，它可引起渐进性代谢紊乱、增加慢性病的患病风险和严重程度，甚至导致死亡。这些慢性病主要是肥胖相关疾病，包括心血管疾病、糖尿病、高血压、呼吸睡眠暂停综合征、某些肿瘤（如结直肠癌、乳腺癌和前列腺癌）等。目前，肥胖症已被WHO确认为全球首要的健康问题。

一、肥胖症的诊断

判断是否肥胖的指标有身高、体重、标准体重、身体质量指数（body mass index，BMI）和体脂率，并可用腰围、臀围和腰臀比来判断是否是中心性肥胖。

（一）身高、体重和标准体重

在清晨、空腹条件下测量身高、体重。测量时，受试者赤足，仅着贴身、轻便衣服，采取自然立正姿势，上臂自然下垂，脚后跟并拢，足尖分开约 60°，两肩胛骨、骶骨和足跟紧贴立柱，眼睛下缘和耳屏上缘保持水平位。测量身高时，测试者视线须与直角尺下缘齐平，读数精确至 0.1 cm。测量体重时，待数值稳定后读数，精确至 0.1 kg。

在减肥期内若要多次测量身高、体重，应尽量固定测试人员、测量仪器和时间。一般来说，清晨起床时身高最高，夜晚最低；人在疲劳状态下也容易出现身高值较低的情况。体重在一天内的变化主要受到进食、排泄和排汗量的影响。

标准体重是一种诊断肥胖程度的常用简易方法。

标准体重千克数 = 身高（cm）－ 105

肥胖度 =（实际体重－标准体重）÷ 标准体重 ×100%

肥胖度 <－ 20%，消瘦；肥胖度为－ 20%～－ 10%，偏瘦；肥胖度为－ 10%~10%，正常适中；肥胖度为 10%~20%，超重；肥胖度 > 20%，肥胖。

（二）身体质量指数（BMI）

BMI 是目前国际上常用的衡量人体胖瘦程度的一个指标，是体重（kg）除以身高（m）的平方得到的数值（单位 kg/m^2）。BMI 尤其适合于判断成人的肥胖程度。世界卫生组织的肥胖标准是：BMI ≥ 25 为超重，BMI ≥ 30 为肥胖；而中国成年人的肥胖标准是：BMI ≥ 24 为超重，BMI ≥ 28 为肥胖（BMI 在 18.5~23.9 为正常）。BMI 是用体重而非脂肪量来衡量胖瘦程度的，因此对于肌肉特别发达的人（如运动员）或肌肉特别少的人（如长期卧床的病人），BMI 不能准确反映其胖瘦程度。

需要指出的是，儿童青少年的 BMI 判断标准与成年人不同。对儿童而言，在对超重和肥胖做出定义时须考虑年龄和性别，特别是年龄因素。①5 岁以下儿童：与同年龄的世卫组织儿童生长标准中位数相比，若 BMI 大于它 2 个标准差为超重，大于 3 个标准差则为肥胖。②5~18 岁儿童：与同年龄的世卫组织儿童生长标准中位数相比，若 BMI 大于它 1 个标准差为超重，大于 2 个标准差则为肥胖。表 1-1 显示了中国儿童青少年（6~18 岁）消瘦、正常、超重和肥胖的 BMI 标准。此外，中国肥胖问题工作组将中国男、女儿童青少年（7~18 岁）超重和肥胖的 BMI 分布与美国国家卫生统计中心（National Center for Health Statistics，NCHS）的国际标准做了比较，如图 1-1 所示。

表1-1　中国儿童青少年（6~18岁）BMI（kg/m^2）标准

年龄/岁	男生				女生			
	消瘦	正常	超重	肥胖	消瘦	正常	超重	肥胖
6~7	≤ 13.4	13.5~16.7	16.8~18.4	≥ 18.5	≤ 13.1	13.2~16.9	17.0~19.1	≥ 19.2
7~8	≤ 13.9	14.0~17.3	17.4~19.1	≥ 19.2	≤ 13.4	13.5~17.1	17.2~18.8	≥ 18.9
8~9	≤ 14.0	14.1~18.0	18.1~20.2	≥ 20.3	≤ 13.6	13.7~18.0	18.1~19.8	≥ 19.9
9~10	≤ 14.1	14.2~18.8	18.9~21.3	≥ 21.4	≤ 13.8	13.9~18.9	19.0~20.9	≥ 21.0
10~11	≤ 14.4	14.5~19.5	19.6~22.4	≥ 22.5	≤ 14.0	14.1~19.9	20.0~22.0	≥ 22.1
11~12	≤ 14.9	15.0~20.2	20.3~23.5	≥ 23.6	≤ 14.3	14.4~21.0	21.1~23.2	≥ 23.3
12~13	≤ 15.4	15.5~20.9	21.0~24.6	≥ 24.7	≤ 14.7	14.8~21.8	21.9~24.4	≥ 24.5
13~14	≤ 15.9	16.0~21.8	21.9~25.6	≥ 25.7	≤ 15.3	15.4~22.5	22.6~25.5	≥ 25.6
14~15	≤ 16.4	16.5~22.5	22.6~26.3	≥ 26.4	≤ 16.0	16.1~22.9	23.0~26.2	≥ 26.3
15~16	≤ 16.9	17.0~23.0	23.1~26.8	≥ 26.9	≤ 16.6	16.7~23.3	23.4~26.8	≥ 26.9
16~17	≤ 17.3	17.4~23.4	23.5~27.3	≥ 27.4	≤ 17.0	17.1~23.6	23.7~27.3	≥ 27.4
17~18	≤ 17.7	17.8~23.7	23.8~27.7	≥ 27.8	≤ 17.2	17.3~23.7	23.8~27.6	≥ 27.7

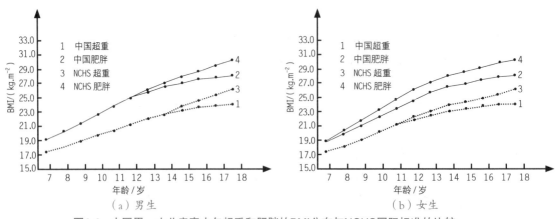

图1-1　中国男、女儿童青少年超重和肥胖的BMI分布与NCHS国际标准的比较

（三）体脂率

体脂率是指人体内脂肪重量占总体重的百分比，可直接反映体内脂肪的含量。体脂率的正常范围：男性在10%~20%，女性在15%~25%。一般认为体脂率超过30%为肥胖，也有人认为男性体脂率超过25%即为肥胖。体脂率在30%~35%为中度肥胖，35%以上即为重度肥胖。

目前常用的测量体脂率的方法有皮褶厚度法、双能X线吸收法（dual energy X-ray absorptiometry，DEXA）、生物电阻抗分析法（bioelectrical impedance analysis，BIA）以及CT和核磁共振法等。每种测量方法各有优缺点，需加以权衡并结合实际情况选择。以下介绍各种常用的检测方法。

1.皮褶厚度法

皮褶厚度法即通过测量不同部位的皮褶厚度来计算出个体的体脂率水平。在我国最常测量上臂部和肩胛部的皮褶厚度。测量上臂部的皮褶厚度时，取上臂外侧中点（肩峰与鹰嘴连线的中点），皮褶走向与肱骨平行［图1-2（a）］；测量肩胛部的皮褶厚度时，则取肩胛下角1 cm处，皮褶走向与脊柱成45°角、方向斜下［图1-2（b）］。测量皮褶厚度时注意避免技术和操作误差。除特殊情况外，所有被测者均测量右侧的上臂部和肩胛部皮褶厚度，运动后不要马上测量（运动会导致体内水分减少，可能使结果偏低）。此外，测量时注意皮褶卡钳的量程，肥胖程度严重的患者皮下脂肪过多且张力大，普通卡钳难以准确测定。

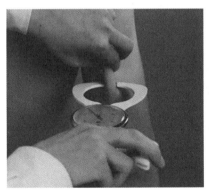
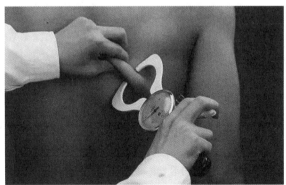

（a）上臂部 （b）肩胛部

图1-2 上臂部和肩胛部皮褶厚度的测量

将所测得的两个部位皮褶厚度值相加，代入表1-2的公式，计算出身体密度（density，D）。然后，再用公式计算出体脂率，即：

体脂率 =（4.570 ÷ D — 4.142）× 100%

表1-2　利用皮褶厚度计算身体密度的公式

年龄 / 岁	男性	女性
9~11	$D=1.087\,9 - 0.001\,51X$	$D=1.079\,4 - 0.001\,42X$
12~14	$D=1.086\,8 - 0.001\,33X$	$D=1.088\,8 - 0.001\,53X$
15~18	$D=1.097\,7 - 0.001\,46X$	$D=1.093\,1 - 0.001\,60X$
> 18	$D=1.091\,3 - 0.001\,16X$	$D=1.089\,7 - 0.001\,33X$

注：D 为身体密度；X 为肩胛部与上臂部的皮褶厚度之和。

2. 双能 X 线吸收法（DEXA）

双能 X 线吸收法最先用于检测骨密度，后来它用于对全身体脂含量及分布情况做定量评价，而且通过该法能分辨内脏脂肪和皮下脂肪。测量原理是人体的三组分模型，即人体脂肪组织、去脂软组织和骨矿物质组成，测量时光子束在人体内的减弱程度与体内组织的成分有关，不同组分对光子的吸收程度不同，如图 1-3 所示。DEXA 的优点是精准度高，放射量较低，对人体较为安全。但它测试费用高、费时较长，且操作较复杂，很难做大样本的科学研究和推广普及。

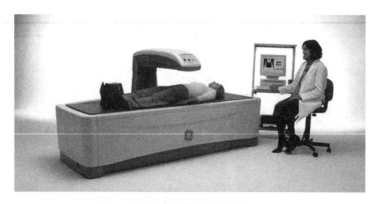

图1-3　双能X线吸收法

3. 生物电阻抗分析法（BIA）

生物电阻抗分析法是一种利用生物组织与器官的电特性及其变化规律测定身体组成的方法，它具有简便、快速和无创的特点。BIA 测试时，仪器电极会向人体传输觉察不到的微弱电流（通常是 $800\,\mu A$，频率 $50\,Hz$），通过测量人体的电阻值间接检测体脂率，如图 1-4 所示。脂肪组织含水量非常小、几乎不导电，因此电流通过脂肪时比通过其他组织时的阻力更大。BIA 对环境要求高，环境温度、个人水合状态、足部角质和泌汗都会影响其精准度。但只要严格遵循操作规则，BIA 就可较为准确地反映体脂率的真实值。BIA 由于费用较低、可靠性较好，可广泛用于临床医学诊断和肥胖评价。

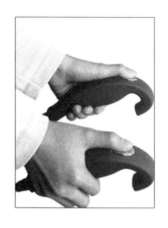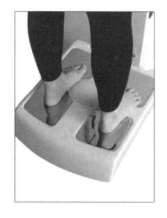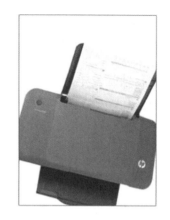

图1-4　生物电阻抗分析法

（四）身体围度

身体围度是判断局部脂肪量的简易方法。最常用的测试指标有腰围、臀围和大腿围。测试腰围时，受试者自然站立，两臂交叉抱于胸前，两足并拢。将软带尺经脐上 0.5 cm 处水平绕一周，取呼气结束时的测量值。测试臀围时，测臀大肌最突起处的水平周长。测量肢体围度时，软带尺应与肢体长轴垂直，呈水平状，松紧适宜，读数精确至 0.1 cm。测量重度肥胖症患者的围度时，可由两名测试人员配合完成测量。

腰围常用来作为中心性肥胖的参考指标。但由于身高和体型的差异，单独的围度并不能很准确地反映一个人的肥胖程度。因此，除了腰围，腰围 / 臀围比值（waist-to-hip ratio，WHR）也是使用最广泛的判断中心性肥胖的指标之一，简称腰臀比。此外，腰围身高比、臀围身高比近年来也被采用，它们相比于单独的腰围或臀围，更能反映出身体的肥胖程度。

二、肥胖症的流行

（一）全球肥胖症的流行

近年来，肥胖症在全球范围内快速流行。自 1980 年开始，大多数国家的肥胖发生率均在持续增长，其中有 73 个国家的肥胖发生率翻倍。2016 年 4 月的研究数据显示，全球肥胖成年人口首次超过体重过低人口，从 1975 年的 1.5 亿人上升至 2016 年的 6.4 亿人，其中，约 39% 的成年人（男性 39%，女性 40%）超重，13% 的成年人（男性 11%，女性 15%）肥胖。儿童青少年肥胖发生率的涨幅更为迅猛。1975 年时全球只有不足 1% 的儿童青少年肥胖，但 2016 年增加到约 6% 女孩、8% 男孩肥胖，全球肥胖的儿童青少年总人数超 1.24 亿人。

全球肥胖症的流行一直以来都存在地区差异、城乡和收入水平差异、性别差异、受教育程度差异以及年龄差异。

1. 地区差异

总体来看，发达国家的超重和肥胖发生率高于发展中国家。但近年来欠发达地区肥胖发生率迅猛增长。一度被视为高收入国家问题的超重和肥胖，如今在低收入和中等收入国家，特别是这些国家的城市地域，呈上升趋势。例如，2016 年约有 4 100 万名 5 岁以下儿童超重或肥胖，其中近半数生活在亚洲，而非洲 5 岁以下儿童的超重人数自 2000 年以来已增加近 50%。

2015 年的统计数据显示，在 20 个人口较多的国家中，成人肥胖发生率最高的国家为埃及（35.3%，其中男 33.6%，女 37.1%），最低的是越南（1.6%，其中男 1.4%，女 2.0%）；儿童肥胖发生率最高的国家是美国（12.7%，其中男 12.2%，女 13.2%），最低的是孟加拉国（1.2%，其中男 0.9%，女 1.7%）。

有学者分析了 1975—2016 年 200 个国家 5~19 岁儿童青少年平均 BMI、低体重、超重及肥胖的情况，发现 40 年间男孩年龄标化的平均 BMI 每十年增加 0.09 kg/m^2，而女孩年龄标化的平均 BMI 在东欧地区几乎无变化，在拉丁美洲中部地区每十年增加 1 kg/m^2。近年来，欧洲西北部地区、经济收入较高的英语区及亚太地区的男孩和女孩，南欧男孩及拉丁美洲中部女孩，其平均 BMI 的变化趋于平稳；而南亚地区的男孩和女孩、东南亚地区的男孩，其平均 BMI 的增速则较快。

2. 城乡和收入水平差异

城市的超重和肥胖发生率高于农村，尤其在发展中国家，这种情况特别明显。许多低收入和中等收入国家的城市，目前正面临"双重疾病负担"，不仅要应对传染病和营养不良等问题，同时也面临肥胖和超重等非传染性疾病高危因素的迅速增长。低收入和中等收入国家的儿童更容易出现产前、婴儿及幼儿营养不良的情况。同时这些儿童还暴露在高糖、高盐以及微量营养素普遍摄入不足的食品环境中，这些食品往往更廉价，营养价值也更低。所以，在营养不良的问题尚未解决的情况下，这种粗犷的饮食模式加之更低水平的体力活动导致了低收入和中等收入国家儿童肥胖发生率的急剧上升。

发达国家和地区的肥胖发生率与经济收入明显挂钩。收入越低的人群越容易肥胖，因为经济地位较低的人群更倾向于摄入脂肪含量较高的食物。当食物缺乏时，人体对营养质量的需求减弱，而对营养数量的需求大幅增加。研究人员分析了 2011—2014 年美国健康与营养调查数据，发现低收入人群中女性肥胖的发生率为 45.2%，而高收入人群中女性的这一指标仅为 29.7%。此外，心理学的研究表明，人们对自身社会地位的评价往往会影响到其对食物热量的喜好程度，自我社会地位评价较低的人群往往能够吃下更多的食物。

3. 性别差异

经济合作与发展组织（Organization for Economic Co-operation and Development，OECD）的数据显示，在全球大部分国家，不同年龄组的成年女性的肥胖发生率均超过男性；而儿童青少年肥胖发生率的性别趋势与成人相反，即肥胖男孩多于肥胖女孩。类似的结果也被一项覆盖全球 195 个国家的研究所支持。该研究按各国的人均收入水平、平均受教育程度和总生育率等社会人口学指数（socio-demographic index，SDI）来综合衡量国家的发展水平，将国家分为低、中低、中等、中高和高水平 5 个发展等级。研究显示，1980—2015 年不同 SDI 等级的国家，男性或女性肥胖发生率增加最快的阶段均在成年早期，肥胖发生率最高的阶段则出现在中年 45~60 岁；儿童肥胖发生率都是男性高于女性或与女性持平，成人则是女性高于男性。

4. 受教育程度差异

教育是防止肥胖的一个因素。OECD 的数据显示，受教育程度较低的女性超重的风险比受教育程度较高的女性高出两到三倍。日本学者利用统计学方法分析了成年人受教育程度、收入情况与其体型、饮食倾向等生活习惯及健康的相关性，发现未满 65 岁的女性中，受教育时间为 9 年（中小学）以下女性的肥胖风险是受教育 10 年以上女性的约 1.7 倍。

学历的高低虽不能直接影响人们的体重，却可以通过影响人们的健康意识、生活方式、饮食习惯，进而影响体重和健康。受教育程度较高者更愿意了解健康知识、选择健康的生活方式，从而保持正常体重、避免肥胖。

5. 年龄差异

尽管儿童的肥胖发生率低于成人，但在许多国家，儿童肥胖发生率的增长速度远高于成人。有学者分析了 1975—2016 年 200 个国家 5~19 岁儿童青少年肥胖的情况，发现 40 年间全球女孩和男孩年龄标化的肥胖发生率分别从 0.7% 和 0.9% 增加至 5.6% 和 7.8%。

（二）中国肥胖症的流行

和 40 年前相比，曾经吃不饱的中国人陷入了吃太多导致肥胖的烦恼中。研究显示，1975 年中国体重过轻的成年男女人数分别为 2 960 万人和 3 570 万人，体重过轻人口数量在当时仅次于印度，排名第二。但随着经济条件的不断改善、物质供应的日渐丰富，我国居民超重和肥胖发生率迅速上升。我国分别于 2000 年、2005 年、2010 年和 2014 年进行了全国性的体质调查，调查对象为 20~59 岁的成年人，评估标准分为多种情况。①体重过轻：BMI < 18.5 kg/m²，超重：23.0 kg/m² ≤ BMI < 27.5 kg/m²，肥胖：BMI ≥ 27.5 kg/m²；

②中心性肥胖：男性腰围＞ 90 cm，女性腰围＞ 85 cm。四次全国普查的结果显示，中国的肥胖发生率从 2000 年的 8.6% 上涨到 2005 年的 10.3%，再到 2010 年的 12.2%，最终增长到 2014 年的 12.9%；超重人数比例分别为 37.4%、39.2%、40.7% 和 41.2%；而中心性肥胖的比例分别为 13.9%、18.3%、22.1% 和 24.9%。超重、肥胖和中心性肥胖的患病率随年龄增加而增加。2014 年中国肥胖成年男性 4 320 万人，成年女性 4 640 万人，与 1975 年仅有 70 万男性和 170 万女性体重超标形成鲜明对比。

中华人民共和国国家卫生和计划生育委员会 2015 年发布的《中国居民营养与慢性病状况报告（2015）》指出，中国居民超重肥胖问题凸显，无论成人还是青少年，中国的超重肥胖增长幅度都高于发达国家。2017 年 1 月份的统计数据表明，中国的肥胖人口数量已超过美国，中国肥胖发生率已高达 12%。由于中国人口基数大，这意味着中国有约 1.6 亿的肥胖人口。2018 年《中国健康管理与健康产业发展报告》显示，约 45% 的人群为超重或肥胖。超重与肥胖问题已经成为影响我国各年龄段人群体质的突出问题。中国在短短几十年间，肥胖人数增长了几十倍。肥胖发生率的急剧上升将会引起与肥胖相关的慢病发病率的大幅上升，慢病主要是高血压、脂肪肝、血脂异常、糖尿病以及慢性胃炎或胃溃疡等。

"中国式肥胖"主要表现在以下几方面：①成年男性的肥胖发生率更高。2006 年以前，中国肥胖发生率一直呈发展中国家的走势，即肥胖女性多于肥胖男性，但 2006 年全国范围内女性肥胖发生率已被男性反超（来自中国疾病控制预防中心的追踪研究数据）。②儿童青少年的肥胖发生率迅猛增加，肥胖呈现出低龄化的特点。教育部每隔 5 年进行 1 次全国学生体质与健康调研，1985—2015 年 30 年间的 7 次学生体质与健康调研结果显示，在校学生的超重与肥胖发生率呈爆发式增长，特别是儿童肥胖检出率，从近乎为零到近年来迅速增长，且至今增长速度仍处在较高水平，超过 25% 的城市男孩、超过 13% 的城市女孩和农村男孩面临超重或肥胖问题。可见，中国青少年肥胖发生率持续增长，并呈现低龄化趋势。不仅如此，儿童青少年的肥胖问题还引发了肥胖相关疾病。2012 年国际肥胖研究协会公布的研究报告显示，中国不满 17 岁的儿童青少年约 1/3 出现了至少一种心血管危险因素，12~18 岁的孩子 1.9% 患有糖尿病。③儿童青少年肥胖不再局限于大城市，富裕乡村也成为肥胖流行区。一直以来公众认为大城市儿童青少年的肥胖发生率最高。但北京大学儿童青少年卫生研究所发现，大中城市、富裕乡村是我国重要的超重、肥胖流行区，"中国儿童肥胖主要在城市流行"的结论已过时。2005—2010 年，肥胖在中国城市、富裕乡村全面流行，其中东部沿海大城市进入重度流行水平，其他大中城市和富裕乡村进入中度流行水平，而内地中小城市及乡村将成为新的肥胖增长点。

第二节 | 肥胖症的发生原因

肥胖症的病因是多方面的，最主要的原因是人体摄入的能源物质（碳水化合物、蛋白质和脂肪）过多，超过了人体对热能物质的需要量，多余的热能物质转变成脂肪在体内堆积。导致肥胖的其他原因还有体力活动缺乏或不足、遗传因素等。摄入过多热能物质和缺乏体力活动被认为是不良生活方式的重要组成内容。由多吃、少动造成的肥胖称为单纯性肥胖。目前所讨论的肥胖症大多指单纯性肥胖，但单纯性肥胖并不"单纯"，因为它带来的不仅是肥胖问题，肥胖引起的渐进性糖脂代谢紊乱也会导致肥胖相关疾病（如代谢综合征、冠心病和糖尿病等）的发生和发展，甚至可能危及生命。

除了单纯性肥胖外，还有一种肥胖继发于某种原发疾病，伴随原发疾病的过程发生或是原发疾病的必然结果，称为继发性肥胖（也称病理性肥胖）。继发性肥胖也存在脂肪的过度堆积，也引起代谢紊乱，可在原发疾病的基础上并发由肥胖所致的一些慢性疾病，使原发疾病的过程变得复杂，患病程度变得严重。例如，肾上腺皮质机能亢进可引起脂肪分布转移和脂肪过度堆积，由此导致的肥胖是一种比较典型的继发性肥胖。继发性肥胖的治疗难度很大，在原发疾病治愈前，普通减肥方法和各种体重控制方法的效果均不明显。

肥胖症的发生原因主要有以下几个方面。

一、遗传

肥胖症具有明显的遗传倾向。父母都不是肥胖症，子女发生肥胖症的概率仅为5%~15%；如果父母中有1人是肥胖症，子女发生肥胖症的概率增至40%~50%；如果父母都是肥胖症，则子女发生肥胖症的概率高达75%~80%。这表明肥胖症与遗传因素有关，但由于无法排除家庭中"肥胖易感环境"的影响，如父母的饮食习惯和生活行为对子女甚至对孙子女的影响，因此遗传因素究竟在多大程度上影响肥胖的发生，仍需进行深入研究。

人的身体形态在很大程度上受遗传因素的影响，包括身高、体重、体脂率、下肢长度、指尖距、肩宽、胸围、骨盆宽、臀围等。因此，是否容易发生肥胖、肥胖程度、肥胖类型以及脂肪容易堆积的部位等都在一定程度上受遗传因素的影响。

（一）与遗传有关的多方面因素

1. 基础代谢率与遗传有关

新陈代谢是生命的基本生理特征，包括合成代谢和分解代谢。合成代谢（或同化作用）是指将从外界摄取的大分子能源物质分解成小分子物质（如将淀粉分解成葡萄糖、蛋白质分解成氨基酸、脂肪分解成甘油和脂肪酸）后，再合成自身大分子能源物质（糖原、蛋白质和脂肪）的过程。反之，人体将自身能源物质分解以供给机体机能活动需要的过程，则为分解代谢（或异化作用）。

在物质合成和分解代谢过程中所伴随的能量的释放、转移、贮存和利用称为能量代谢。人体在清醒、静卧、空腹、环境温度20 ℃时的能量代谢就是基础代谢。基础代谢排除了肌肉活动、环境温度、特殊食物动力学作用及精神紧张的影响。为使不同个体的基础代谢水平具有可比性，引入了基础代谢率（basal metabolic rate，BMR），它是指人体在单位时间单位体表面积的基础代谢，单位是千焦/（平方米·小时）[kJ/（$m^2 \cdot h$）]或千卡/（平方米·小时）[kcal/（$m^2 \cdot h$）]。尽管基础代谢率有一个正常值范围，但个体之间的基础代谢率存在明显差异。相同摄食条件下，基础代谢率低的人，因能量消耗少，比基础代谢率高的人更易发生肥胖。

基础代谢率与调控物质分解的激素水平显著相关。例如，甲状腺激素分泌增加，基础代谢就明显增加，物质分解（尤其是脂肪分解）的速率增加，人就不容易发生肥胖。而体内甲状腺激素的水平一定程度上与遗传有关，因此，基础代谢率与遗传有关。

2. 消化吸收能力与遗传有关

食物经消化系统的物理消化和化学消化，食物中的大分子物质转变成小分子物质，才能被消化道上皮细胞吸收并进入血液。所谓化学消化，是指消化酶将大分子物质分解成小分子物质。例如，淀粉被淀粉酶、麦芽糖酶分解为葡萄糖，蛋白质被蛋白酶分解成氨基酸，脂肪（甘油三酯）被脂肪酶分解成甘油和脂肪酸等。

消化酶的数量与活性存在非常大的个体差异，导致三大能源物质的消化、吸收率在不同个体间存在很大差异。消化、吸收率不同，即使摄取相同能量的食物，也会出现胖瘦不同的结果，于是有人吃很多也不胖，有人"喝凉水都胖"。消化酶数量与活性的个体差异虽然与后天的生活习惯有一定关系，但主要与遗传有关。

此外，肝脏分泌的胆汁是促进脂肪消化吸收的重要物质。脂肪不溶于水，很难与水溶性的脂肪酶接触，胆汁中的胆盐具有乳化脂肪的作用，使脂肪形成细小的脂滴，增加了脂肪与脂肪酶的接触面积，有利于脂肪分解。而且，在胆盐的作用下，脂肪酸更易穿越消化道上皮细胞表面的水分子层，有利于人体对脂肪酸的吸收。而胆汁质量的个体差异也很大，这也与遗传有关。

3. 脂肪合成能力与遗传有关

人体除了能通过消化道消化吸收脂肪外，还可将其他能源物质转变成脂肪。胰岛素是促进肝脏合成脂肪的重要激素，它一方面促进机体利用非脂肪能源物质合成脂肪，另一方面抑制脂肪酶的活性，从而抑制脂肪的分解与利用。高胰岛素血症的人由于胰岛素水平增加，其脂肪合成增加，易发生肥胖。

胰岛素分泌与副交感神经的兴奋有关，人体在睡眠状态下副交感神经兴奋占优势，胰岛素分泌量增加，有利于脂肪的合成。所以，一些喜欢睡懒觉又喜欢吃的人，非常容易发生肥胖。血液胰岛素水平受遗传影响，个体间存在较大差异，因此，"懒"和"馋"可能与遗传有密切关系。

4. 骨骼肌氧化脂肪的能力与遗传有关

骨骼肌氧化脂肪的能力除了受骨骼肌质量的影响外，还受骨骼肌类型的影响。骨骼肌可分为快肌与慢肌两种类型。快肌主要由快肌纤维组成，大强度运动主要动用快肌，所需能量来自快肌的无氧酵解；而慢肌主要由慢肌纤维组成，中小强度运动主要动用慢肌，其能量来自慢肌的有氧氧化。由于脂肪只能以有氧氧化的方式分解供能，因此，慢肌纤维比例高的人，骨骼肌氧化脂肪供能的能力强，不易发生肥胖。反之，快肌纤维比例高的人，骨骼肌氧化脂肪供能的能力弱，易发生肥胖。

有研究者发现，在建立高脂饮食致肥胖的大鼠模型过程中，约30%的大鼠不发生肥胖。对其机制进行探讨，发现不发生肥胖大鼠股外侧肌和小腿三头肌的慢肌纤维比例高，而肥胖大鼠这两个骨骼肌的快肌纤维比例高，而且大鼠肥胖程度与快肌纤维百分比之间存在相关性。近年来，有学者提出人体肥胖与肌纤维类型也存在一定关系。人体快、慢肌纤维比例主要受遗传影响（尽管后天因素也能影响肌纤维类型百分比，但影响幅度不超过10%），快、慢肌纤维比例在个体间存在明显差异。这也是相同性别、年龄和健康状况的人，即使摄取相同的能源物质，胖瘦程度却不同的原因之一。

5. 肥胖类型与遗传有关

肥胖分为中心性肥胖和周围性肥胖。中心性肥胖的脂肪主要堆积在腹腔内脏，严重时胸腔内也有脂肪堆积；而周围性肥胖的脂肪主要堆积在臀部、四肢和躯干部的皮下，腹腔内脏脂肪的堆积并不明显。

内脏脂肪的内分泌功能（即分泌脂肪因子）明显高于皮下脂肪，而脂肪因子在肥胖相关疾病（如代谢综合征、糖尿病、冠心病、高血压等慢性病）的发生、发展中起重要作用，因此，中心性肥胖症患者更易并发肥胖相关疾病，且慢性病的症状更严重；而周围性肥胖症患者并发的慢性病的种类相对较少，且慢性病的症状更轻。与身高、臀宽、四肢长度等身体形态指标明显受遗传影响类似，脂肪堆积部位也明显受遗传影响。

（二）肥胖遗传基因

科学家一直认为遗传因素是造成肥胖症的重要原因之一。确定肥胖相关的遗传基因，需确定某个候选基因在染色体上的定位，建立致胖作用假设，并利用基因敲除、转基因等方法加以验证。目前已明确几个与人的食欲和体重调节有关的基因，如肥胖（obesity，OB）基因、瘦素受体（leptin receptor，LEPR）基因、阿黑皮素原（proopiomelanocortin，POMC）基因、激素原转化酶1（prohormone convertase 1，PC1）基因和黑皮素4受体（melanocortin 4 receptor，MC4R）基因。上述肥胖基因的失衡直接或间接影响食欲与能量平衡，从而导致脂肪的积累和体重增加。事实上，肥胖基因的作用以及基因之间的相互作用和影响非常复杂，并且科学家还在不断发现与肥胖有关的新基因。不断深入研究和发掘肥胖基因，对于肥胖症的预防和治疗、了解肥胖症与慢病的关系以及慢病的预防和治疗都具有十分积极的意义。

遗传因素是诱发肥胖症的重要因素，但不是决定因素。一方面，肥胖症受多个基因影响，是多个具有较小作用的基因共同作用的结果。遗传基因决定肥胖症易感性，而个体在特定环境条件下是否出现肥胖症与其他因素（如运动与进食的多少）有关。如果适当控制热能摄入、规律运动，即使存在肥胖基因也不会发生肥胖症。人类肥胖基因一直存在，但在贫穷落后的困难时期，人的温饱得不到基本保障，很少有肥胖症的发生，说明发生肥胖还必须有其他因素的参与。因此，许多人认为"与其说肥胖症患者接受了父母的肥胖遗传基因，还不如说是接受了父母的不良生活习惯和不良生活方式"。

二、能源物质摄入过多

人体所需要的营养物质包括碳水化合物、蛋白质、脂肪、无机盐、纤维素、维生素和水。其中，碳水化合物、脂肪和蛋白质供给人体能量，被称为三大能源物质。发生肥胖症的关键因素是摄入的能量长期超过消耗的能量，多余的能源物质转变为脂肪，并以体脂的形式储存。例如，葡萄糖进入人体内，一部分直接供组织细胞利用，另一部分以糖原（肌肉合成肌糖原、肝脏合成肝糖原）的形式储存，还有一部分转变成脂肪，储存在脂肪组织中。类似地，多摄取的蛋白质最终也转变成脂肪储存。研究表明，每日多摄入 100 kcal 热量，相当于多吃了 25~30 g 大米制成的米饭，即比每日所需的热量多摄取 3%~5%，一年内体脂便可增加 5 kg（每克体脂产热量大约为 7 kcal）。因此，肥胖症是吃出来的。

能源物质摄入过多必须有足够的经济条件支持，这是肥胖症发生率的上升几乎与经济条件的改善同步出现的重要原因。经济条件改善导致肥胖症发生率增加的原因主要有五个方面。

（一）经济和物质条件改善

科学技术水平的提高、经济条件的改善、物质供应的丰富，使人民生活水平显著提高。过去吃不饱的人，一旦经济条件明显改善，首先考虑的是如何吃得更好。开始富起来的人民大众，迅速摆脱了"想吃而吃不到""想吃而吃不饱"的窘境，开始大幅度增加摄食量。

不仅摄入食物的数量增多，而且品种也增多，形成了多吃、好吃的不良饮食习惯。"民以食为天"，"吃"是人的天性，吃得好一些也是很正常的基本要求。然而，长时期的多吃和好吃，会使能量摄入量长期超过人体的需要量，这是造成肥胖症发生率快速上升的重要原因。尤其是在那些经济条件改善但健康生活方式（合理营养、科学健身和心理健康）理念尚未普及的地区，多吃、好吃成风，肥胖症发生率就会迅速上升。

此外，快餐业的迅速发展促使人们的饮食习惯发生了很大变化。快餐食物基本上是高脂、高热量食物，且人们为了节约用餐时间，往往采用狼吞虎咽式的饮食方式。而这种进食方式延缓了饱腹感的出现，易导致进食量增加，为多食增加了生理和心理的基础条件。

（二）一些错误观念的误导

在经济条件落后的贫穷时代，绝大多数的劳动者吃不饱、穿不暖，吃饱、吃好成为普通劳动人民的一种奢望，他们骨瘦如柴，多病多灾。极少数富裕的人往往好吃懒做，大腹便便。因此，形成了"以肥为富有""以肥为健康"的错误观念。一旦经济条件改善，人们就可能多吃和吃高热量食物，导致肥胖症发生率迅速增加。

一些地区还存在孕妇孕期和产后需要"大补"的错误理念，盲目采用高蛋白、高脂肪、高糖膳食，造成孕妇长期营养过剩，不仅导致孕妇孕期和产后肥胖，而且超大新生儿的比例也明显上升，增加了这些新生儿在青少年和成年时期的肥胖症发生率。

尽管我们的政府吸取了发达国家和地区慢性代谢性疾病发病率随经济条件改善而迅速上升的教训，指出在经济条件改善的时候要注意合理膳食，积极参加体育健身活动，避免出现"钱多了健康却垮了"的情况。但由于健康知识的普及不均衡，城市居民接受科普知识教育的机会较多，而广大农村地区科学知识的普及相对比较薄弱，因此，经济条件迅速改善的农村地区肥胖症发生率上升速度更快。

需要一提的是，目前有些所谓的营养品商家为了推销产品，做了很多鼓励孩子吃饭的宣传广告，营造"多食有利成长""多食有利健康"的宣传气氛，这也是儿童肥胖症发生率增加的原因之一。

（三）家庭多食习惯

有些家庭有多食习惯，形成全家肥胖。小儿自幼养成多食习惯，日久便可发生肥胖。多食环境因素的影响成为肥胖症发生率提高的重要因素。调查研究报告显示，父母亲自抚养的孩子发生超重和肥胖的比例相对较低，而隔代抚养的孩子发生超重和肥胖的比例较高。究其原因，孩子的祖父母、外祖父母经历过吃不饱的年代，唯恐孩子因为吃得不多、吃得不好而影响生长发育，于是就采用"填鸭式"的喂养方式，通过惩罚与奖励结合的手段，鼓励孩子多吃。老一辈对科学育儿知识的缺乏使隔代抚养的儿童青少年的超重和肥胖症发生率大幅度上升。

（四）不良饮食习惯

不健康的摄食方式，如饥一顿饱一顿或摄食次数少、一次摄食量大，即使摄食总量未明显增加，却易诱发肥胖。这是因为一次大量进食，血糖升高的程度明显增加且持续时间较长，导致胰岛 β 细胞分泌较多的胰岛素。胰岛素促进葡萄糖进入组织细胞合成糖原（肝糖原和肌糖原），同时也激活乙酰辅酶 A 合成酶的活性，将多余的葡萄糖合成脂肪。因此，饥一顿饱一顿的摄食方式容易造成肥胖。有些人想通过饥饿疗法控制体重，饿上几餐然后饱餐一顿，使用这种方法虽然摄食总量并不大，却容易形成肥胖。此外，人体在饥饿状态下，食物在消化道内的吸收率也会增加，这也是饥一顿饱一顿易导致肥胖的原因之一。

偏食或挑食也是易诱发肥胖的一个不良饮食习惯。有些人喜欢吃动物脂肪、大肥肉，长期进食高脂食物（尤其是饱和脂肪酸高的食物）容易促成肥胖。具有高脂饮食习惯的地区及民族，肥胖症发生率较高，如欧洲人过多食肉及奶油，易引起肥胖症。不仅如此，血脂（特别是饱和脂肪酸）过高还容易诱发动脉粥样硬化、冠心病、高血压等心血管疾病。需要提醒的是，挑食和偏食往往导致肥胖和营养不良并存，因为食物成分不全面，许多人体必需的营养物质的摄入得不到保证。

吃零食也是一种不良的饮食习惯。有些人（特别是儿童青少年）喜爱吃零食，尽管正餐吃得不多，但零食可能吃得很多，尤其是一些高热量的零食，非常容易导致肥胖。

此外，狼吞虎咽式的进食方式也可诱发肥胖。人体的摄食中枢包括饱中枢和饿中枢，这两个功能上基本对立的中枢交互抑制。饱中枢兴奋、饿中枢抑制，人就停止摄食；而饿中枢兴奋、饱中枢抑制，人就产生摄食欲望。饱中枢和饿中枢的兴奋与抑制主要受血糖水平和胃容积的影响。当血糖下降或胃容积减少（胃排空）时，饿中枢兴奋，人就产生摄食欲望。反之，当血糖升高或胃容积增加时，饱中枢兴奋，人的摄食欲望减弱甚至消失。进餐时细嚼慢咽、小口进食，少量嚼碎的食物容易消化吸收，血糖水平逐渐提高，抑制了饿中枢，进食量得到一定控制。而采用狼吞虎咽式的进食方式时，大量食物未充分咀嚼，消化吸收较慢，血糖上升较慢，饿中枢仍然处于兴奋状态，进食欲望仍然存在，导致多吃，容易诱发肥胖。同样的道理，小孩在进餐前如果吃了一些甜的食物，引起血糖升高，就会抑制食欲。因此，为不影响小孩进食正餐，餐前不应吃糖果等零食。

（五）年龄增长引起代谢率下降，能量摄入量相对增加

人体从婴幼儿到儿童青少年，直至中年、老年的增龄过程中，代谢率不断变化。婴儿、幼儿、儿童青少年至青年时期（一般在 0~25 岁），因机体生长发育的需要，代谢率较高，且年龄越小，代谢率越高。儿童青少年时期合成代谢旺盛，同化作用明显高于异化作用，随着年龄的增长，体重逐渐增加，身高逐渐增高，直至成熟阶段，生长发育逐渐平稳，这个时期各种能源物质的摄入量超过分解量，能量正平衡。进入青壮年时期（一般在 25~40

岁），能源物质的摄入与消耗总体持平，人体代谢率处于较稳定时期，能量平衡。40岁以后，合成代谢与分解代谢都开始下降，且分解代谢逐渐占优势，能量负平衡。在这个时期，机体需要的能源物质逐渐减少。尽管增龄引起的代谢率下降是非常缓慢的，但如果在这个时期仍然保持年轻时的能源物质摄入量，却没有增加能量消耗量，就容易肥胖。这就是很多中老年人都说饭量没有增加、与过去吃得一样多，却发生了肥胖的主要原因。

三、体力活动减少

随着科学技术的快速发展，人们的体力活动越来越少，这是造成超重和肥胖发生率快速上升的重要原因。体力活动的能量来源是糖和脂肪的氧化分解（极度饥饿情况下蛋白质分解供能），体力活动减少导致能源物质分解减少，能量消耗减少。体力活动减少包括以下五个方面。

（一）职业性体力活动减少

职业性体力活动占人体消耗能量的比例很高。随着科学技术水平的迅速提高，工业生产自动化、农业机械化的程度提高，机器逐渐替代人工操作，人的体力活动强度下降，持续时间减少，能量消耗明显降低。例如，运输过程中货物的搬运装卸，钢铁企业、发电厂的加料，环卫工人的清扫工作，农民的耕种和收割等。就连平时体力活动较少的一些职业，也出现了体力活动变得更少的情况，如教师上课时用幻灯片代替板书等。

反之，进城务工的农民工一般都在做比较繁重的体力劳动，体力劳动的强度较大，劳动时间较长，尽管他们经济条件明显改善后膳食质量较高，摄入能量较多，却很少有超重和肥胖发生。

（二）日常生活体力活动减少

随着科技的进步，日常生活中的体力活动逐渐被现代化设施所代替，日常体力活动明显减少。煤气灶、微波炉、电烤箱、洗衣机、吸尘器等家用电器进入寻常百姓家，明显减少了家务劳动量。例如，以前的城市居民一早起来生煤炉，现在的城市居民用上了管道煤气或者液化气，体力劳动减少了很多；婴幼儿日用品和食品的发展使父母抚养儿童所做的事情相比过去减少了很多等。不仅如此，家用电器的使用还使人们的休闲时间增多，坐着、躺着的时间增加。电视机、电脑、游戏机等文化娱乐设施进入家庭后，很多人空余时间一边吃零食一边欣赏电视节目或者玩电脑，能量消耗明显减少，体内能源物质的堆积增加。

家庭日常工作大多可以由机器人代替，人越来越"懒"，越来越不喜欢活动。如果不想方设法增加体育活动以弥补智能化和自动化带来的体力活动减少的弊端，超重和肥胖发生率还会进一步提高。

（三）体育活动减少，特别是儿童青少年的体育活动明显减少

《健康管理蓝皮书：中国健康管理与健康产业发展报告（2018）》分析了我国体检人群的健康相关行为因素，其中 35.9% 的人不参与体育锻炼，成人经常锻炼率仅为 18.7%，且锻炼人群中仅有 24% 的人每周锻炼时间达标。男性体力活动不足的比例低于女性。

各国对人群身体活动进行跟踪研究发现，身体活动水平持续性下降不仅出现在成年人群体中，也逐渐向低龄化发展。我国儿童青少年体育活动时间比成年人减少得更明显。这是因为儿童青少年的学习任务繁重，体育活动没有受到应有的重视。现在已经很少见到儿童青少年在街头巷尾进行跳橡皮筋、跳房子、踢毽子、捉迷藏、老鹰捉小鸡等游戏活动。有些儿童青少年上学和放学回家都不爱走路，都是由家长开车或骑车接送。偶尔也有步行上学的，书包却由家长提着。此外，迷恋于电脑游戏或者上网的儿童青少年比例正在迅速上升，这些孩子更少到户外参加体育活动。我国儿童青少年玩电脑、玩手机的时间逐渐变长，儿童青少年肥胖发生率快速上升与这种情况不无关系。而爱吃零食往往与坐着不动有密切联系，有这种生活习惯的孩子肥胖发生率就更高，且体质明显下降。

身体活动水平不足、过度依赖电子屏幕和静坐时间过长已经成为儿童青少年生活的常态，这导致儿童青少年的肥胖发生率迅猛增加，严重影响儿童青少年的身心健康发育。研究报道，7~22 岁青少年肥胖检出率随年份呈现快速增长趋势，特别是城市男生肥胖检出率 30 年间增长了约 25 倍，乡村男生肥胖检出率增长了约 45 倍，城市和乡村女生肥胖检出率增长了约 12 倍。而且，肥胖可能会延续到成年阶段，为成年和老年期疾病的多发或早发留下健康隐患。

（四）交通设施改善降低出行中的能量消耗

随着城市和乡村交通设施的不断完善、交通工具的不断更新，人们步行出门的机会逐渐减少。以前农村外出基本上靠步行，肩挑手提，出行过程中能量消耗很大。如今村村有公路，村村通公交车，绝大多数人的出行能耗随之大幅度下降。农村路况改善，骑车的能耗也会大幅度降低。经济条件明显改善的沿海地区农村，家家有轿车，人人有助力车，新时代的农民们不但吃得好、住得好，出门也舒舒服服。城市也是同样的状况，从前的自行车逐渐被电动车、汽车代替，坐出租车、私家车出门的比例逐渐上升。电话、手机等通讯工具的普及也使出门联系的机会大大减少。以上因素都使交通过程中的能量消耗越来越少，这种情况可能导致人体内脂肪堆积，且堆积程度越来越明显。

（五）科学健身知识普及不够，特定人群体力活动减少

科学知识的宣传教育对民众合理饮食、科学运动、预防慢病、调整心理活动等都有十分积极的作用。但科学知识的宣讲与普及需要经济条件的支撑，例如，组织机构或组织者

需要支付场地、设备费用，以及宣讲者的劳务费，甚至对来听科普宣讲的听众们也需要有一点物质鼓励。所以，经济条件明显改善的城市或发达地区农村民众可以经常听到科学知识的普及讲座，而经济条件改善程度低的地区民众很少能听到高质量的科学知识普及讲座。因此，当发达地区民众开始讲究膳食搭配、适量进食并积极运动健身的时候，经济条件刚开始改善地区的民众却在大吃大喝，缺乏足够的健身运动。

此外，肥胖患者因参加体力活动感到累，或者合并心血管系统疾病使运动能力下降，也会进一步降低其体力活动量（不排除某些心理因素的影响）。中老年人尤其是慢性疾病患者，因缺乏科学健身指导，对体育健身活动存在恐惧心理，形成了"缺乏体力活动、肥胖或慢性病加重、体力活动能力下降、体力活动缺失、慢性病和肥胖程度进一步加重"的恶性循环。反之，有些肥胖症患者明白缺乏体力活动是导致肥胖的重要原因，但对科学运动缺乏足够认识，认为参加体育活动运动强度越大、消耗能量越多，越容易减肥。其实这是错误的认识。因为如果运动强度超过一定水平，肌肉收缩的能量主要由肌糖原无氧酵解提供，而无氧酵解的代谢产物是乳酸，乳酸抑制脂肪的氧化分解并在运动停止后有一部分转变成脂肪，加上运动过程中糖大量消耗，人体产生明显的饥饿感，摄食量增加，从而造成越运动越胖的结果，最终让肥胖患者放弃运动。

四、有害有毒化学物质的影响

尽管饮食和行为的改变是导致肥胖的主要因素，但环境中某些特定物质（如有机或无机促合成类化学物质）也与肥胖的发生有关。从 19 世纪后期开始，环境中这些物质的含量呈指数增长，包括杀虫剂、燃料、色素、药物、添加剂、香料、塑料、树脂、橡胶制品、塑化剂、溶剂和表面活性剂等。残留的杀虫剂、防腐剂和添加剂通过食物、受污染的水和空气进入人体，甚至可以通过胎盘进入胎儿，母乳中也能检出上述物质。这些物质的有害作用之一就是增加人体体重。

（一）杀虫剂

杀虫剂主要包括有机氯杀虫剂、有机磷杀虫剂和氨基甲酸酯类杀虫剂。多种杀虫剂可导致体重增加、总脂肪含量增加。例如，有机氯杀虫剂林丹（lindane）、狄氏剂（dieldrin）可致动物肥胖，而六氯苯（hexachlorobenzene）在动物摄取量降低 50% 的情况下仍能显著增加其体重。杀虫剂增加体重的作用机制包括：①干扰多种能调控体重的激素的分泌，如儿茶酚胺、甲状腺激素、雌激素、睾酮、糖皮质激素、胰岛素、生长素和瘦素等的分泌。②改变神经递质（尤其是多巴胺、去甲肾上腺素和 5- 羟色胺）的水平或敏感性。例如，长期暴露在有机氯类杀虫剂滴滴涕（dichlorodiphenyltrichloroethane，DDT）、有机磷和氨基甲酸盐环境中的工人，其血浆肾上腺和去甲肾上腺素的水平较常人分别低 40% 和 20%。而上述这些神经递质可通过降低食欲、加速利用脂肪和刺激体力活动水平等，对调节体重和体脂产生重要影响。③干扰代谢过程。④引起广泛的组织损伤，尤其是神经系统和肌组织的损伤。狄氏剂、滴滴涕等杀虫剂目前已被禁止使用。

（二）生长促进剂

生长促进剂是畜牧行业中用来增肥和促生长的合成类物质，如皮质醇、合成类固醇、抗甲状腺激素药、抗生素和离子载体剂等，它们可引起体重增加和肥胖。尽管上述生长促进剂多数已被禁用，但由于管理问题仍可能存在于某些食物中。此外，一些非食物产品也会增加人体接触上述生长促进剂的可能性。环境中的生长促进剂会对交感神经系统产生影响，且这种影响长期和短期都存在。

（三）某些治疗精神疾病的药物

精神科治疗最常见也最明显的副作用是"体重增加"，原因可能是病人本身的精神疾病（如抑郁症、过食症）和因疾病而改变的生活习惯（如饮食不平衡、活动较少），当然精神科用药也是重要因素。以前的许多精神科及抗抑郁药物会改变患者对饮食的控制而引起体重增加，如三环类抗抑郁药物阿米替林（amitriptyline）和四环类抗抑郁药物曲唑酮（trazodone）。丙咪嗪（imipramine）和地昔帕明（desipramine）等新一代抗抑郁药物不易引起肥胖问题，病患应该使用此类药物。此外，苯二氮䓬类抗焦虑药物、治疗躁郁症的锂盐也可能导致体重增加。

（四）灰尘和细小颗粒

环境里的灰尘、细小颗粒可能会携带某些能引起我们内分泌代谢紊乱的化学物质，导致体重增加和肥胖。有研究发现，室内的灰尘不仅混合着皮屑、花粉及其他来自周围环境的细小颗粒，而且还含有能影响体内激素的化学物质——内分泌干扰物（endocrine disrupting chemical，EDC）。EDC又称环境激素，是指天然或者合成的能够干涉或者模拟人体激素的物质（如阻燃剂、邻苯二甲酸盐、双酚A等），主要是在人类的生活和生产活动中排放到环境中的有机污染物，可能会对人体生殖、神经和免疫功能产生影响。有动物研究表明，在生命早期接触EDC会导致后天肥胖，因此EDC也被称为肥胖因子。

有研究者从美国北卡罗来纳州的11个家庭中收集了室内灰尘样本，观察这些化学物质是否可以诱发脂肪前体细胞转化为成熟的脂肪细胞。结果发现，这11种灰尘样本中，有7种灰尘样本促使脂肪前体细胞发育成为成熟的脂肪细胞，并累积甘油三酯；9种灰尘样本促进细胞分裂，产生了更多的脂肪前体细胞；只有1种灰尘样本没有对脂肪前体细胞产生影响。这表明灰尘中的某些化学物质对生理的影响是普遍存在的。研究发现，约3 μg的灰尘就会产生可观察到的影响，而美国儿童平均每天会吸入约50 μg的EDC。

五、继发性肥胖

脂肪的合成与分解受体内激素的调节，与脂肪代谢有关的某些激素分泌异常，或者因治疗某些疾病需要长时间补充这类激素，都可导致肥胖症。这种肥胖症并不是由单纯的能量摄入量超过机体需要量或是体力活动减少所致，而是由内分泌紊乱导致，多继发于某种疾病，因此也称为继发性肥胖症。继发性肥胖症的治疗必须在治愈或治疗原发疾病的基础上才可能获得满意的疗效，一般减肥方法往往难以奏效。

常见的与肥胖症有关的内分泌疾病有胰岛 β 细胞瘤、糖皮质激素增多症、甲状腺功能减退等。

（一）胰岛 β 细胞瘤

胰岛素是体内唯一的降糖激素，也是调节糖、蛋白质和脂肪代谢的重要激素。胰岛素与细胞膜上的胰岛素受体结合后，促进葡萄糖、氨基酸等小分子物质转运入细胞内，一方面促进糖的分解利用，另一方面促进合成糖原、蛋白质以及多余的糖、氨基酸等合成脂肪，并抑制脂肪分解。胰岛素作用于脂肪细胞，加强脂肪细胞对糖的摄取，并提高合成脂肪的能力。

胰岛素由胰岛 β 细胞分泌，胰岛 β 细胞瘤使胰岛素分泌量增加。胰岛素分泌量长期增加会使患者出现明显的肥胖症，这是因为胰岛素水平增加，血糖水平降低，甚至出现低血糖征象，患者饥饿感明显，食量大增，使肥胖程度不断加剧。胰岛 β 细胞瘤可通过典型的症状和体征以及 CT 扫描明确诊断。肿瘤切除后胰岛素可降低至正常水平，然后采用适宜减肥措施（如适量节食和运动减肥）可逐步减轻肥胖程度，获得满意疗效。

（二）糖皮质激素增多症

糖皮质激素（glucocorticoid，GC）主要由肾上腺皮质分泌，可显著升高血糖。该作用是通过抑制葡萄糖转运子 4 而减少外周组织摄取葡萄糖、减少组织细胞对葡萄糖的利用，以及增强肝脏糖异生、增加肝糖的生成和输出速度来实现的。

GC 的分泌受腺垂体促肾上腺皮质激素的调节，而腺垂体分泌促肾上腺皮质激素又受到下丘脑促肾上腺皮质激素释放激素的调节，即 GC 分泌受下丘脑 - 腺垂体 - 肾上腺皮质轴的调控。同时，血浆中 GC 水平可负反馈调节下丘脑、腺垂体相关促激素的分泌，从而维持 GC 水平的稳定。脑垂体的促肾上腺皮质激素肿瘤或肾上腺皮质肿瘤可导致肾上腺皮质机能亢进、分泌过多 GC，这是 GC 增多症的常见原因。此外，一些疾病治疗过程中长期使用外源性 GC 或促肾上腺皮质激素，也会导致血液 GC 维持在较高水平。无论是垂体或肾上腺皮质肿瘤，还是由于治疗某种疾病大量和长期使用 GC，都可以引起向心性肥胖（体内脂肪主要堆积在内脏、颜面部和项背部，而四肢脂肪减少，出现特征性的满月脸和水牛背），从而在原发疾病的基础上并发由于脂肪过度堆积所致的代谢紊乱等慢性疾病。

（三）生长激素缺乏

生长激素是垂体分泌的一种激素，具有促进蛋白质合成、动员储存脂肪及抗胰岛素作用。生长激素与胰岛素在糖代谢的调节中存在着相互拮抗作用，如果生长激素降低，胰岛素作用相对占优势，可使脂肪合成增多，出现肥胖。相关研究已证实肥胖症患者的生长激素不仅基础水平较低，且在低血糖、饥饿和体育活动等刺激下也是低水平分泌，这导致肥胖症患者在饥饿和体育活动时不能通过分解脂肪来获得大量能源。例如，禁食 2 天，正常人血浆生长激素从 10 μg/L 上升到 15 μg/L，而肥胖症患者从 2 μg/L 升至 5 μg/L，但这种变化会随着肥胖消失而恢复正常。

（四）甲状腺功能减退

甲状腺激素是体内促进新陈代谢最重要的激素，其分泌受下丘脑 – 垂体 – 甲状腺轴控制，即下丘脑分泌促甲状腺释放激素，刺激垂体分泌促甲状腺激素，再促进甲状腺分泌甲状腺激素。因此，下丘脑、垂体或甲状腺的病变引起甲状腺激素分泌减少时可出现甲状腺激素功能减退，该病的患者新陈代谢率明显降低，常伴有体重和体脂的增加，且脂肪积聚区主要分布在肩背部、下腹部和臀髋部等。

（五）下丘脑病理变化

人体能量平衡调节网络的中枢是下丘脑。下丘脑的摄食中枢由饱中枢和饿中枢组成，二者在功能上具有交互抑制作用。当下丘脑发生创伤、肿瘤、炎症而破坏饱中枢时，饿中枢就始终处于兴奋状态，患者产生难以控制的饥饿感，大量进食，导致热能物质摄入明显超标，发生肥胖。

需要指出的是，神经内分泌疾病导致的继发性肥胖症的治疗必须先针对原发疾病，同时结合适当饮食控制和运动干预，才能获得好的治疗效果。由于神经内分泌疾病有时难以治愈，所以此类肥胖症的饮食和运动干预常常难以获得理想疗效。因此，对肥胖症患者进行饮食和运动干预前，应首先通过病史询问、必要的体格检查和特殊检查，明确肥胖原因，排除由神经内分泌疾病所致的继发性肥胖，筛选出单纯性肥胖症，从而获得最佳减肥效果。

六、肥胖症发生原因的其他新观点

（一）胰岛素分泌增加导致肥胖

近年来的研究表明，脂肪细胞不仅仅是储存多余能量的部位，它更是肥胖病因的中心。许多因素都会影响脂肪细胞的合成，但起主导作用的是胰岛素。胰岛素可降低体内主要燃料的含量，通过刺激组织吸收血糖、降低脂肪组织释放脂肪酸、抑制肝脏酮体的产生，促进糖原和脂肪沉积，从而导致肥胖。也因此，胰岛素增加（如患胰岛素瘤、治疗 2 型糖尿病或过度治疗 1 型糖尿病）会导致体重增加。相反，1 型糖尿病或抑制胰岛素分泌的药物可引起体重减轻。

在所有影响胰岛素分泌的因素中，膳食碳水化合物效果最强，所以科学家提出了碳水化合物 – 胰岛素肥胖模型（carbohydrate insulin model，CIM）。CIM 认为高糖膳食可通过显著增加胰岛素分泌来导致肥胖发生。糖的含量和糖的类型都会影响胰岛素的分泌量。例如，多数精加工谷物、土豆制品、含糖饮品的升糖指数（glycemic index，GI）高，而无淀粉蔬菜、豆类和水果、全谷物的 GI 中等。GI 反映某种食物与葡萄糖相比，升高血糖的速度和能力。GI 高的食物升高血糖的速度快、程度大，引起胰岛素分泌的量就较高，从而通过高胰岛素介导肥胖的发生。此外，膳食中的脂肪对胰岛素的直接作用很小，而蛋白质可引起胰高血糖素分泌，该激素与胰岛素作用相拮抗，这可能是高脂、高蛋白、低碳水化合物的生酮饮食有较好减脂效果的原因之一。

（二）脂肪组织氧化应激导致肥胖

近年来一些研究发现，脂肪组织氧化应激与肥胖疾病的代谢紊乱存在相关性。来自日本的研究人员构建了脂肪特异性的氧化应激清除和增强小鼠模型。研究人员首先通过在脂肪细胞加入过氧化氢酶（catalase，CAT）和超氧化物歧化酶 1（superoxide dismutase 1，SOD1）来构建脂肪氧化应激清除小鼠模型，发现该小鼠虽然表现出脂肪组织扩张的表型，但脂质的异常堆积减少，胰岛素敏感性改善。相反，通过脂肪细胞特异性清除谷胱甘肽构建的脂肪氧化应激增强小鼠，其脂肪组织扩张受限，同时伴随着脂质的异常堆积加剧，胰岛素敏感性降低，从而证实了脂肪组织氧化应激在饮食诱导肥胖相关的代谢紊乱中的重要作用。

此外，有研究报道腺病毒与肥胖有关。在目前发现的 51 种血清型人类腺病毒中，有 3 个种群的腺病毒可引起动物肥胖。其中，AD36 是目前为止最为广泛研究的与肥胖有关的腺病毒。美国的研究报道，肥胖人群中有 30% 的人 AD36 抗体阳性，而非肥胖者仅有 5% 阳性。AD36 抗体阳性个体的 BMI 比抗体阴性个体的 BMI 明显要高。AD36 促进肥胖发生的机制可能与其增加葡萄糖转运载体 1 和 4 的基因表达和蛋白水平，从而导致肌肉细胞摄取葡萄糖增加有关，该机制独立于胰岛素信号介导之外。此外，有研究显示腺病毒导致的肥胖也可能与氧化应激增强有关。

思考题

1. 简述中国肥胖流行趋势和特点。
2. 如何理解"与其说肥胖症患者接受了父母的肥胖遗传基因，还不如说是接受了父母的不良生活习惯和不良生活方式"这句话的含义？
3. 运动减肥实践中区分单纯性肥胖和继发性肥胖有什么意义？
4. 环境因素在肥胖症的发生中扮演了怎样的角色？

第二章

肥胖对健康的危害
——肥胖相关疾病

本章导读：肥胖是一种代谢性疾病，不仅会出现糖脂代谢紊乱、胰岛素抵抗，还可引发多种肥胖相关疾病，包括非酒精性脂肪肝、代谢综合征、动脉粥样硬化、冠心病、高血压、2型糖尿病、脑卒中、骨质疏松、痛风、肿瘤等，严重影响机体的健康，甚至致残、致死。本章介绍了上述肥胖相关疾病的发生、临床表现及其对健康的危害。降低肥胖发生率、减轻肥胖程度对于防治肥胖相关疾病、促进健康有着重要意义。

随着社会经济的发展和生活水平的提高，肥胖日渐成为影响人体健康的重要问题。世界卫生组织发布的《2023世界卫生统计报告》指出，全球有近20亿成年人超重或肥胖，全球成人肥胖率由2000年的8.7%快速增长到2016年的13.1%。2019年全球74%的死亡与非传染性慢病有关，其中，心血管疾病、癌症、糖尿病和慢性呼吸系统疾病是主要的四种慢病。中国近年来的肥胖发生率迅速增加，特别是在经济发达地区，已接近或达到发达国家水平。2021年《中国居民膳食指南科学研究报告》指出，6岁以下和6~17岁儿童青少年超重肥胖率分别达到10.4%和19.0%，18岁及以上居民超重率和肥胖率分别为34.3%和16.4%，超重肥胖率超过50%。

现已明确肥胖是一种因体内脂肪细胞数量增多、体积增大，脂肪过度堆积并引发脂类和糖的代谢紊乱的代谢性疾病。很多肥胖症患者还并发了肥胖相关疾病，如血脂异常、非酒精性脂肪肝、代谢综合征、动脉粥样硬化、冠心病、高血压、2型糖尿病、脑卒中、骨质疏松、痛风、某些肿瘤（如结肠癌、乳腺癌和前列腺癌），甚至某些不孕不育也与肥胖症密切相关。此外，儿童青少年时期的肥胖是成年期心血管疾病与糖尿病的主要危险因素，严重影响肥胖儿童青少年未来的生活质量。如果儿童青少年在此阶段不养成正确健康的饮食观念及运动习惯，不仅影响其身体的生长发育，还将导致其成年后的肥胖等代谢性疾病，增加社会负担。控制和降低肥胖发生率、减轻肥胖程度，对于降低脂肪肝、心脑血管疾病、糖尿病、痛风和结肠癌等疾病的发病率，提高国民体质和健康水平，有着极其重要的意义。本章主要介绍常见的肥胖相关疾病。

一、血脂异常

血脂异常（dyslipidemia）是指血液中的甘油三酯（triglyceride，TG）、总胆固醇（total cholesterol，TC）、低密度脂蛋白胆固醇（low density lipoprotein cholesterol，LDL-C）超过正常水平或同时伴有高密度脂蛋白胆固醇（high density lipoprotein cholestero，HDL-C）的低下。通常所说的高脂血症是血脂异常的一种，指血浆中 TG、TC 和 LDL-C 超出正常范围。

（一）肥胖导致血脂异常

不良饮食习惯、体力活动不足、肥胖等因素均可导致血脂异常。脂质由于不溶或微溶于水，在血浆中与蛋白质以脂蛋白的形式存在，因此，血脂异常实际上表现为脂蛋白异常血症（dyslipoproteinemia）。

血浆脂蛋白分为五大类（超速离心法）：乳糜微粒（chylomicron，CM）、极低密度脂蛋白（very-low-density lipoprotein，VLDL）、中间密度脂蛋白（intermediate-density lipoprotein，IDL）、LDL 和 HDL。其中，CM 富含 TG，其主要功能是把外源性 TG 运送到体内肝外组织。由于 CM 比较大，不能进入动脉壁，因此一般不会导致动脉粥样硬化，但易诱发急性胰腺炎。VLDL 也富含 TG，并含有 TC，其主要功能是将内源性 TG 运送到体内肝外组织，也向外周组织提供胆固醇。目前认为 VLDL 增加是冠心病危险因素。LDL-C 的胆固醇含量特别高，载脂蛋白 B（apoprotein B，apo B）是其最主要的载脂蛋白，其主要功能是将胆固醇转运到肝外组织，它是导致动脉粥样硬化的重要因素，所以 LDL-C 俗称坏胆固醇。HDL 的脂肪含量和蛋白质含量各占一半，载脂蛋白 A（apoprotein A，apo A）是它的主要载脂蛋白，其主要功能是将外周组织（包括动脉壁在内）的胆固醇转运到肝脏进行代谢，这是 HDL-C 抗动脉粥样硬化的主要作用机制，因此 HDL-C 也称为好胆固醇。低水平 HDL-C 是动脉粥样硬化和早发心血管疾病的一个强烈、独立的负相关预测因子。

（二）血脂异常临床表现和诊断

多数血脂异常者无任何症状和体征，常在血液生化检查时被发现。有的血脂异常可出现临床表现，例如，脂质沉积在局部皮肤可引起黄色瘤（最常见的是眼睑周围扁平黄色瘤）、沉积在血管内皮可引起动脉粥样硬化。严重的高 TC 血症可导致游走性多关节炎，而严重的高 TG 血症可引起急性胰腺炎。

常测定空腹状态下（禁食 12~14 h）TG、TC、LDL-C 和 HDL-C 的血浆或血清水平，俗称血脂四项。《中国血脂管理指南（2023 年）》的成人血脂异常参考标准为：TG ≥ 1.7 mmol/L 且 < 2.3 mmol/L 为边缘升高，≥ 2.3 mmol/L 为升高；TC ≥ 5.2 mmol/L 且 < 6.2 mmol/L 为边缘升高，≥ 6.2 mmol/L 为升高；LDL-C ≥ 3.4 mmol/L 且 < 4.1 mmol/L 为边缘升高，≥ 4.1 mmol/L 为升高；HDL-C < 1.0 mmol/L 为降低。有时，还加测 apo A 和 apo B，俗称血脂六项。

（三）血脂异常的危害

血脂异常的主要危害是导致动脉粥样硬化，很可能导致冠状动脉粥样硬化性心脏病（冠心病）的发生。一旦重要器官（如心、脑）的动脉被粥样斑块堵塞，可能导致严重后果，如发生心肌梗死、脑卒中，甚至猝死。高脂血症是高血压、糖耐量异常和糖尿病的一个危险因素，也会导致脂肪肝、肝硬化、胰腺炎、高尿酸血症的发生。

二、非酒精性脂肪肝

非酒精性脂肪肝（non-alcoholic fatty liver disease，NAFLD）是指不由酒精和其他明确的肝损害因素所致的、以弥漫性肝细胞的大泡性脂肪变性为主要特征的临床病理综合征，包括单纯性脂肪肝以及由其演变的脂肪性肝炎、脂肪性纤维化和肝硬化（图 2-1）。NAFLD已成为我国最常见的慢性肝病之一。

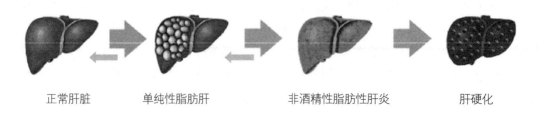

正常肝脏　　　　单纯性脂肪肝　　　　非酒精性脂肪性肝炎　　　　肝硬化

图2-1　非酒精性脂肪肝的发展过程

（一）肥胖可导致非酒精性脂肪肝

肥胖、高脂血症、2 型糖尿病等单独或共同成为 NAFLD 的易感因素。正常肝脏含有少量的脂肪，一般占肝湿重的 2%~4%。肥胖时，体内脂肪堆积过多，累积到肝脏，肝内脂肪含量超过肝湿重的 5% 或组织学上每单位面积有 1/3 以上肝细胞脂肪变性时，即为脂肪肝。高脂血症和 2 型糖尿病导致脂肪肝，是因为脂代谢紊乱加重肝脏负担，超过了肝脏的处理能力。所以，肥胖者若并发高脂血症或糖尿病，则其发生脂肪肝的概率更高。事实上，当 BMI ≥ 28 kg/m² （亚洲人的肥胖标准）时，脂肪肝检出率就超过 50%。因此，肥胖患者无论是否有肝区不适等脂肪肝临床症状和体征，都需要去医院检查以确定是否存在脂肪肝。

（二）非酒精性脂肪肝的临床表现和诊断

大多数 NAFLD 患者自觉症状不明显，有的脂肪肝是体检时被发现的，有的甚至发展至脂肪性肝炎或更严重的阶段才会有不适感。即便脂肪肝有症状，也不典型，可包括下列症状：①右上腹不适。没有食欲，对油腻食物感到恶心，乏力，右上腹胀痛等。②黄疸。当患严重脂肪性肝炎时，患者的皮肤和虹膜发黄，出现黄疸。出现黄疸的原因是肝处理胆红素的能力下降，使血清胆红素升高。

NAFLD 按病程分为单纯性脂肪肝、脂肪性肝炎和脂肪性肝硬化。目前诊断脂肪肝的重要而实用的手段是肝脏 B 超。CT 因图像清晰、分辨率高，能大大提高脂肪肝病变的检出率和诊断准确率，但由于 CT 费用较高，在脂肪肝的初筛中应用较少，一般用于鉴别病灶性质及早期肝硬化的诊断。实验室检查的生化指标可作为判断脂肪肝程度的辅助指标，例如，肝脏损害时丙氨酸转氨酶、天冬氨酸转氨酶和 γ- 谷氨酰转肽酶升高，以及脂肪肝患者常伴有血脂异常（TC、TG、LDL-C 升高和 HDL-C 降低）。

（三）非酒精性脂肪肝的危害

脂肪肝治疗越早，治愈的可能性越大。单纯性脂肪肝如积极治疗可痊愈；脂肪性肝炎如能尽早发现、积极治疗，大多也能逆转。部分脂肪性肝炎会发展为肝硬化，当发生肝硬化时，肝脏的生理功能严重受损，甚至危及生命。

第二节 代谢综合征

代谢综合征（metabolic syndrome，MetS）是以多种代谢性危险因素聚集为特征的临床症候群，包括肥胖、高血糖、高血压和血脂异常等。1998 年，世界卫生组织将这种肥胖、血脂异常、血糖异常和血压升高等多代谢异常并存的临床现象正式命名为"代谢综合征"。2009 年，国际糖尿病联盟、美国心脏协会、美国国立卫生研究院和美国心肺血研究所联合发布 MetS 的诊断新标准，该新标准和美国全国胆固醇教育计划成人治疗组第 3 次报告中的MetS 定义几乎相同，都重视腹型肥胖、高血糖、高血压和血脂异常聚集的代谢紊乱所带来的明显健康危害。此外，高尿酸及高同型半胱氨酸等也与 MetS 密切相关，尿酸和同型半胱氨酸也被当作 MetS 的生物标志物。

一、肥胖可导致代谢综合征

约一半的肥胖患者存在血脂异常、血糖升高、血压增加等情况，即发生了 MetS。目前认为 MetS 的发病机制主要与肥胖和胰岛素抵抗有关。肥胖、血脂异常、糖尿病、高血压、冠心病等常集中发生于同一个体，这引起了人们对危险因素聚集的关注和重视。

二、代谢综合征的临床表现和诊断

由于 MetS 是多种代谢异常聚集的临床症候群，如高血压、血脂异常、高血糖、高尿酸血症、促血栓形成和促炎症状态等，所以 MetS 患者会出现上述代谢异常的临床表现，且罹患心血管疾病的风险大大增加。

具备以下 5 项危险因素中 3 项及以上者即诊断为 MetS。①腹型肥胖：不同地区和种族人群的腰围诊断标准不同，北美和欧洲人群的腰围，男性 ≥ 102cm、女性 ≥ 88 cm；中国人群的腰围，男性 ≥ 85 cm、女性 ≥ 80 cm，即可诊断为腹型肥胖。②TG 升高：TG ≥ 1.7 mmol/L（即 150 mg/dL）或已确诊并治疗者。③HDL-C 降低：男性 < 1.0 mmol/L（即 40 mg/dL）、女性 < 1.3 mmol/L（即 50 mg/dL），或已确诊并治疗者。④血压升高：收缩压

≥ 130 mmHg 或舒张压 ≥ 85 mmHg，或已确诊并治疗者。⑤空腹血糖升高：空腹血糖 ≥ 5.6 mmol/L（即 100 mg/dL），或已确诊并治疗者。

三、代谢综合征的危害

MetS 可明显增加糖尿病、心脑血管疾病的发病率，并明显增加缺血性脑卒中的发病风险（MetS 患者发生脑卒中的风险为非 MetS 患者的 2 倍多）。值得一提的是，MetS 不仅与缺血性脑卒中的发生有关，而且与其不良预后密切相关。急性脑梗死后，MetS 患者出现早期神经功能损伤和 1 年内脑卒中再发生的风险均明显增加。这是因为 MetS 患者存在高血糖、高血脂、高血压等脑卒中危险因素，而常常同时存在的高尿酸、高同型半胱氨酸也会影响脑卒中的发生和预后。因此，应提高对 MetS 的早期重视，加强对相关危险因素的认识和控制，这对降低心脑血管疾病和糖尿病的发病率，以及心脑血管疾病的二级预防具有重要意义。

第三节 | 2型糖尿病

糖尿病（diabetes mellitus，DM）是以高血糖为临床主要特点的代谢性内分泌疾病。机体的胰岛功能减退，胰岛素分泌绝对或相对不足，导致糖、蛋白质、脂肪、水和电解质等出现一系列代谢紊乱。90%以上的糖尿病是2型糖尿病（type 2 diabetes mellitus，T2DM），它与肥胖密切相关。而另一种糖尿病是1型糖尿病，它与遗传密切相关。

2型糖尿病的发病率随年龄增加而增加，40岁以后发病率明显增加，至60岁左右达到最高峰。目前全球范围内估计有超过3.8亿的2型糖尿病患者，2035年有可能达到6亿人。可见，糖尿病已发展成为当今社会危害公众健康的常见病。更令人担忧的是，近年来糖尿病患者呈现出明显的年轻化趋势，青少年和儿童的糖尿病发病率不断攀升。为提高政府和民众对糖尿病防治的重视，国际糖尿病协会将每年11月14日（2007年起）定为"世界糖尿病日"。《中国2型糖尿病防治指南（2020年版）》指出，中国的2型糖尿病患病率2017年已达11.2%。中国的糖尿病患病率仍在上升，且各民族有较大差异，各地区之间也存在差异。

一、肥胖可导致2型糖尿病

肥胖（特别是向心性肥胖）、高热量饮食及缺乏运动与2型糖尿病密切相关。肥胖可导致胰岛素抵抗。胰岛素抵抗是指胰岛素的降糖等作用减弱。胰岛素是人体最主要的降糖激素，它与其受体（胰岛素受体）结合后，通过增加去路（包括促进血液葡萄糖转运入细胞内、加快细胞内葡萄糖分解利用、促进肝糖原和肌糖原的合成）、减少来源（抑制糖异生）实现降糖作用。肥胖时，胰岛素的上述几方面作用都可能发生障碍，导致胰岛素抵抗。此时，尽管机体代偿分泌胰岛素增加，但仍不足以降低升高的血糖（即胰岛素相对缺乏），导致血糖升高。胰岛素抵抗和胰岛素相对缺乏是2型糖尿病发生、发展的关键。

肥胖引起糖尿病发生、发展的自然进程包括以下三个阶段：①第一阶段是出现胰岛素抵抗，但糖耐量和血糖水平正常，这一阶段可维持相当长的时间；②第二阶段是出现糖调节受损，包括空腹血糖受损和糖耐量减低，二者可分别或同时存在；③第三阶段是发展至2型糖尿病。

二、糖尿病的临床表现和诊断

(一)临床表现

糖尿病的典型症状常被描述为"三多一少",即多尿、多饮、多食和体重减轻。多尿是血糖升高导致渗透性利尿,且尿糖阳性;多饮主要是多尿引起口渴而多饮;多食则是外周组织对葡萄糖利用障碍,导致能量缺乏而多食。一方面,能量缺乏会刺激脑的摄食中枢,出现饥饿感,增加食欲和摄食量;另一方面,机体通过增强分解脂肪和蛋白质来供能,导致体重减轻,人变得消瘦。此外,患者还会出现乏力、皮肤瘙痒(尤其是外阴瘙痒)等症状。

(二)诊断

若出现相关临床表现(如多尿、多饮、多食和不明原因的体重下降),以及空腹血糖(空腹指至少 8 h 没有进食)≥ 7.0 mmol/L(140 mg/dL)或餐后血糖 ≥ 11.1 mmol/L(200 mg/dL),可诊断为糖尿病。若没有典型症状,仅空腹血糖 ≥ 7.0 mmol/L 或餐后血糖 ≥ 11.1 mmol/L,应隔日再检测一次,仍达以上值者可以确诊为糖尿病。

近年来,糖尿病前期(血糖水平介于正常和糖尿病之间的状态)的确定逐渐受到重视,因为处于糖尿病前期的群体是数量更为庞大的糖尿病"后备军",如果不加以干预,容易发展成糖尿病。糖尿病前期有两种表现。①空腹血糖受损(impaired fasting glucose, IFG):空腹血糖高于正常水平,低于糖尿病水平,即 6.1~7.0 mmol/L,但餐后 2 h 血糖正常(< 7.8 mmol/L);②糖耐量减低(impaired glucose tolerance, IGT):空腹血糖正常(< 6.1 mmol/ L),但餐后 2 h 血糖升高,介于正常和糖尿病之间,为 7.8~11.1 mmol/L。

由于血糖值会受到很多偶然因素的影响,因此血糖波动可能较大。要准确了解一段时期内血糖的总体水平,可以检测糖化血红蛋白(glycosylated hemoglobin, GHb,亦称 HbA1c)的水平。HbA1c 是与血液中葡萄糖结合的血红蛋白(hemoglobin, Hb),它不受一些偶然因素的影响,可以客观准确地反映近 2~3 个月内的总体血糖水平,正常值为 4%~6%(HbA1c 占全部 Hb 的百分比)。

三、糖尿病的危害

和普通人相比,糖尿病患者患心血管疾病的风险明显增加,后期多出现糖尿病的慢性并发症(图 2-2),包括:①大血管病变,如动脉粥样硬化、脑卒中;②微血管病变,如糖尿病肾病(肾功能障碍)、糖尿病视网膜病变(甚至失明);③神经系统并发症,如远端肢体感觉异常、疼痛等；④糖尿病足。此外，糖尿病还有急性并发症，如糖尿病酮症酸中毒、高渗高血糖综合征等。需引起重视的是，近年来糖尿病显示出并发症出现早、死亡率提高等极大威胁健康和生命的新特点。

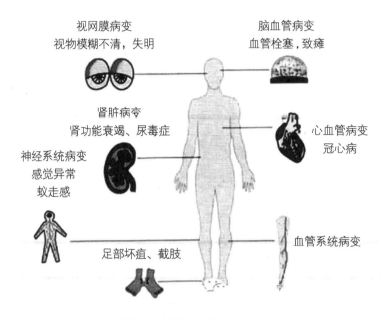

视网膜病变
视物模糊不清，失明

脑血管病变
血管栓塞，致瘫

肾脏病变
肾功能衰竭、尿毒症

心血管病变
冠心病

神经系统病变
感觉异常
蚁走感

足部坏疽、截肢

血管系统病变

图2-2　糖尿病并发症

与糖尿病类似，高血压也是一种世界性的常见病、多发病，严重威胁着人类健康。高血压是多种心、脑血管疾病的重要病因和危险因素，影响心、脑、肾等重要脏器的结构与功能，最终导致这些器官的功能衰竭，是心血管疾病死亡的主要原因。而心血管疾病已成为我国第一位的死亡原因，占全部死亡原因的 40%。心血管疾病发病率和死亡率快速攀升的根源，就在于高血压等心血管疾病危险因素的不断增加。

《中国居民营养与慢性病状况报告（2020）》显示，我国 18 岁及以上成人高血压患病率为 27.5%，也就是说，每 4 个成年人当中就有 1 人患高血压。而 2012 年时这个数字还是 25.2%，由此可见，我国高血压患病率呈上升趋势。为引起人们对高血压防治的重视，世界卫生组织和国际心脏病学会联合会将每年的 5 月 17 日（1978 年起）定为"世界高血压日"，我国的高血压日是每年的 10 月 8 日（1997 年起）。

高血压包括原发性和继发性高血压。原发性高血压（primary hypertension）是以体循环的动脉血压升高为主要临床表现的心血管综合征。通常所说的高血压就是指原发性高血压。除原发性高血压外，还有 5%~10% 的高血压是继发性高血压，即继发于其他疾病（如肾、内分泌和神经系统疾病）的高血压，在原发疾病治好之后，继发性高血压就会慢慢消失。

一、肥胖可导致高血压

肥胖是高血压的重要诱因之一。肥胖者高血压发病率明显高于体瘦者，而且肥胖程度与高血压发病率呈正相关。中度以上肥胖的人有一半会得高血压，其发病率是正常人的 7 倍左右。

肥胖是如何导致高血压发生的呢？肥胖患者的肾素 - 血管紧张素 - 醛固酮系统被激活，导致血管阻力增加，血容量增多，且肥胖患者出现不同程度的胰岛素抵抗以及交感神经活性亢进，导致肾上腺素和去甲肾上腺素增多，以上都是导致高血压发生的因素。此外，一定程度的水钠潴留会进一步增加循环血量，加剧血压升高。

二、高血压的临床表现和诊断

（一）临床表现

高血压大多起病缓慢，缺乏特殊临床表现，导致诊断延迟，仅在测量血压时或发生心、脑、肾等并发症时才被发现。常见症状有头晕、头痛、颈项板紧、疲劳等，也可能出现视力模糊、鼻出血等较重症状。典型的高血压头痛在血压下降后即可消失。当高血压出现并发症时，特别是脑出血、心力衰竭等心、脑血管并发症，可致严重后果。

（二）诊断

目前我国采用的血压分类和标准见表2-1。高血压定义为未服用降压药物情况下，收缩压 ≥ 140 mmHg 和（或）舒张压 ≥ 90 mmHg。根据血压升高水平，进一步将高血压分为1~3级。如果患者既往有高血压史，目前正在用抗高血压药，即使血压低于140/90 mmHg，也应诊断为高血压。

表2-1　《中国高血压防治指南》中血压水平分类和定义

类别	收缩压 / mmHg		舒张压 / mmHg
正常血压	< 120	和	< 80
正常高值	120~139	和（或）	80~89
高血压	≥ 140	和（或）	≥ 90
1级高血压（轻度）	140~159	和（或）	90~99
2级高血压（中度）	160~179	和（或）	100~109
3级高血压（重度）	≥ 180	和（或）	≥ 110
单纯收缩期高血压	≥ 140	和	< 90

注：当收缩压与舒张压分属不同级别时，以较高的分级为准。

三、高血压的危害

心脏和血管是高血压作用的主要靶器官。长期高血压引起左心室肥厚和扩大，而全身小动脉病变则主要是管腔内径缩小，可导致重要器官心、脑、肾的缺血。此外，长期高血压可导致血管内皮细胞功能障碍和结构受损，不仅促进动脉粥样硬化的形成，加重血管阻塞，而且可形成主动脉夹层和脑动脉的动脉瘤，一旦破裂，可导致死亡。所以，高血压除本身的直接危害外，更主要的是造成心、脑、肾等靶器官的损害。

总之，高血压是冠心病、心力衰竭、脑卒中、肾病、主动脉夹层发病和死亡的最重要危险因素。我国约 70% 的脑卒中死亡和约 50% 心肌梗死死亡与高血压密切相关。但同时，高血压又是一种可防可治的疾病，积极有效地预防和控制高血压可有效预防与遏制心血管疾病的流行。

第五节 | 动脉粥样硬化和冠心病

动脉粥样硬化（atherosclerosis，AS）多见于 40 岁以上的中、老年人，近年来临床发病有年轻化趋势。女性的动脉粥样硬化发病率比男性低，但在更年期后发病率增加。动脉粥样硬化是正常动脉壁在各种危险因素的作用下发生动脉内膜损伤，内膜出现局部脂质和复合糖类积聚，纤维组织增生，钙化、斑块等炎症纤维增生性反应，并伴有动脉中层的逐渐退变，粥样斑块可继发出血、破裂、局部血栓形成，最终导致组织器官缺血性坏死。由于在动脉内膜积聚的脂质外观呈黄色粥样，因此称为动脉粥样硬化。

如果动脉粥样硬化发生在给心肌供血的冠状动脉，造成冠状动脉狭窄或阻塞，就是冠状动脉粥样硬化性心脏病（简称冠心病）。我国冠心病的发病率和死亡率逐年升高，也有年轻化趋势。

一、动脉粥样硬化

（一）肥胖及其相关疾病可导致动脉粥样硬化

肥胖可导致血脂异常、糖尿病和高血压的发生，这些都是发生动脉粥样硬化的危险因素，其中血脂异常是最重要的危险因素。总胆固醇、甘油三酯、低密度脂蛋白胆固醇或极低密度脂蛋白胆固醇的增高，以及高密度脂蛋白胆固醇的降低都被认为是危险因素，其中总胆固醇和 LDL-C 增加最受关注。此外，高血压患者动脉粥样硬化发病率较血压正常者高 3~4 倍，收缩压、舒张压的升高均与本病关系密切。

（二）动脉粥样硬化的发展过程、临床表现和诊断

1. 发展过程

动脉粥样硬化的发生、发展与内皮功能受损、炎症、过氧化以及最终形成斑块密切相关。其中，内皮功能受损在动脉粥样硬化的发生、发展中起重要作用，是动脉粥样硬化的始动环节。图 2-3 的左半部分显示了动脉粥样硬化发展的全过程，即高血压、糖尿病、吸

烟等因素使血管内皮受损，血液中的 LDL-C（动脉粥样硬化的启动因子）进入血管内皮细胞，极易被氧化成氧化型 LDL-C，促进单核细胞进入血管，吞噬氧化型 LDL-C 而成为泡沫细胞，形成最早的粥样硬化脂质条纹。泡沫细胞能分泌很多促炎因子和生长因子，如肿瘤坏死因子、白细胞介素 -1、血小板源性生长因子和成纤维细胞生长因子等。在生长因子的作用下，平滑肌细胞从中膜迁移到内膜并增殖，合成和分泌胶原、蛋白多糖和弹性蛋白等，构成斑块基质，从而使脂质条纹演变为纤维斑块，这是最具特征性的病变。斑块表面的内膜被破坏，由增生的纤维膜（纤维帽）覆盖于脂质池上。病变可向中膜扩展，破坏管壁，并同时有纤维结缔组织增生、变性坏死等继发病变。若斑块是不稳定型斑块，其纤维帽薄、脂质池较大，易于破裂。破裂后，斑块不仅是可阻塞血管的栓子，而且可激活凝血系统，导致血栓栓塞等急性心血管事件的发生。

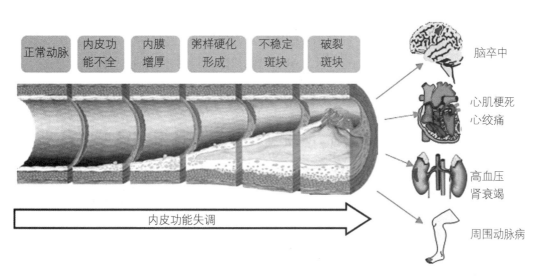

图2-3 动脉粥样硬化的发展过程及危害

2. 临床表现

动脉粥样硬化大多数在早期无特异性症状，发展到相关器官受累后可出现症状。根据其侵犯的动脉不同，可出现以下五种相应的动脉粥样硬化症状。①主动脉粥样硬化：常无症状，也可出现主动脉弹性下降的表现，如收缩期血压升高，脉压增宽等。有时动脉管壁被纤维组织所取代，可形成主动脉瘤。②冠状动脉粥样硬化：出现冠心病。③脑动脉粥样硬化：造成血管狭窄、脑供血不足或形成局部血栓等。④肾动脉粥样硬化：可引起顽固性高血压。⑤肠系膜动脉粥样硬化：引起消化不良、便秘、腹痛等。⑤四肢动脉粥样硬化：下肢动脉较多见，可出现典型的间歇性跛行。

3. 诊断

本病发展到一定阶段，出现明显器官病损时，容易诊断。但早期不易诊断，当检查发现血脂异常、超声及动脉造影发现血管狭窄或扩张变化时，首先应考虑动脉粥样硬化。

（三）动脉粥样硬化的危害

动脉粥样硬化的危害取决于受累器官的部位及其缺血程度，严重者可导致心肌梗死（简称心梗）、脑卒中，甚至猝死。例如，主动脉粥样硬化最主要的后果是形成主动脉瘤，以发生在肾动脉开口以下的腹主动脉最多见，其次是主动脉弓和降主动脉。主动脉一旦破裂，可迅速致命。在动脉粥样硬化的基础上，也可发生动脉夹层分离。冠状动脉粥样硬化的冠状动脉管径狭窄达 75% 以上时，可发生心绞痛、心肌梗死、心律失常，甚至猝死。脑动脉粥样硬化可引起脑卒中。肾动脉粥样硬化严重者出现肾区疼痛和尿闭等肾功能不全症状。肠系膜动脉粥样化可导致肠壁坏死，出现便血和休克等症状。下肢动脉粥样硬化严重者可发生下肢坏疽。

二、冠状动脉粥样硬化性心脏病（冠心病）

冠状动脉粥样硬化性心脏病是指冠状动脉粥样硬化使血管腔狭窄或阻塞，冠状动脉功能性改变，导致心肌缺血缺氧或坏死的心脏病，简称冠心病（coronary heart disease，CHD）或缺血性心脏病（ischemic heart disease，IHD）。CHD 是动脉粥样硬化导致器官病变的最常见类型，也是严重危害人类健康的常见病。本病多发于 40 岁以上成人，近年来发病呈年轻化趋势。而糖尿病患者冠心病的发病率较非糖尿病患者高数倍，且病变进展迅速。

（一）冠心病的临床表现

心绞痛是冠心病的常见临床表现。心绞痛的主要症状是发作性胸痛，且胸痛常为压迫、发闷或紧缩感，也可有烧灼感，但不是针刺或刀扎样的锐痛，偶有濒死感。疼痛主要在胸骨体后，可波及心前区，有手掌大小范围，甚至横贯全胸。疼痛常放射至左肩、左臂内侧、无名指和小指，或颈、咽、下颌部。疼痛一般在停止诱因后 3~5 min 逐渐缓解、消失，服硝酸甘油可缓解疼痛。若胸痛持续时间较长，甚至达数小时，休息及服硝酸甘油不能缓解，则可能发生了心梗。

（二）冠心病的诊断

除了靠典型临床表现诊断外，心电图是检查心脏情况的最常用方法，在判断心绞痛和心梗上有重要作用。心绞痛患者在心电图上可能表现为正常，也可能表现为心肌供血不足，即 ST 段压低 ≥ 0.1 mV、T 波改变。心梗时心电图出现心肌缺血的变化，并能较准确地提示病变部位。此外，实验室检查还能通过心肌酶学升高来诊断冠心病。

冠状动脉（简称冠脉）造影是冠心病诊断的"金标准"，不仅能反映心绞痛和心梗，还能较清晰地显示哪一支冠脉出现狭窄及其狭窄程度。心绞痛患者绝大多数存在左冠脉的主干狭窄，或者是左冠脉的左前降支、左旋支或右冠状动脉 1~3 支动脉的管径狭窄的情况。而心梗患者冠脉在粥样斑块的基础上有血栓形成，导致管腔闭塞。

（三）冠心病的危害

1. 冠心病发作

冠心病患者的血管管径变窄、扩张能力减弱、血流量少，安静时冠脉供血尚能满足机体需要，但在劳累、激动、饱食、感染等心脏负荷增加的情况下，心肌耗氧量增加，而冠脉供血不能相应增加，引起心肌急剧的暂时性缺血缺氧，出现心绞痛。若心肌缺血严重而持久，达 20~30 min，则可能发生心梗。

2. 急性冠脉综合征

近年来根据发病特点和治疗原则不同，将冠心病分为慢性冠脉病、急性冠脉综合征两大类。前者也称慢性心肌缺血综合征，是最常见的冠心病类型，包括稳定型心绞痛、心梗等。而急性冠脉综合征是一组包括不稳定型心绞痛、冠心病猝死等在内的由急性心肌缺血引起的临床综合征。

急性冠脉综合征的心梗疼痛部位与稳定型心绞痛相仿，但更剧烈，持续时间多超过 30 min，可长达数小时，可伴有心律失常、心力衰竭或休克，含用硝酸甘油多不能缓解。目前认为，大多数急性冠脉综合征发生的主要原因是动脉粥样硬化不稳定斑块破裂、糜烂或出血，继发血小板聚集或血栓形成，导致管腔狭窄程度急剧增加或冠脉痉挛，使心肌供氧量显著降低。其中，血小板激活在其发病过程中起非常重要的作用。

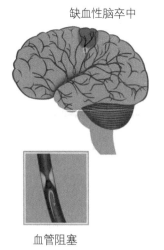

第六节 脑卒中

脑卒中（stroke）又称中风、脑血管意外，是一种急性脑血管疾病，是指脑部血管突然破裂或血管阻塞，导致血液不能流入大脑而引起脑组织损伤，严重者可导致死亡。脑卒中多发生在 40 岁以上的成人中，但近年来由于工作和生活节奏加快，职场人经常熬夜、作息不规律、工作压力大、缺乏运动且身体肥胖，脑卒中呈现年轻化趋势。此外，男性的脑卒中发病率比女性高。

一、肥胖及肥胖相关疾病可导致脑卒中

多种因素可引起脑卒中，包括不良生活习惯、肥胖以及肥胖相关疾病（如高血压、糖尿病、颈动脉粥样硬化、颈动脉不稳定性斑块等），都参与了急性脑卒中的发生与发展。其中，高血压是脑卒中最重要的危险因素之一。亚洲人群血压升高与脑卒中密切相关，收缩压每升高 10 mmHg，出血性脑卒中的风险就增加 53%。因此降压治疗对预防脑卒中的发病和复发尤为重要。糖尿病患者发生缺血性脑卒中的风险约是非糖尿病患者的 2 倍。此外，情绪波动是出血性脑卒中的一个重要诱因，包括极度的悲伤、兴奋、恐惧等。脑卒中包括缺血性脑卒中和出血性脑卒中（图 2-4）。

缺血性脑卒中 　　　　　　　　　　 出血性脑卒中

血管阻塞 　　　　　　　　　　　　 血管破裂

图2-4　缺血性脑卒中和出血性脑卒中

二、脑卒中的临床表现和诊断

（一）临床表现

1.缺血性脑卒中

缺血性脑卒中占脑卒中总数的 60%~70%，包括脑血栓、脑栓塞、短暂性脑缺血发作（即脑血管痉挛引起短时间脑供血障碍，24 h 内症状缓解）。缺血性脑卒中的原因主要是颈内动脉和椎动脉的闭塞和狭窄，患者最常见的症状是一侧脸部、手臂或腿部突然感到无力、肢体麻木，突然发生口眼歪斜、半身不遂、偏瘫。此外，患者还可能出现言语含糊不清、说话困难或理解困难，行路困难、眩晕、失去平衡或协调能力，以及没有原因的严重头痛，甚至昏厥等。

如果缺血性脑卒中的症状仅为头痛、呕吐，很容易与其他疾病混淆，可以通过"FAST"判断法进行区分。①F 即 face（脸），要求患者笑一下，检查患者嘴歪不歪，脑卒中患者的脸部会出现不对称，也无法正常露出微笑；②A 即 arm（胳膊），要求患者举起双手，检查患者是否有肢体麻木、无力现象；③S 即 speech（言语），请患者重复说一句话，检查患者是否有言语表达困难或者口齿不清；④T 即 time（时间），明确记下发病时间，立即送医。

2.出血性脑卒中

出血性脑卒中俗称脑溢血。患者突然发病时，会出现昏迷、偏瘫、两侧瞳孔显著缩小或大小不等、颅内高压等症状。如果血液进入脑实质则为脑出血，进入蛛网膜下腔则为蛛网膜下腔出血。出血性脑卒中的死亡率高，幸存者多留有不同程度的运动障碍、认知障碍、言语 / 吞咽障碍等后遗症。

3.脑卒中预兆

在发生脑卒中前，绝大多数患者可出现脑卒中预兆。根据预兆，可及时采取措施，避免脑卒中的发生。预兆根据其常见性，依次为：①头晕，特别是突然感到眩晕；②肢体麻木、无力或活动不便，突然感到一侧面部或手脚麻木、无力、活动不便，手持物掉落，嘴歪、流涎、走路不稳；③暂时性吐字不清或讲话困难；④头痛，其特点是一开始出现在病侧，逐渐会出现全头痛；⑤呕吐，这是出血性脑卒中比较常见的症状，通常为喷射性呕吐；⑥不明原因突然跌倒或晕倒；⑦视力障碍，如突然视力不清，看东西模糊、重影，或者是突然眼前发黑、短暂视物模糊，但之后自行恢复；⑧短暂意识丧失或个性和智力突然变化；⑨整天昏昏欲睡，处于嗜睡状态。

（二）诊断

根据既往病史、临床表现、临床检查结果（如出现中枢性瘫痪、病理反射阳性等），结合影像学检查可做出明确诊断。影像学的 CT 和核磁共振成像（NMRI）还可帮助确定脑卒中的亚型和原因。

三、脑卒中的危害

脑卒中具有发病率高、死亡率高和致残率高的特点，是我国死亡原因的第一位，也是导致中国成年人残疾的首要原因，严重危害人的健康和生命安全。出血性脑卒中的死亡率高，缺血性脑卒中严重者也可引起死亡。绝大部分幸存者留有后遗症，如一侧肢体瘫痪、关节挛缩畸形、言语障碍、姿势异常等，约 3/4 患者不同程度地丧失劳动能力，其中重度残疾者约占 40%。

骨质疏松症（osteoporosis，OP）是一种以骨量降低和骨组织微结构破坏为特征，表现为骨脆性增加、容易骨折的代谢性骨病。目前全球约 2 亿人患骨质疏松症，且发病率逐年增加，尤其是老年人群体的患病率和死亡率很高。40% 以上绝经后妇女将发生至少一处骨质疏松性骨折，常导致永久性残疾、生活质量下降，甚至导致死亡；而对于 50 岁以上男性，约 20% 的人将会发生一次骨折。世界卫生组织已将骨质疏松症列入防治重点。

骨质疏松症根据病因分为原发性和继发性两类。继发性骨质疏松症的病因明确，常由内分泌代谢疾病（如性腺功能减退症、甲状腺功能亢进症、甲状旁腺功能亢进、库欣综合征或全身性疾病）引起。原发性骨质疏松症主要是绝经后骨质疏松症和老年性骨质疏松症。绝经后骨质疏松发生于绝经后妇女，是由卵巢功能减退、雌性激素减少导致的骨质疏松症。老年性骨质疏松症多见于 70 岁以上的老年人，70 岁以上老年人钙摄入及吸收减少，血钙水平降低，加之维生素 D3 减少，导致骨丢失加快。

一、肥胖可导致骨质疏松症

肥胖与骨质疏松症的关联性错综复杂。超重、肥胖和低体重都可能成为骨质疏松症及骨质疏松性骨折的危险因素。因大体重承受的负荷较大，所以体重增加，特别是肌肉增加，可刺激骨形成，抑制骨吸收，从而对预防骨质疏松症有积极作用。但过度脂肪组织堆积产生的大体重对骨密度不利，肥胖、代谢综合征、糖尿病等与骨密度降低和骨质疏松有关，这已被流行病学调查和动物研究所证实。肥胖导致骨密度降低的原因可能是：①肥胖导致成骨细胞数量减少；②肥胖通过上调促炎细胞因子（如肿瘤坏死因子、白细胞介素 -1 等）来增强破骨细胞活性，增加骨吸收；③肥胖时瘦素增加、脂联素减少，它们对骨代谢和骨密度产生影响；④摄入脂肪含量较高的食物导致钙吸收降低；等等。

二、骨质疏松症的临床表现和诊断

（一）临床表现

骨质疏松症早期最明显的症状是腿抽筋、出虚汗，然后是腰背疼痛，再次是身高缩短、驼背。当病程发展到一定程度时，症状更加严重，易骨折，而且呼吸功能下降。

1. 骨痛、肌无力、腿抽筋

骨质疏松症轻者无症状，较重者常腰背疼痛、乏力或全身骨痛。骨痛通常为弥散性，无固定部位，没有压痛点。仰卧或坐位时疼痛减轻，久立、久坐或直立后伸时疼痛加剧。日间疼痛轻，夜间和清晨醒来时加重，弯腰、肌肉运动、咳嗽、大便用力时加重。此外，如果普通小强度运动就能引起小腿肌肉痉挛，就需注意是否缺钙或有骨质疏松症倾向。

2. 骨折

骨折是骨质疏松症最常见和最严重的并发症，患者常因轻微活动、创伤、弯腰、负重、挤压或摔倒而发生骨折。脊柱压缩性骨折多见于绝经后骨质疏松症，而股骨颈骨折多发生在老年性骨质疏松症患者摔倒或挤压后。

3. 身高缩短、驼背

身高缩短和驼背多在疼痛后出现。随着年龄增长和骨质疏松症加重，患者脊椎前倾，形成驼背。女性 50 岁、男性 60 岁后需要定期测量身高，如果身高缩短达 3 厘米或更多，就需检查是否有骨质疏松症。

4. 并发症

驼背和胸廓畸形者常伴有胸闷、气短、呼吸困难，易发生上呼吸道感染和肺部感染。

（二）诊断

根据年龄、外伤骨折史、不明原因的腰背疼痛、驼背等临床表现，以及影像学检查确立诊断。影像学检查主要是用双能 X 线或 CT 仪器检测骨密度（bone mineral density，BMD）。骨密度也就是骨骼的矿物质密度，是骨骼强度和质量好坏的一个重要指标。测定BMD 时，通常使用 T 值和 Z 值来判断骨密度是否正常。T 值是测试者本人实测骨密度绝对值与同性别年轻人（一般为 25~35 岁）的比较值，也是诊断骨质疏松症的主要标准。T 值正常参考值在 − 1 和 +1 之间，当 T 值低于 − 2.5 时为不正常。Z 值是测试者本人实测骨密度绝对值与同性别同龄人群的比较值。Z值如小于—0.5，则需要向医生求助。表2-2显示了利用T值和Z值来解读骨密度的测试结果。

表2-2　联合T值和Z值解读骨密度的测试结果

项目	T值 > -1 （正常）	-2.5 ≤ T值 ≤ -1 （骨量减少）	T值 < -2.5 （骨质疏松症）
Z值 ≥ -0.5 （正常）	低风险	有骨质疏松症倾向	可诊断为骨质疏松症
Z值 < -0.5	—	需专业检查并治疗	骨质疏松症较为严重，骨折危险大

三、骨质疏松症的危害

容易骨折，轻微活动、创伤、弯腰、负重、挤压或摔倒就可导致骨折，且较难愈合，致残率和死亡率较高。特别是老年人，常发生股骨颈骨折，因骨折需长期卧床而加重骨丢失，不仅骨折极难愈合，而且可能因感染、心血管疾病或慢性器官功能衰竭而死亡。

第八节 | 高尿酸血症和痛风

近年来，人们的生活条件和膳食结构发生了重大改变，动物性蛋白和脂肪的摄入量明显增加，加之肥胖流行，高尿酸血症的发病率明显增加，高尿酸血症已成为一种常见病。其中，仅一小部分高尿酸血症患者会发展为痛风，出现急性关节炎、痛风肾和痛风石等临床表现。

一、高尿酸血症

高尿酸血症（hyperuricemia）是嘌呤代谢障碍引起的代谢性疾病。尿酸是嘌呤代谢的终产物，80% 来自内源性嘌呤代谢，20% 来源于富含嘌呤或核酸蛋白的食物，如动物内脏和海鲜产品等。

（一）肥胖可导致高尿酸血症

肥胖是高尿酸血症的重要危险因素。近年来的研究发现，50%~70% 或更多的痛风及高尿酸血症患者超重或肥胖。血尿酸水平与腰围有较好的相关性，腹型肥胖是决定尿酸变化的最重要因素。此外，脂代谢紊乱与高尿酸血症的发生、发展也有密切关系。高尿酸血症患者的甘油三酯、胆固醇水平明显高于正常人群。高尿酸血症和高甘油三酯血症常同时存在，有研究发现 75% ~80% 的高尿酸血症患者有高甘油三酯血症，而高甘油三酯血症患者中约 82% 有高尿酸血症。

（二）高尿酸血症的临床表现和诊断

高尿酸血症是痛风的重要生化基础。男性和绝经后女性血尿酸 > 420 μmol/L（7 mg/dL）、绝经前女性血尿酸 > 350 μmol/L（6 mg/dL）可诊断为高尿酸血症。

从血尿酸增加到出现症状的时间，可长达数年至数十年，有些可能终身不出现症状。但随着年龄增长，高尿酸血症的持续存在及很高的血尿酸水平会增加痛风的发病率，使患者出现痛风症状。

（三）高尿酸血症的危害

持续时间较长、水平增加显著的高尿酸血症可能发展为痛风，出现痛风性关节炎、痛风石、痛风肾等临床表现。此外，高尿酸血症是导致冠心病以及动脉粥样硬化发生的主要因素之一，是冠心病患者死亡的独立预警因子。高尿酸血症还常和血脂异常、高血压等聚集发生。所以，高尿酸血症的另一类危害就是导致冠心病、高血压和糖尿病等。

二、痛风

痛风（gout）是血尿酸水平过高（嘌呤代谢紊乱或尿酸排泄减少），尿酸结晶沉积在关节内而引发的一种疾病。沉积的尿酸结晶导致关节内和关节周围出现疼痛性炎症，除了痛，关节还出现红、肿、热以及活动障碍。临床上，5%~15% 的高尿酸血症患者发展为痛风，出现痛风性关节炎、痛风石、痛风肾等临床表现。

我国的痛风发生率为 0.34%~2.84%，较以前明显提高，很可能与生活方式改变、肥胖及其相关疾病的患病率增加有关。痛风多见于男性，常在 40 岁以后发病，且痛风的患病率随着年龄的增加而增加，但近年来有年轻化的趋势。

（一）肥胖等促进痛风发生、发展

肥胖、高甘油三酯、高胆固醇、高尿酸血症均与痛风发病风险的增加相关，如随着腰围的增加，高尿酸血症发展为痛风的危险性增加 9%。与非肥胖的痛风患者相比，肥胖痛风患者的痛风发病年龄更早，血尿酸水平更高，更易并发高血压、高血脂以及糖代谢异常等。

肥胖的痛风患者在体重降低后，血尿酸水平下降，尿酸清除率升高。通过降低体重控制痛风患者的血尿酸水平及发作次数，能够获得较好的效果。由于痛风目前尚无根治方法，因此，控制血尿酸水平是早预防、早治疗痛风的关键，肥胖痛风患者应加强体育锻炼，合理调整饮食结构（少吃动物内脏等富含嘌呤的食物），积极控制体重，特别是控制腰围和纠正脂代谢紊乱，以降低高尿酸血症的发生风险，减少高尿酸血症人群发生痛风的危险。

（二）痛风的临床表现和诊断

1.临床表现

痛风的临床表现包括高尿酸血症、痛风性急性关节炎反复发作、痛风石沉积、特征性慢性关节炎和关节畸形，常累及肾脏引起慢性间质性肾炎和肾尿酸结石形成等。其中，痛风性关节炎已成为男性最常见的炎症性关节炎。

痛风的具体临床表现有以下四点。①急性关节炎：多在午夜或清晨突然起病，关节剧痛，呈撕裂样、刀割样或噬咬样，难以忍受。数小时后，受累关节出现红、肿、热、痛和功能障碍。单侧第一跖趾关节最易受累，其次是趾、踝、膝、腕、指、肘关节。发作有自限性，多数人在数天或2周内自行缓解。秋水仙碱可迅速缓解关节症状。②痛风石：是痛风的特征性临床表现，典型部位在耳郭，也常出现在手（如掌指、指间关节）和脚（如跖趾关节和跟腱）等反复发作的关节周围。痛风石外观为隆起的大小不一的黄白色赘生物，表面菲薄，破溃后排出白色粉状或糊状物，经久不愈。图2-5显示了手指间关节的痛风石。③慢性关节炎和关节畸形：关节内大量沉积的痛风石可造成关节骨质破坏、关节周围组织纤维化、继发退行性变化等，临床出现持续性关节肿痛、压痛、畸形和关节功能障碍。④痛风肾：有两方面表现，分别是痛风性肾病（肾功能下降）和尿酸结石。约10%~25%的痛风患者出现肾尿酸结石，较小结石呈砂砾状随尿排出，可无明显症状；较人结石会引起肾绞痛、血尿、排尿困难、肾积水等。

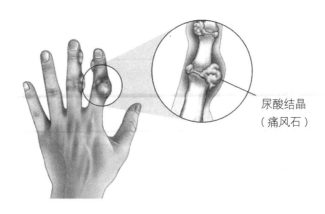

尿酸结晶
（痛风石）

图2-5　手指间关节的痛风石

2.诊断

在高尿酸血症患者中，如出现特征性关节炎表现、尿路结石或肾绞痛发作，应考虑痛风。关节液穿刺或痛风石活检证实为尿酸盐结晶可做出诊断。

（三）痛风的危害

长期的痛风慢性病变可导致关节畸形、残毁，以及肾功能不全等，严重影响生活质量。此外，痛风患者常伴发高血压、糖尿病和血脂紊乱等。例如，随着血尿酸浓度的上升，痛风患者高血压的患病率明显升高；痛风已成为糖尿病发生的一个独立危险因素。因此，痛风的危害还体现在冠心病、高血压和糖尿病等疾病的发生、发展上。

第九节 | 不育不孕症

一、肥胖相关的不育症

（一）肥胖可导致不育

肥胖与男性不育相关。在一些肥胖流行地区，男性精子数量逐年减少，而在肥胖患病率低的地区却几乎没有这种现象。肥胖使男性患少精症、无精症的风险增加，甚至导致不育。有研究显示，正常 BMI 的男性只有 6% 是少精症，而肥胖患者约 17% 为少精症，肥胖男性患少精症的可能性是正常 BMI 男性的 3 倍左右。腹型肥胖的影响更明显，腰围大于 101.6 cm 的男性患少精症的可能性增加 7 倍。所以，肥胖是导致男性不育的原因之一。

肥胖导致男性不育的原因，除了肥胖所致的精子数量减少、活力降低等精液质量下降因素外，肥胖导致的性功能下降也是原因之一，如勃起功能障碍（erectile dysfunction，ED）。肥胖人群中，有 ED 的人数是体重正常人群的 1.3 倍。此外，肥胖男性的阴囊温度增加（阴囊脂肪增多和下腹部的脂肪沉积，使睾丸温度升高，破坏精子生存的最适环境）也与不育有关。

（二）肥胖导致不育的机制——雄激素水平低下

肥胖男性，无论是精子质量下降还是 ED，都与肥胖所致的雄激素水平降低、雌激素水平增高有关，尤其是低下的雄激素水平在其中起关键作用。因为只有在正常水平雄激素的作用下，男性才可能生成足够数量和正常活力的精子，以及维持正常的性功能等。

大量研究证实，肥胖（特别是腹型肥胖）及肥胖相关疾病的男性患者或雄性动物，其血清睾酮水平常常显著降低。肥胖导致睾酮减少，低睾酮水平也会促使男性肥胖，形成恶性循环。适当减肥后睾酮水平有所升高，而外源补充睾酮也能提高肥胖男性的生育能力。

肥胖男性的睾酮水平显著降低的机制，与肥胖导致下丘脑－垂体－性腺生殖轴出现功能障碍，进而导致雄激素分泌减少有关。此外，肥胖男性雄激素降低、雌激素增加，还与芳香化酶 P450 活性过高有关。芳香化酶 P450 在白色脂肪中表达较高，它是将雄激素转化成雌激素的关键因子。所以，肥胖男性的高雌激素状态是由于大量白色脂肪组织使芳香化酶活性增强，增加了雄激素转化。

二、肥胖相关的不孕症——多囊卵巢综合征

多囊卵巢综合征（polycystic ovary syndrome，PCOS）是一组临床症候群，发病率占育龄妇女的 5%~10%，表现为月经失调、肥胖、多毛、闭经、不孕，大多数患者伴有双侧卵巢对称增大和多囊性改变，其特征表现是高雄激素血症和持续性无排卵或稀发排卵。根据临床表现和明显升高的血雄激素水平，即可确诊多囊卵巢综合征。

（一）肥胖可导致多囊卵巢综合征

多囊卵巢综合征是超重和肥胖女性最常见的代谢性疾病，大约 50% 的多囊卵巢综合征患者肥胖，且大多是腹型肥胖。肥胖女性，尤其是青少年肥胖女性，易发展为多囊卵巢综合征。而且，肥胖型多囊卵巢综合征的相关临床特征及卵巢功能障碍程度，均比非肥胖型多囊卵巢综合征严重。此外，30%~50% 的多囊卵巢综合征患者存在胰岛素抵抗，这是多囊卵巢综合征的另一项特征。

目前针对肥胖型多囊卵巢综合征的治疗，是包括节食、运动和行为治疗在内的综合治疗，主要以减轻体重为目标，从而减轻腹型肥胖，降低雄激素水平，提高胰岛素敏感性，并改善血脂异常、月经周期紊乱、生殖病变和多毛症的临床表现。事实上，即使生活方式变化（多动少吃）带来的体重减轻不明显，也能改善多囊卵巢综合征的症状和体征。因此，多动少吃、预防和治疗肥胖对于预防和治疗多囊卵巢综合征非常重要。

（二）肥胖导致多囊卵巢综合征的机制

女性体内的雄激素水平尽管很低（来自肾上腺），约是男性的十分之一，但也能调控女性的糖脂代谢。比较有意思的是，与男性不同，女性雄激素水平过高（如多囊卵巢综合征患者），会出现糖脂代谢紊乱、胰岛素抵抗和糖尿病等肥胖相关疾病。而多囊卵巢综合征患者通过节食、运动等减轻腹型肥胖后，其雄激素水平也明显降低，并伴随着血脂异常、月经周期紊乱、生殖病变和多毛症的改善。以上结果显示，肥胖导致多囊卵巢综合征可能与过高水平的雄激素有关。

第十节 | 肥胖相关肿瘤

癌症是起源于上皮组织的恶性肿瘤，是最常见的恶性肿瘤。中国居民癌症的发生率和死亡率近年来显著增加。在城市，癌症死亡人数已经占到死亡总数的 25% 左右，而在农村，这一数字约为 21%。换句话说，平均每 4~5 个死亡的中国人中，就有一人死于癌症。癌症在中国城市已成为首位死因，在农村为第二位死因（仅次于心脑血管疾病）。不仅在中国，在世界范围内，癌症也是"头号杀手"。因此，从 2000 年起，每年的 2 月 4 日是世界癌症日，以警示人们重视癌症。

一、肥胖可导致某些肿瘤发生、发展

肥胖是肿瘤发生的高危因素之一。2015 年顶级期刊 *Lancet Oncology*（《柳叶刀 – 肿瘤学》）的全球肿瘤与肥胖研究数据表明，超重和肥胖发病率高的国家，其新发恶性肿瘤的患者数量明显高于肥胖发病率低的国家。在肥胖患者中，常出现乳腺癌、食管癌、结直肠癌、肝癌、胆囊癌、胰腺癌、肾癌、白血病等。2016 年，国际癌症研究机构提出肥胖是胃癌、结直肠癌、前列腺癌、肝癌、胰腺癌、甲状腺癌、绝经后女性乳腺癌等 13 种恶性肿瘤的发病危险因素。美国的一项研究表明，与肥胖相关的癌症正趋于年轻化，新诊断的肥胖相关肿瘤在 65 岁以上人群中减少，而在 50~64 岁的人群中有所增加。

2015 年英国的一项癌症风险归因分析研究显示，超重和肥胖归因的癌症占到第二位，仅次于吸烟诱发的癌症。美国癌症学会公布的癌症统计结果表明，1/3 的癌症死亡与吸烟有关，另有 1/3 与超重或肥胖、运动不足有关。超重和肥胖的致癌风险对男性而言约为 10%，对女性可达 15%~20%。例如，约半数子宫内膜癌的起因是超重，肥胖患者的肝癌及胰腺癌发生风险显著高于非肥胖者。

此外，肥胖的人还常常不爱运动。长期不运动或不经常运动也是诱发多种癌症的危险因素。对很多癌症来说，超重与缺乏运动是两个相互独立的风险因素。大部分癌症患者平常很少运动，而那些终日坐着工作的人也比整日进行体力劳动的人更容易患癌症。有关运动和癌症的关系的研究在最近的 10~15 年引起了学界极大的兴趣。好动的动物、退役运动员、体力劳动者及那些工作后经常进行体育运动的人，得癌症的可能性大大降低。不运动男性患癌症的可能性是经常运动的男性的 4 倍，这种差异在女性中更明显。

二、常见肥胖相关肿瘤举例

（一）结肠癌

结肠癌的主要致病因素包括家族病史以及高脂、低纤维饮食。肥胖也是导致结肠癌患者预后不良的因素之一，BMI 高的结肠癌患者，其预后比 BMI 正常的患者差。BMI 每增加 5 kg/m²，结肠癌的发生风险就提高 18%。此外，不运动也是结肠癌的致病因素，那些需要整天坐着工作而且业余时间也不运动的人，患结肠癌的风险会上升 30%~100%。

近几年结肠癌发病的一个明显趋势是，运动少、生活条件好、经常坐着不动的年轻肥胖人群成为高危群体。结肠癌的发病率在 40~50 岁最高，这可能也与这个年龄段的肥胖发生率较高、动物脂肪和胆固醇摄取过多而膳食纤维摄取过少以及更少有时间和意愿运动有关。

（二）乳腺癌

肥胖，尤其是腰部积累了大量脂肪的腹型肥胖（"苹果型"体型），会显著提高乳腺癌的发病率。肥胖患者乳腺癌的发生风险比非肥胖者高 1.36 倍。绝经妇女的乳腺癌病例中，大约 20% 归因于超重或肥胖。肥胖增加绝经后女性乳腺癌的发病风险可能与其提高血液雌激素水平有关。不运动也是乳腺癌的致病因素。乳腺癌患病风险最低的是那些经常运动、较瘦的女性（较瘦体型女性的血液雌激素水平相对较低）。

（三）前列腺癌

前列腺癌已发展成为全球领域内第二常见的男性癌症。肥胖是诱发前列腺癌的原因之一，有学者提出前列腺癌是一种肥胖相关肿瘤。肥胖不仅与前列腺癌的发生密切相关，还与前列腺癌的进展和预后相关。此外，高脂饮食，特别是动物脂肪的过多摄入会使前列腺癌的发病风险增高，而平常不运动也是前列腺癌的危险因素之一。

三、肥胖导致肿瘤的机制

虽然肥胖增加癌症发病率的机制目前尚未阐明，但已有的研究表明，肥胖可通过肿瘤相关炎性反应、多种脂肪因子和代谢异常等多途径，促进肿瘤发生、侵袭和转移，从而导致癌症发病率上升。

肥胖是一种"慢性炎症"，脂肪中的炎症细胞释放多种炎症因子，如肿瘤坏死因子 α、白细胞介素、细胞间黏附分子、抗凋亡分子等，促进肿瘤血管的生成和肿瘤细胞的侵袭，催生癌症。此外，肥胖时白色脂肪组织分泌的脂肪因子含量变化（最明显的特征是脂肪组织分泌大量瘦素，而脂联素的分泌明显减少），可促进肿瘤的发生、发展。研究表明，瘦素与某些肿瘤的发生、发展有直接联系。瘦素可通过影响雄激素等来增加前列腺癌的危险性，也可通过促进乳腺上皮细胞和乳腺癌细胞的增殖导致乳腺癌发生，瘦素还是大肠癌上皮细胞的生长因子。此外，与瘦素作用相反，脂联素通过减少血管形成而抑制肿瘤生长。肥胖时，脂联素分泌减少，可促进肿瘤的发生、发展。加拿大一项病例对照研究纳入了 541 例子宫内膜癌患者和年龄匹配的 961 个对照组，发现脂联素水平增高可降低约一半的子宫内膜癌风险。

　　总之，肥胖对健康的危害起始于过多脂肪在体内堆积所导致的胰岛素抵抗、糖脂代谢紊乱和低度炎症反应，进而发展出多种肥胖相关疾病（如糖尿病、心脑血管疾病等），其危害不仅广泛，而且严重，甚至致残、致死。通过改变生活方式（少吃多动）减轻肥胖，可以有效预防和治疗肥胖相关疾病，从而改善健康状况。

思考题

1. 肥胖相关疾病有哪些？
2. 举例说明肥胖如何导致肥胖相关疾病的发生、发展。
3. 什么是糖尿病前期？它与糖尿病有什么关系？
4. 什么是心脑血管疾病？简述它对健康的危害。

第三章

肥胖及肥胖相关疾病发生、发展的机制

本章导读： 肥胖症已成为全球首要的健康问题。肥胖症是一种代谢性疾病，不仅会导致糖脂代谢紊乱、胰岛素抵抗，还可引发多种肥胖相关疾病，包括非酒精性脂肪肝、代谢综合征、动脉粥样硬化、冠心病、高血压、2型糖尿病等。本章主要介绍了肥胖症发生、发展的机制，包括糖脂毒性学说、系统性慢性低度炎症学说、内质网应激学说和氧化应激学说。此外，本章还简要介绍了肠道菌群失调、白色脂肪棕色化等新机制。

肥胖及肥胖相关疾病对人体健康有严重和广泛的危害，因此，对肥胖及肥胖相关疾病的预防和治疗已成为备受全球各国政府、民众和科研工作者关注和重视的问题。而对肥胖及肥胖相关疾病发生、发展机制的不断深入探索和理解，不仅有利于理解运动和控制饮食等生活方式的改变防治肥胖及肥胖相关疾病的机制，丰富相关的基础理论，而且对相关药物的开发也具有重要意义。本章主要介绍目前已得到公认的四种机制，并简要介绍近年来提出的某些新机制。

第一节 | 机制一：糖脂毒性

大多数肥胖及非酒精性脂肪肝、代谢综合征、2 型糖尿病、动脉粥样硬化和高血压等肥胖相关疾病的患者存在血糖和血脂的升高，而持续存在的高血糖和高游离脂肪酸（free fat acid，FFA）血症已被大量细胞研究证实能严重抑制胰岛 β 细胞合成和分泌胰岛素（体内最主要的降血糖激素），导致 β 细胞损伤和凋亡，从而使糖自稳受损，即糖毒性与脂毒性。高血糖和高 FFA 同时存在可对糖自稳产生协同的恶化作用，被称为糖脂毒性。尽管学界对糖脂协同作用存在一些争议，但糖毒性和脂毒性被广泛认可。

近年来的研究发现，过高的血糖和 FFA 除了抑制胰岛 β 细胞分泌胰岛素，促进 β 细胞凋亡，还能通过抑制胰岛素信号通路来降低胰岛素功能，导致外周组织（如肝和骨骼肌）的葡萄糖转运和利用障碍，最终形成多器官的胰岛素抵抗（insulin resistance，IR）。IR 在肥胖和肥胖相关疾病中普遍存在，是这些疾病发生、发展的中心环节和主要机制之一。此外，脂代谢紊乱，尤其是高血脂（如高甘油三酯、高胆固醇血症等），在肥胖及肥胖相关疾病的发生、发展中发挥着关键作用。本节在简要介绍糖脂功能和正常糖脂代谢后，讲述糖脂代谢紊乱及其在肥胖、肥胖相关疾病中的作用及机制。

一、糖脂功能和正常糖脂代谢

（一）糖的生理功能和代谢

广义的糖（又称为碳水化合物）包括没有甜味的多糖（淀粉）以及带有甜味的单糖（葡萄糖、果糖）和双糖（蔗糖、麦芽糖、乳糖），占人体干体重的 2%。血液中所含的糖主要是葡萄糖，简称血糖。

1. 糖的生理功能

作为人体七大营养素之一，糖最主要的生理功能是为机体各项生命活动提供能量，人体 50%~70% 的能量由糖来提供。此外，糖还是组织细胞的重要结构成分，如组成 DNA 或 RNA 的脱氧核糖或核糖、糖蛋白、蛋白聚糖和糖脂等。

2. 糖代谢

食物中的多糖必须经过各种酶的作用，水解成葡萄糖等单糖之后才可以直接被吸收利用。多糖被消化成单糖后，在小肠被吸收进入血液，血糖是糖的运输方式。空腹血糖（fasting blood glucose，FBG）的正常值在 3.9~6.1 mmol/L。

体内的糖通过有氧氧化和无氧酵解进行分解，向全身组织器官供能。糖的有氧氧化是糖的主要供能途径，1 mol 葡萄糖经有氧氧化可生成 32（或 30）mol 的 ATP（体内的直接能源形式）；而在无氧/缺氧状态下进行糖酵解，1 mol 葡萄糖经无氧酵解可生成 2 mol 的 ATP，但有的组织即使在有氧状态下也以此为主要供能方式，如视网膜、肾髓质、皮肤和无线粒体的成熟红细胞等。在满足机体各组织的需求后，多余的糖在人体以糖原和脂肪的形式储存，其中，糖原储存在肝和肌内（肝糖原和肌糖原总量约 500 g），而脂肪主要储存在脂肪组织。

（二）脂肪的生理功能和代谢

脂类分为脂肪和类脂两大类，脂肪又称为 TG，类脂主要包括胆固醇、胆固醇酯、磷脂和糖脂等。我国正常成年男子的脂肪含量占体重的 10%~20%，女性脂肪含量高于男性，占体重的 15%~25%。

1. 脂肪分布

体内脂肪大多存在于脂肪细胞，分布在皮下脂肪组织、大网膜、肠系膜和肾脏周围。脂肪分布具有性别差异。女性的脂肪主要集中在皮下，而男性的脂肪主要在腹部。腹部脂肪的过度堆积即中心性肥胖，而中心性肥胖被认为是心血管疾病等的重要风险因子，这是男性患心血管疾病风险高于女性的主要原因之一。此外，年龄也影响脂肪分布和含量。随着年龄的增长，尤其是中年以后，男性、女性的脂肪含量均增加，且脂肪更易向腹部集中，绝经期和绝经后的女性更为突出。

血脂是血浆中的中性脂肪（TG）和类脂（类固醇等）的总称，其中 TG 参与能量代谢，胆固醇主要用于合成细胞膜、类固醇激素和胆汁酸。血脂虽然只占全身脂类总量的极小一部分，但外源性和内源性脂类物质都需经血液运转于各组织之间。因此，血脂含量可以反映体内脂类代谢的情况。根据《中国血脂管理指南（2023 年）》，四项血脂的合适水平为：TG < 1.7 mmol/L、TC < 5.2 mmol/L、LDL-C < 3.4 mmol/L 和 HDL-C > 1.0 mmol/L。

2. 脂肪生理功能

目前已公认脂肪组织不仅是重要的能量储存器官，还是一个可分泌大量生物活性物质的内分泌器官，具有参与机体能量代谢和内分泌免疫调控等多种功能。脂肪细胞可以分泌瘦素、脂联素、抵抗素、肿瘤坏死因子 α（tumor necrosis factor，TNF-α）、白细胞介素 -6（interleukin 6，IL-6）、单核细胞趋化蛋白 1（monocyte chemotactic protein-1，MCP-1）等激素和细胞因子。此外，脂肪对脂溶性维生素（如维生素 A、D、E、K）的吸收以及对某些激素（如雄激素、雌激素等）的合成对人体来说必不可少。例如，女性过瘦，脂肪含量低于体重的 10%，会出现雌激素合成不足、内分泌失调，甚至降低生育能力。脂肪还能支持和保护人体器官，如填充在肾、胃等内脏器官周围的脂肪起承托脏器的作用。

随着对脂肪认识的不断深入，科学家发现除了经典的白色脂肪外，还有棕色脂肪以及介于白色脂肪和棕色脂肪之间的米色脂肪。其中，棕色脂肪也叫产热脂肪，其含量和活性影响产热，从而影响机体的体重和糖脂代谢。棕色或米色脂肪含量减少的小鼠更易被高脂饮食诱导为肥胖，增加棕色脂肪的含量或活性是治疗肥胖等代谢性疾病的安全、有效方法。

3. 脂肪代谢

食物中的脂肪被人体摄取后，在小肠内消化，以乳糜微粒形式由淋巴系统进入血液循环，然后经肝转化成脂肪，储存在脂肪组织，这是脂肪的消化吸收过程。体内过剩的葡萄糖、乳酸和乙酰辅酶 A 等中间产物能转变为脂肪，这一过程称为脂肪合成。

机体饥饿、寒冷或交感神经兴奋时，储存在体内的脂肪（主要是 TG）在多种脂肪酶的作用下，逐步水解为游离脂肪酸和甘油。脂肪水解的三步反应分别是：① TG 在 TG 水解酶的催化下水解为甘油二酯和 FFA；②甘油二酯在甘油二酯水解酶的作用下分解为甘油一酯和 FFA；③甘油一酯被甘油一酯水解酶水解为甘油和 FFA。一部分 FFA 分解供能，其过程为 FFA 与血浆白蛋白结合，由血液循环运至骨骼肌、肝脏等组织，经过脂肪酸活化生成酯酰辅酶 A，后者进入线粒体，通过 β 氧化和氧化磷酸化等过程释放能量；另一部分 FFA 再合成脂肪。在安静状态下，约 30% 的 FFA 进入血液循环，70% 的 FFA 在脂肪细胞内再酯化为 TG；而在运动状态下，入血的 FFA 比例可增至 75%，供肌肉等组织摄取和利用。另一水解产物甘油，水溶性强，可直接经血液运输到肝、肠和肾等组织，在甘油激酶的作用下转化为糖。

（三）糖代谢和脂代谢的关系

糖代谢和脂代谢关系密切。一方面，糖和脂肪可相互转化；另一方面，在糖供应不足或利用障碍时，脂肪可以代替糖给机体提供能量，使血糖浓度不至于下降过多。

糖和脂肪可相互转化，但糖和脂肪相互转化的难度和转化量不同。糖易于转化为脂肪且转化量不受限，而脂肪较难转化为糖且转化量受限。①糖向脂肪转化：糖代谢产生的乙酰辅酶 A 可用来合成 FFA，最后由 FFA 和甘油合成脂肪。由于糖向脂肪的转化量不受限，所以糖类食物吃多了会导致肥胖，包括重度肥胖。②脂肪向糖转化：脂肪分解产生的甘油和 FFA 可经不同途径转变为糖。其中，甘油经糖异生作用转化成糖；FFA 经 β 氧化生成乙酰辅酶 A，但人和动物体内因没有乙醛酸循环（植物有）而不能将乙酰辅酶 A 转化成糖。因此，人和动物只能将脂肪中的甘油部分转化为糖，而甘油占脂肪的量很少，所以脂肪转化成糖的量很少。

二、糖脂代谢紊乱及其在肥胖、肥胖相关疾病中的作用

（一）糖脂代谢紊乱概述

糖代谢紊乱可出现糖耐量受损（impaired glucose tolerance，IGT）、空腹血糖受损（impaired fasting glucose，IFG）以及血糖水平升高，甚至达到或超过糖尿病标准。IGT 主要表现为餐后血糖升高。诊断标准为空腹血糖 < 6.1 mmol/L，口服葡萄糖耐量试验（oral glucose tolerance test，OGTT）2 h 后血糖值为 7.8~11.1 mmol/L。OGTT 是评估糖耐量受损的经典方法，目前仍是诊断糖耐量受损的"金标准"。而 IFG 指空腹血糖为 6.1~7.0 mmol/L。IGT 和 IFG 是正常血糖向糖尿病过渡的异常糖代谢状态，又称为糖尿病前期。当空腹血糖 > 7.0 mmol/L 或者是餐后 2 h 血糖 > 11.1 mmol/L 就可诊断为糖尿病。

脂代谢紊乱主要指由于脂质过多合成或脂肪不能及时有效分解而引起的一种代谢性紊乱现象，常表现为血脂水平异常，出现血脂四项或血脂六项的异常。血脂四项即 TG、TC、LDL-C 和 HDL-C，血脂四项异常指 TG、TC 和 LDL-C 水平升高以及 HDL-C 水平降低。血脂六项除血脂四项外，还有载脂蛋白 A（apo A）和载脂蛋白 B（apo B）两项，其中，apo A 是 HDL-C 最主要的蛋白成分（约占总蛋白含量的 70%），apo A 水平反映 HDL-C 水平；而 apo B 是 LDL-C 最主要的蛋白成分（约占总蛋白含量的 90%），apo B 水平反映 LDL-C 水平。血脂六项异常除上述的血脂四项异常外，还有 apo A 降低和 apo B 增加，尤其是 apo A/apo B 比值降低比单一 apo A 或 apo B 的改变更有意义。高水平的 TG、TC 和 LDL-C 促进动脉粥样硬化，被认为是冠心病危险因子，apo A/apo B 比值 < 1 也被认为是心血管疾病的危险因子，而 HDL-C 是冠心病的负性因子。将上述血脂指标保持在正常范围内可以有效预防冠心病等心血管疾病的发生。

糖代谢紊乱可导致脂代谢紊乱，而脂代谢紊乱又会加重糖代谢紊乱，形成恶性循环。

（二）糖脂代谢紊乱与肥胖及肥胖相关疾病互为因果、互相促进

1. 肥胖导致糖脂代谢紊乱及其机制

（1）肥胖导致糖脂代谢紊乱

肥胖会导致糖脂代谢紊乱，尤其是中心性肥胖。脂代谢紊乱表现为体脂增加和血脂异常，而糖代谢紊乱则表现为 IGT、IFG 和血糖水平升高。

就肥胖引起糖脂代谢紊乱的程度来说，中心性肥胖（即腹型肥胖）的作用最为显著。

科学家早在 1982 年就将中心性肥胖与代谢紊乱联系起来，研究发现上半身肥胖妇女相比下半身肥胖妇女有异常的代谢谱，包括高胰岛素水平、糖耐量异常、高 TG 血症等。此后，更多文献报道内脏脂肪多的肥胖妇女相比内脏脂肪少的肥胖妇女，有更明显的血脂和血糖等代谢指标的异常。关于中心性肥胖的诊断标准，目前有几个版本，包括国际糖尿病联盟（IDF）、中华人民共和国国家卫生和计划生育委员会发布的《成人体重判定》（WS/T 428-2013），均将男性腰围 ≥ 90cm、女性腰围 ≥ 80cm 作为判断中国人中心性肥胖的标准，中华人民共和国卫生部疾病控制司发布的《中国成人超重和肥胖症预防控制指南（2006）》将男性腰围 ≥ 85 cm、女性腰围 ≥ 80 cm 作为判断中国人中心性肥胖的标准。考虑到不同个体的体型差异，目前提倡用腰臀比（腰围和臀围的比值）和腰高比（腰围和身高的比值）指标，它们比腰围更能准确反映中心性肥胖。

（2）肥胖导致糖脂代谢紊乱的机制

肥胖患者常出现不同程度的血脂紊乱和体脂增加。体脂增加导致皮下和内脏脂肪组织的 TG 分解，释放 FFA 进入血液，使血液中 FFA 增加。增加的 FFA 运送至肝脏，使肝脏合成 TG 和 VLDL 增加，可导致脂代谢紊乱。而长期高浓度 FFA 是导致糖代谢紊乱的主要原因，其机制包括：①抑制胰岛 β 细胞的分泌功能，使其分泌的胰岛素不足；②抑制胰岛素功能，诱导 IR。IR 是指各种原因导致效应器官（如肝脏和骨骼肌等）对胰岛素作用的敏感性下降，使胰岛素促进肝和骨骼肌摄取和利用葡萄糖的效率下降。胰岛素分泌不足和 IR 是血糖升高的两个主要原因。此时，机体为维持血糖稳定，胰岛 β 细胞代偿性地分泌更多的胰岛素，导致血液胰岛素水平升高。当空腹胰岛素水平 > 25 μU/mL，即发生了高胰岛素血症。随着病情发展，即便血液中有高水平的胰岛素，也无法维持正常血糖水平，导致血糖升高。也就是说，脂代谢紊乱导致了糖代谢紊乱；同样，糖代谢紊乱也会导致脂代谢紊乱。这是因为升高的血糖增加胰岛素水平，而胰岛素具有抗脂解作用，因此，脂肪分解被抑制，导致脂肪在体内过多沉积及脂代谢紊乱。

值得强调的是，IR 是将脂代谢紊乱与糖代谢紊乱联系起来的中心环节。脂代谢紊乱导致 IR 的机制包括两种。①影响葡萄糖转运蛋白（glucose transporter，GLUT）的数量：GLUT 在葡萄糖进入细胞的过程中起关键作用，它有多种亚型，GLUT1~5 是较为常见的类型，其中 GLUT4 主要存在于脂肪和肌肉组织中，对脂肪和肌肉的糖摄取非常重要。研究发现，小鼠在摄入高脂饮食后脂肪和肌肉组织对糖的摄取受抑（即发生 IR），这是因为由胰岛素诱导的磷脂酰肌醇 3- 激酶（phosphatidylinositol 3-kinase，PI3K）活性下降，使胞内 GLUT4 向细胞膜转运受阻，导致 GLUT4 数量减少。②影响胰岛素受体及其底物：胰岛素发挥降血糖作用离不开胰岛素受体及其底物的作用。高浓度 FFA 会改变细胞膜物理性状，使细胞膜流动性增加，影响镶嵌在脂质双分子层内的胰岛素受体功能；FFA 还可降低胰岛素受体底物 -1（insulin receptor substrate 1，IRS-1）的蛋白水平，并抑制胰岛素刺激后 IRS-1 和胰岛素的酪氨酸磷酸化，从而阻碍胰岛素的生物学效应。GLUT4 减少、胰岛素受体及其底物的信号通路受阻，导致细胞摄取糖减少，即发生了 IR。

2. 糖脂代谢紊乱促进肥胖相关疾病的发生、发展及其机制

（1）糖脂代谢紊乱促进肥胖相关疾病的发生、发展

肥胖导致糖脂代谢紊乱，而糖脂代谢紊乱又会加重肥胖，促进肥胖相关疾病的发生、发展，二者互为因果。由于中心性肥胖患者的糖脂代谢紊乱比非中心性肥胖者更严重，因此，中心性肥胖患者更易患 MetS、NAFLD、T2DM、动脉粥样硬化、高血压等肥胖相关疾病。

（2）糖脂代谢紊乱促进肥胖相关疾病发生、发展的机制

糖脂代谢紊乱促进 MetS、T2DM、高血压、冠心病等多种肥胖相关疾病的发生和发展，IR 在其中发挥重要作用，它被认为是肥胖相关疾病的病变关键启动因子和中心环节。此外，高胰岛素血症也是多种肥胖相关疾病的共同发病基础，研究发现，45% 的肥胖患者存在高胰岛素血症，中心性肥胖患者患高胰岛素血症更为多见。

糖脂代谢紊乱促进 MetS 和 NAFLD 的发生、发展，其机制与 IR 密切相关。肥胖使脂代谢出现紊乱（血脂紊乱和体脂增加），过多的 FFA 导致 IR，而 IR 使肝和骨骼肌的糖摄取和利用降低，肝脏产生过量的葡萄糖，造成血糖水平升高。此时，机体只能增加脂肪分解供能，产生更多 FFA，加重 IR 和血脂紊乱，从而促进 MetS 和 NAFLD 的发生和发展。

IR 和胰岛素分泌不足是引起血糖升高和 T2DM 发病的两个主要机制。IR 导致肝和骨骼肌对糖的摄取和利用减少以及肝输出进入血液的糖增加，使血糖升高。机体为维持血糖稳定，代偿性分泌更多的胰岛素，以维持早期的正常血糖水平，但长期高血脂抑制了胰岛 β 细胞功能，使胰岛素分泌量下降、血糖明显升高，导致 T2DM 发生。长时间的高血脂和高血糖可导致胰岛 β 细胞损伤甚至凋亡，使胰岛素分泌量从相对不足到绝对不足，促进 T2DM 发展，直至出现冠心病、高血压、失明、糖尿病足和肾功能损伤等多种 T2DM 并发症，其中冠心病和高血压是糖尿病患者主要的死亡原因。

近年来，对高脂和高糖导致胰岛 β 细胞功能障碍和死亡（脂毒性和糖脂毒性）的分子机制研究获得了一些新进展，科学家发现其作用是通过影响炎症、内质网（endoplasmic reticulum，ER）、氧化应激以及造成线粒体功能障碍和削弱自噬实现的。影响 β 细胞的某些抗糖药物，如降糖药二甲双胍（metformin）、吡格列酮（pioglitazone）和胰高血糖素样肽 -1（glucagon-like peptide-1，GLP-1）类似物以及 ER 伴侣蛋白针对的靶分子就是这些通路，以降低对胰岛 β 细胞的脂毒性和糖脂毒性，具有降低 T2DM 患者血糖水平的潜能（图 3-1）。上述这些通路或机制也是目前公认的肥胖及肥胖相关疾病发生、发展的新机制。有意思的是，上述这些通路间存在多水平的交互对话。

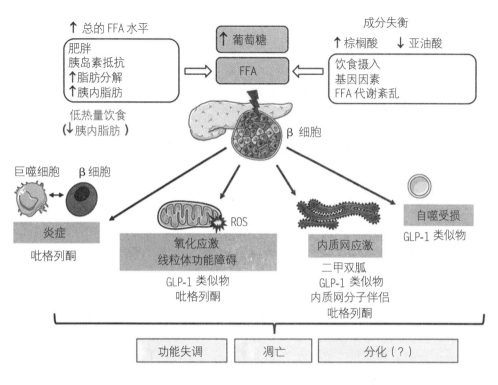

图3-1 脂毒性和糖脂毒性损伤胰岛 β 细胞的分子机制及治疗药物

    动脉粥样硬化常见于冠状动脉，它是造成冠状动脉狭窄或阻塞的最主要原因。动脉粥样硬化的发生、发展与脂代谢紊乱（尤其是 LDL-C 增加）密切相关，高水平 LDL-C 不仅是 T2DM 的预测因子，还是动脉粥样硬化的致病因子。动脉粥样硬化的发生机制有多种学说，最早提出的脂质浸润学说和目前更被认可的内皮损伤学说，都认同过多脂质在动脉粥样硬化中的关键作用。脂质浸润学说认为血中升高的 LDL-C、VLDL 等脂质沉积在动脉壁，而内皮损伤学说强调沉积在动脉壁的脂质（尤其是氧化修饰的 LDL-C）对血管内皮的损伤。如图 3-2 所示，脂质沉积及血管内皮损伤都能吸引大量巨噬细胞（组织内单核细胞进入血液转化而来）吞噬脂质形成泡沫细胞，而血管平滑肌细胞由中膜向内膜移行并增生，导致动脉粥样硬化斑块的形成（成熟的斑块内含大量脂质、泡沫细胞、平滑肌细胞和基质成分等），斑块堵塞血管甚至完全闭塞血管。斑块内吞噬过多脂质的泡沫细胞崩解，释放出黄色粥样脂质等物质，而血管平滑肌细胞增生导致血管硬化，这就是动脉粥样硬化的特征性病理改变。内皮损伤学说充分证明了脂代谢紊乱是动脉粥样硬化发生与发展的主要影响因素。

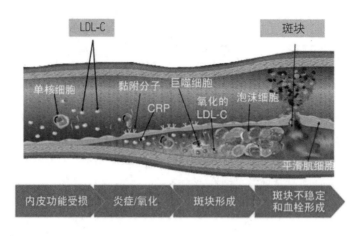

图3-2 高水平LDL-C导致动脉粥样硬化的发生

对于高血压，肥胖所致的糖脂代谢紊乱也是其主要诱发因素之一。血压值与内脏脂肪量正相关，而与皮下脂肪量无关。IR与高血压具有独立相关性，高胰岛素血症是联系肥胖与高血压的桥梁。IR和高胰岛素促进高血压发生和发展的机制包括四种。①影响血管内皮功能：胰岛素对内皮细胞既抑制一氧化氮（nitric oxide，NO）合成血管舒张因子，也促进内皮素释放血管收缩因子，使血管收缩，血压升高。②激活肾素 – 血管紧张素 – 醛固酮系统：胰岛素可激活肾素 – 血管紧张素 – 醛固酮系统。血管紧张素收缩血管（血管紧张素 II 是最强力的血管收缩剂之一），醛固酮通过增加肾小管重吸收水、钠导致水钠潴留，血管收缩和钠水潴留都导致血压升高。③影响细胞膜内外钙离子的转运：IR使细胞膜上 Ca^{2+}-ATP 酶活性降低，血管平滑肌细胞内 Ca^{2+} 浓度增加，导致血管收缩，血压升高。④刺激小动脉平滑肌增生和心肌细胞增生：胰岛素作为一种生长因子，能刺激小动脉平滑肌细胞增殖和向内膜下迁移，使内膜增厚、管壁僵硬，导致血管阻力增加；刺激心肌细胞增生，引起心脏肥大，促进高血压的发生、发展。此外，高血脂也增加血液黏度和血流阻力，诱发高血压。若同时存在动脉粥样硬化，则动脉内斑块和血管硬化都会加重血压升高。

科学家早在 2003 年就提出肥胖是一种慢性低度的系统性炎症，该观点现已得到公认，这也是目前肥胖及肥胖相关疾病发生机制的研究热点之一。与传统炎症不同，肥胖及肥胖相关疾病是慢性低度的系统性炎症，其炎症程度低、持续时间长，且涉及全身多器官。慢性低度炎症在肥胖及肥胖相关疾病的发生和发展中发挥着重要作用，抗炎已成为有效治疗方法。无论是减重手术，还是长期的生活方式改变（如少吃、多动），都能通过减轻炎症来改善紊乱的糖脂代谢，而临床广泛使用的降糖药物罗格列酮和二甲双胍、降脂的他汀类药物也被证实有抗炎作用。

一、肥胖引起慢性低度炎症

（一）脂肪在糖脂代谢调控中的重要作用

脂肪依据分布位置分为内脏脂肪和皮下脂肪。内脏脂肪是指由大网膜、小网膜和肠系膜脂肪组织组成的腹腔内脂肪，而皮下脂肪主要指分布在四肢、腹部等皮下的脂肪。男性的内脏脂肪占全身脂肪的 20%，绝经前妇女只有 6%，这可能是男性患腹型肥胖风险比女性高的原因。尽管都是脂肪，但内脏脂肪和皮下脂肪在组成、脂肪因子分泌、脂肪动员和脂肪细胞分化水平上存在不同。①组成：内脏脂肪细胞主要是大脂肪细胞，而皮下脂肪细胞主要是小脂肪细胞。②脂肪因子分泌：内脏脂肪分泌脂肪因子的能力是皮下脂肪的数倍。③脂肪动员：内脏脂肪堆积更易使 TG 分解增多，增加了血清 FFA 水平，引起肝脏发生IR；而过量 FFA 还为肝脏合成 TG 提供底物，可诱发高血脂等。所以，内脏脂肪对健康的危害比皮下脂肪要大得多。

正常情况下，脂肪细胞（尤其是内脏脂肪细胞）能分泌适量的脂肪因子，如经典脂肪因子瘦素、脂联素以及不断被发现的数十种脂肪因子。这些脂肪因子可调控外周代谢器官（如肝、骨骼肌）对糖的摄取利用、胰岛分泌胰岛素的含量以及下丘脑摄食中枢的食欲控制（通过分泌神经肽 Y 等实现），从而实现糖脂代谢平衡。可见，脂肪组织在糖脂代谢中占据重要地位（图 3-3）。

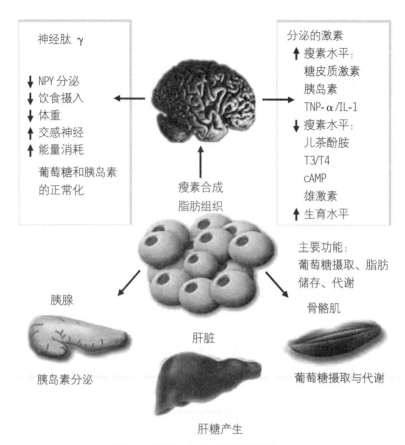

神经肽 γ

↓ NPY 分泌
↓ 饮食摄入
↓ 体重
↑ 交感神经
↑ 能量消耗
葡萄糖和胰岛素的正常化

分泌的激素
↑ 瘦素水平:
　糖皮质激素
　胰岛素
　TNP-α/IL-1
↓ 瘦素水平:
　儿茶酚胺
　T3/T4
　cAMP
　雄激素
↑ 生育水平

瘦素合成
脂肪组织

主要功能:
葡萄糖摄取、脂肪储存、代谢

胰腺

胰岛素分泌

肝脏

肝糖产生

骨骼肌

葡萄糖摄取与代谢

图3-3　脂肪组织是糖脂代谢调控中心

（二）肥胖引起系统性的慢性低度炎症

　　肥胖尤其是中心性肥胖发生时，内脏脂肪的肥大脂肪细胞分泌的脂肪因子在种类和含量上发生改变，表现为瘦素分泌增加，脂联素减少，具有趋化功能的趋化素（chemerin）分泌增加等。而上述脂肪因子的改变能引发系统性慢性低度炎症，其过程是：①吸引并活化巨噬细胞，使其分泌较多促炎因子（如 IL-6、IL-8、IL-1β 等），引起并扩大脂肪组织内的炎症；②脂肪组织产生的脂肪和炎症因子进入血液后，作用到其他器官和组织，使这些组织的巨噬细胞浸润增多，进一步增加多种炎症因子的分泌，引起肝、骨骼肌、胰岛和脑等几乎全身器官组织（即系统性）的慢性低度炎症的发生。可见，脂肪炎症是慢性低度炎症的起点和中心。

二、肥胖引起慢性低度炎症的机制

　　肥胖导致的慢性低度系统性炎症，其最显著的特征表现为两方面，一是脂肪、肝、骨骼肌等全身多种组织、器官和系统中有巨噬细胞等炎症细胞的浸润；二是血浆中 C 反应蛋白（c-reactiveprotein，CRP）、肿瘤坏死因子 α 、白细胞介素 -6 等炎症因子和瘦素的增加，以及脂联素的减少等。因此，肥胖引起慢性低度炎症的机制也就是肥胖引起巨噬细胞浸润以及炎症因子和脂肪因子变化的机制。

（一）肥胖导致巨噬细胞浸润和向 M1 型分化的机制

1. 肥胖导致巨噬细胞浸润的机制

脂肪细胞肥大早期就可引发关键的单核细胞趋化因子的初始分泌，以吸引巨噬细胞浸润。对肥胖症中将巨噬细胞募集到脂肪组织的趋化因子的研究，证实了 MCP-1 在其中发挥最重要的作用。MCP-1 在巨噬细胞标志物之前表达，它促使血液单核细胞向脂肪组织转移，单核细胞转移到脂肪组织后就分化成为巨噬细胞。研究发现，MCP-1 敲除的小鼠在高脂饮食后可以部分减少脂肪组织巨噬细胞的积聚，同时伴有胰岛素敏感性和脂肪肝的改善。

一旦巨噬细胞侵入脂肪组织并被激活，就成为多种炎症分子的主要来源，并继续吸引更多的巨噬细胞进一步使有害循环放大，引起和加重脂肪组织炎症。而且，浸润在脂肪组织的巨噬细胞产生的促炎因子和趋化因子还会释放进入血液（是肥胖状态下血液炎症标志蛋白升高的重要来源），作用于肝、肌肉、脑等器官，引起脂肪组织外其他器官的炎症。研究已证实，阻断炎症性单核、巨噬细胞进入脂肪，可保护小鼠免受肥胖引起的炎症反应和胰岛素敏感性的丧失。

2. 肥胖促进巨噬细胞向 M1 型分化

巨噬细胞可向 M1 型和 M2 型两个方向转化，产生的 M1 型和 M2 型巨噬细胞分别具有促炎和抗炎作用。肥胖者脂肪组织浸润的巨噬细胞，不仅数量显著增加，而且具有 M1 型的特征，而瘦小鼠脂肪组织的巨噬细胞具有 M2 型的特征。高脂饮食足以促进巨噬细胞表型从抗炎 M2 型转变为促炎 M1 型。

M1 型巨噬细胞分泌的促炎因子包括 TNF-α 、IL-1β 、IL-6、白三烯和 NO 等，并产生活性氧，而 M2 型巨噬细胞产生 IL-10 等抗炎因子，增强局部胰岛素敏感性（M2 型巨噬细胞由 IL-4 介导激活）。肥胖情况下，脂肪组织释放的炎症介质诱导巨噬细胞向 M1 型巨噬细胞分化，抑制其向 M2 型巨噬细胞分化，导致肥胖时大量促炎细胞因子的释放，引起肝、肌肉、血管和结肠等几乎全身的炎症状态（图 3-4）。研究发现，选择性消耗肥胖模型动物的 M1 型巨噬细胞，可减轻脂肪组织炎症诱导的肥胖，也证实了 M1 型巨噬细胞在炎症中的重要作用。

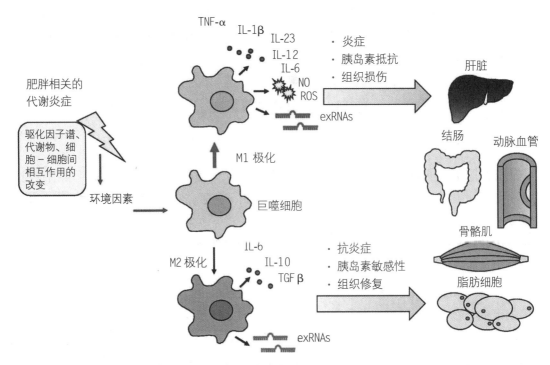

图3-4 肥胖促进巨噬细胞向M1型分化，抑制其向M2型分化

　　肥胖者的M1型巨噬细胞聚集在炎症组织、坏死性脂肪细胞的周围，形成"冠状结构"（图3-5）。冠状结构中，脂肪组织中大部分浸润的巨噬细胞集中在死脂肪细胞周围，这种情况与动脉粥样硬化非常类似，是巨噬细胞浸润到主动脉清除过多胆固醇和随后形成泡沫细胞引起的。此外，近年的研究发现浸润的巨噬细胞不仅参与细胞碎片和泄漏脂质的清除，而且可能是脂肪组织重塑的重要因素。

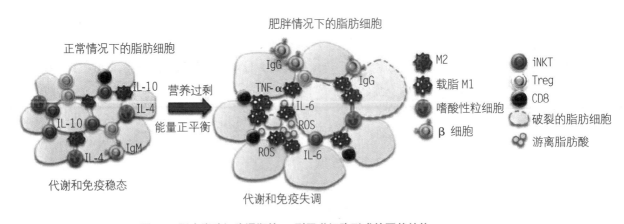

图3-5 肥大脂肪细胞浸润的M1型巨噬细胞形成的冠状结构

（二）肥胖影响炎症因子和脂肪因子的机制

前文提到的炎症因子和脂肪因子主要来源于巨噬细胞和脂肪细胞等的分泌。肥胖使脂肪细胞肥大，巨噬细胞增多并向 M1 型分化，从而使巨噬细胞和脂肪细胞分泌的炎症因子和脂肪因子显著改变。目前，已发现超过 75 种的肥胖相关炎症因子和脂肪因子，最经典的包括有促炎作用的趋化因子 MCP-1，炎症因子 CRP、TNF-α、IL-6、IL-1β 和脂肪因子瘦素，以及有抗炎作用的细胞因子 IL-10 和脂肪因子脂联素。此外，近年来不断发现了新的脂肪因子和炎症因子（如趋化素等），并证实了它们在肥胖所致炎症中的作用。以下对这些炎症因子和脂肪因子对炎症的影响进行简要介绍。

1. MCP-1（CCL2）

MCP-1 也称为 C-C 基序趋化因子配体 2（C-C motif chemokine ligand 2，CCL2），它是调节单核/巨噬细胞迁移和浸润的关键趋化因子，由脂肪细胞表达。脂肪组织中的 CCL2 过量表达促进了巨噬细胞募集并使代谢表型恶化，而 CCL2 缺陷则降低脂肪组织中促炎巨噬细胞的积聚，并对 IR 以及肝脂肪变性具有保护作用。CCL2 及其受体 CCR2（C-C motif chemokine receptor 2）在肥胖患者内脏和皮下脂肪组织中高表达。CCR2 缺陷小鼠与野生小鼠相比，不仅肥胖时脂肪巨噬细胞含量降低，而且全身性 IR 和肝脂肪变性也显著减轻。CCR2 拮抗剂可显著减少饮食诱导肥胖小鼠的脂肪巨噬细胞，并改善高血糖。

2. TNF-α

TNF-α 是第一个在肥胖的啮齿类动物和人的脂肪组织中被发现表达升高的炎症因子，具有促炎作用。TNF-α 主要由脂肪组织中浸润的巨噬细胞分泌，肥胖状态下，脂肪细胞也分泌 TNF-α。TNF-α 既是前炎症介质，又是体内炎症瀑布反应的启动因子，能调控炎症反应。TNF-α 诱导脂肪细胞分泌多种促炎因子，包括 IL-6、MCP-1 和 TNF-α 本身，加重炎症反应。

3. IL-6

IL-6 主要由脂肪细胞分泌，脂肪组织浸润的巨噬细胞也能分泌 IL-6。肥胖患者血清 IL-6 增多，IL-6 的主要作用之一是促进 CRP 的释放，促进炎症。需要指出的是，IL-6 主要作为促炎因子发挥作用，但肌源性 IL-6 却有抑制炎症的作用。

4. CRP

CRP 起源于肝脏，其释放受血浆 IL-6 的刺激。CRP 以剂量依赖的方式诱导其他炎性细胞因子的释放，例如，它可增加主动脉内皮细胞 IL-8 的 mRNA 和蛋白表达水平、诱导脐静脉内皮细胞中 MCP-1 的产生和分泌等。

5. 瘦素

瘦素（leptin）是由脂肪细胞（尤其是白色脂肪细胞）分泌的蛋白类激素，其主要功能是对食欲、脂肪合成和分解进行调控。此外，瘦素还有促炎作用，这与瘦素的类细胞因子作用有关。已证明瘦素能上调吞噬细胞的吞噬功能，并促进其分泌促炎因子 TNF-α 和 IL-6，刺激肝脏产生促炎因子 CRP，促进 T 淋巴细胞增殖和分泌 IL-2，诱导具有记忆功能的 T 细胞分泌干扰素，以及抑制 T 细胞或单核细胞产生抗炎细胞因子 IL-4。值得一提的是，肥胖等患者的高水平瘦素与炎症相互促进。一方面，高水平瘦素导致炎症；另一方面，炎症又增加瘦素水平，形成恶性循环。

6. 脂联素

脂联素（adiponectin）是脂肪细胞分泌的生物活性多肽或蛋白，是胰岛素增敏剂。脂联素通过脂联素受体（adiponectin receptor，AdipoR）介导其生物学功能。AdipoR 主要有两类，分别为 AdipoR1 和 AdipoR2，前者在骨骼肌中高表达，后者在肝脏中高表达。脂联素有多种生物学功能，抗炎作用是其中之一。脂联素通过抑制核因子 -κB（nuclear factor κB，NF-κB），进而抑制 TNF 和 IL-6 的表达和释放来减轻甚至终止炎症反应。

7. 趋化素

趋化素是 2007 年发现的新脂肪因子，具有趋化因子和炎症因子的特点，在脂肪和肝中高表达，在其他多种器官组织中也有表达。已发现趋化素的三种受体，但趋化素的生物功能主要通过其中的一种受体介导，即趋化因子样受体 1（chemokinelike receptor-1，CMKLR1），也称 ChemR23。CMLKR1 在巨噬细胞、树突状细胞等免疫细胞内高表达。机体患肥胖及肥胖相关疾病时趋化素水平显著增加，促进多种高表达 CMLKR1 的免疫细胞的募集和迁移，募集来的巨噬细胞分泌 TNF-α、IL-6 等多种炎症因子，并促进肝分泌几倍至十几倍的 CRP，发挥促炎作用。趋化素参与了多种组织（如脂肪、肝、骨骼肌、胰岛和血管）的炎症细胞浸润、黏附和迁移。

三、慢性低度炎症对机体的危害

脂肪因子和炎症因子在肥胖和肥胖相关疾病的发生与发展中起重要作用，也因此，中心性肥胖患者（分泌脂肪因子和炎症因子更多）糖脂代谢紊乱和 IR 更严重，也更易发生 MetS、T2DM、动脉粥样硬化和高血压等肥胖相关疾病。

（一）加重 IR 和糖脂代谢紊乱

肥胖引起脂肪组织的巨噬细胞浸润分泌的促炎细胞因子（如 TNF-α 和 IL-6），以及脂肪细胞分泌的瘦素、脂联素和趋化素等，均可调控糖脂代谢和 IR。

1. TNF-α 的作用

TNF-α 是最早被确定为在细菌感染动物中诱导高 TG 血症的因子。除了增加 TG 水平，TNF-α 还降低心血管疾病患者的血清 HDL-C 水平并增加胆固醇和 LDL-C 水平。TNF-α 通过激活胆固醇合成来增加 LDL-C 水平，通过清道夫受体和 LDL 受体促进巨噬细胞摄取 LDL-C，以及通过抑制三磷酸腺苷结合盒转运体 A1（ATP-binding cassette transporter A1，ABCA1）介导的胆固醇流向 HDL 来阻碍细胞内游离胆固醇的流出，以上因素都会导致脂质沉积和泡沫细胞形成，是促进动脉粥样硬化的原因之一。

TNF-α 在糖代谢和胰岛素敏感性上也发挥着重要作用。肥胖和 IR 患者的血清 TNF-α 表达增加，且 TNF-α 水平与 IR 正相关。然而，也有文献提出血清 TNF-α 水平与 IR 的相关性相对较弱。将脂肪细胞和巨噬细胞共同培养，研究它们的相互作用及其对胰岛素刺激的反应，结果发现巨噬细胞分泌 TNF-α 后，降低 GLUT4 和胰岛素受体底物 1（insulin receptor substrate 1，IRS-1）水平，并减弱胰岛素刺激后的 GLUT4 质膜易位和脂肪细胞摄取葡萄糖作用，即发生了 IR；而 TNF-α 阻断抗体处理巨噬细胞部分逆转脂肪细胞的 IR，表明 TNF-α 通过抑制胰岛素信号通路（下调 GLUT4 和 IRS-1 水平）来促进 IR。此外，研究发现 TNF-α 促进 IR 的作用需要 IL-6 等其他炎症因子的参与，脂肪组织 IL-6 下调时，TNF-α 就不能诱导 IR。

有意思的是，TNF-α 或其受体缺失改善了肥胖动物的胰岛素敏感性，但 TNF-α 拮抗剂却不会改善人体的胰岛素敏感性。这可能是因为人体的代谢失调归因于多种促炎细胞因子和脂肪因子的作用，包括 TNF-α、IL-6 和瘦素、脂联素等，这些因子相互之间有调节作用，形成复杂的炎症网络，而 TNF-α 只是炎症网络中的一分子。因此，当 TNF-α 缺乏时，其他细胞因子表达改变，由它们发挥促炎和代谢失调的作用。

2. IL-6 的作用

TNF-α 增加脂肪细胞分泌 IL-6。血清 IL-6 水平与 BMI 和脂肪细胞的大小有关。与 TNF-α 一样，高水平的血清 IL-6 也与高 TG 血症、高 LDL-C 和低 HDL-C 有关。IL-6 也抑制脂肪细胞的 IRS-1 和 GLUT4 水平，从而导致胰岛素刺激的葡萄糖转运受损，即发生 IR。IL-6 对 IRS-1 的抑制作用与增加细胞因子信号抑制物 1（suppressor of cytokine signaling 1，SOCS-1）和 SOCS-3 分子有关。SOCS 可直接与 IRS-1 结合，通过促进蛋白酶体泛素化和随后的蛋白降解来降低 IRS-1 水平，也可通过抑制胰岛素受体与 IRS-1 的偶联、减弱胰岛素信号转导，最终导致 IR 和糖代谢紊乱。

需要指出的是，IL-6 促进和抑制 IR 的研究报道都有，这可能与 IL-6 的组织来源有关。肝或脂肪组织的 IL-6 升高不仅使血清 IL-6 升高，也促进这些器官或组织的 IR，但骨骼肌 IL-6 升高（如运动可增加骨骼肌 IL-6 数倍）则通过促进骨骼肌对糖的摄取和利用而改善骨骼肌 IR，甚至改善机体其他器官的 IR。

3. 瘦素的作用

瘦素通过瘦素受体的介导实现其生物学功能。正常水平的瘦素最突出的作用是抑制食欲（通过下丘脑的瘦素受体介导）。此外，瘦素还有促进脂肪分解（增加脂蛋白脂肪酶活性）、抑制脂肪合成以及调节胰岛 β 细胞功能、改善肝脏和骨骼肌中的胰岛素敏感性等作用。瘦素缺乏会导致体重增加，而补充瘦素可恢复体重。瘦素缺失小鼠（即 ob/ob 小鼠）出现食欲亢进、过度肥胖、糖脂代谢异常，是常用的肥胖模型小鼠；而瘦素受体缺失小鼠（即 db/db 小鼠）出现瘦素不敏感、食欲过盛、过度肥胖、糖脂代谢异常，以及易发生糖尿病，是常用的 T2DM 模型小鼠。这也证明了瘦素及瘦素受体在稳定食欲、体脂和糖脂代谢中的重要作用。

有意思的是，大多数肥胖患者血清瘦素水平不是降低，而是升高，且血清瘦素水平与肥胖的严重程度呈显著正相关。高水平的瘦素还与 IR、高脂血症、高 TG、高 LDL-C、高血压、动脉粥样硬化和冠心病等多种肥胖相关疾病有关。目前认为，肥胖患者有高水平瘦素，但其效应降低，是出现了瘦素抵抗（即瘦素抑制食欲、降低体重、促进脂肪分解和改善胰岛素敏感性等作用减弱）。瘦素抵抗的发病机制尚未完全阐明，然而，在动物实验中发现可能与瘦素受体相关蛋白 SOCS-1 及蛋白酪氨酸磷酸酶 1B 终止瘦素受体的激活有关。此外，瘦素经血脑屏障运输功能受损，导致进入脑内的瘦素减少也是瘦素抵抗的机制之一。

4. 脂联素的作用

脂联素对脂质代谢具有有益作用，是一个血管保护性脂肪因子。脂联素与脂代谢密切相关，血浆脂联素水平与 TG 水平负相关、与 HDL-C 水平正相关。脂联素改善脂代谢的机制与下列因素有关。①促进肝脏合成 HDL：脂联素能增加肝癌细胞系 HepG2 的 apo A（组成 HDL 的主要脂蛋白）和 ABCA1（促进胆固醇流向 HDL）的蛋白水平，而脂联素敲除小鼠的血浆和肝脏 apo A 蛋白水平和肝脏 ABCA1 蛋白水平显著降低，证实脂联素促进肝脏合成 HDL；②促进脂肪酸氧化和葡萄糖利用：脂联素通过激活肝脏和骨骼肌的腺苷酸依赖的蛋白激酶（adenosine 5'-monophosphate-activated protein kinase，AMPK）这个能量代谢调节的关键分子（也是研究糖尿病及其他代谢相关疾病的核心分子）来实现该作用；③降低血浆 TG 水平：脂联素还能诱导脂蛋白脂肪酶（lipoprotein lipase，LPL）活化，以增强 VLDL 清除率并降低血浆 TG 水平。

5. 趋化素的作用

正常浓度的趋化素对脂肪分化、脂肪分解和维持血糖稳态有重要作用。已证实肥胖及肥胖相关疾病患者的血清和脂肪趋化素水平升高，且与糖脂代谢的紊乱密切相关。趋化素/CMKLR1 在肥胖及肥胖相关疾病中发挥作用的机制除了与调控炎症反应有关外，还与调控糖脂代谢和 IR 密切相关。趋化素通过 CMLKR1 的介导，抑制骨骼肌的糖摄取，促进 IR 的发生并抑制脂肪分解等，导致糖脂代谢紊乱。减重手术在显著降低肥胖患者体重的同时，显著降低其血清趋化素水平，改善糖脂代谢，且趋化素的减少与炎症、IR 和 MetS 等的减轻有关。因此，趋化素 /CMKLR1 是联系炎症反应和糖脂代谢紊乱的桥梁分子。趋化素或 CMKLR1 基因敲除的小鼠不仅脂肪等组织的炎症减轻，而且体脂量、糖耐量、胰岛素敏感性等发生改变，证实了趋化素 /CMKLR1 对炎症和糖脂代谢的双重调控作用。

（二）促进肥胖相关疾病的发生、发展

肥胖患者脂肪组织分泌的促炎因子增加和抗炎细胞因子减少是慢性炎症发生的基础，而脂肪组织巨噬细胞浸润加剧了这种慢性低度炎症状态，促进肥胖相关疾病的发生与发展。一些炎症因子可作为肥胖相关疾病的标记分子，如 IL-6 是 MetS 的标记物、血浆 IL-6 和 TNF-α 的浓度可预测心肌梗死风险以及 CRP 被认为是预测心血管疾病的独立风险因素等。不仅如此，这些炎症因子和脂肪因子在肥胖相关疾病的发生与发展中发挥着重要作用。

1. CRP 促进动脉粥样硬化发生、发展

CRP 在动脉粥样硬化病变的过程中起重要作用。CRP 通常存在于粥样硬化动脉的动脉斑块中。CRP 不仅降低内皮细胞诱导型一氧化氮合酶（inducible nitric oxide synthase，iNOS）的表达和活性，减少 NO 的生成，从而降低 NO 的扩血管作用；而且抑制内皮细胞释放前列环素 I2（prostaglandin I 2，PGI2），PGI2 是血栓素的拮抗剂，具有强大的扩血管和抗血小板聚积作用，PGI2 释放减少导致血栓形成，从而促进动脉粥样硬化的发展。

2. 趋化素促进动脉粥样硬化和 T2DM 发生、发展

趋化素在肥胖及肥胖相关疾病，尤其是动脉粥样硬化和 T2DM 的发生、发展中起重要作用，这些疾病患者的血清趋化素显著增加，且增加的水平与疾病的严重程度有关。趋化素的作用机制除了对炎症、糖脂代谢和 IR 的调控作用，与其相关的研究近年来还获得了一些新进展，研究发现趋化素对脂肪细胞有多方面作用，不仅影响间充质干细胞的分化方向（决定其向成脂、成肌还是成骨分化），从而影响脂肪合成，而且对脂肪生热作用（棕色脂肪和白色脂肪棕色化）以及食欲等有调控作用，最终影响肥胖及肥胖相关疾病的发生、发展。动物实验也表明，增加的血清和组织（肝、脂肪和骨骼肌）趋化素水平在肥胖及肥胖相关疾病（如动脉粥样硬化和 T2DM）中发挥着作用。在细胞水平，趋化素明显增加巨噬细胞对胆固醇的摄取，并促进巨噬细胞中胆固醇的蓄积和巨噬细胞向泡沫细胞的转化，从而促进动脉粥样硬化的发生、发展。

3. 脂联素促进动脉粥样硬化和 T2DM 发生、发展

脂联素已在临床试验中表现出抗糖尿病和抗动脉粥样硬化的潜力。脂联素抗 T2DM 作用与其改善 IR、调控肌肉对糖的利用和脂肪酸氧化有关。脂联素抗动脉粥样硬化的作用机制包括多方面，除了改善 IR、抗炎（通过抑制 NF-κB 来减少 TNF-α 和 IL-6 的释放实现）作用之外，还有以下三点。①调节血管内皮功能。脂联素是血管内皮功能和血管生成的主要决定因素，它能促进内皮修复、减轻内皮功能障碍和舒张血管（脂联素是内皮一氧化氮合酶的重要调节因子），而内皮损伤的修复是早期动脉粥样硬化过程中的一个重要步骤。②阻止平滑肌细胞增殖和迁移，抑制泡沫细胞的形成。这两个方面在动脉粥样硬化的发生、发展中起重要作用，而脂联素通过阻止血管平滑肌细胞迁移到血管内膜，以及通过抑制巨噬细胞清道夫受体来阻止巨噬细胞向泡沫细胞转化，从而减少内皮下脂质的累积，发挥抗炎和抗动脉粥样硬化的作用。③抑制血小板活化。血小板活化激活凝血，对动脉粥样硬化斑块中血栓的形成具有重要作用。简言之，脂联素通过对炎症、血管平滑肌细胞增殖、巨噬细胞内脂质堆积、巨噬细胞向泡沫细胞转化、血管内皮细胞凋亡以及血小板活化的抑制，来实现其抗动脉粥样硬化的作用。脂联素已成为动脉粥样硬化治疗的新靶点，提高体内脂联素水平或上调脂联素受体水平有望成为未来研究的重点。

4. 瘦素促进冠心病发生、发展

瘦素和瘦素抵抗与冠心病的发生密切相关。冠心病患者血清瘦素水平显著升高，且瘦素的升高程度与冠状动脉的狭窄程度显著相关。高水平血清瘦素还与冠心病患者发生心脏性猝死、急性冠脉综合征、非致死性心肌梗死和充血性心力衰竭显著相关。瘦素对冠心病的影响可能与高瘦素血症、瘦素抵抗能诱导炎症、促进氧化应激、加剧血小板聚集、诱发血栓形成等有关。此外，瘦素抵抗还对能量代谢产生影响，导致能量摄入增加，消耗减少，脂肪合成增加，而这些都是冠心病发生的高危因素。

5. 其他

肥胖所致的多种促炎因子增加和抗炎因子减少加重了肥胖症患者的糖脂代谢紊乱和全身多器官组织 IR，尤其是胰岛 IR，可导致胰岛 β 细胞分泌胰岛素的功能下降，进一步使胰岛 β 细胞损伤甚至凋亡，导致胰岛素分泌量从相对不足到绝对不足，从而促进 T2DM 的发生和发展，可能并发冠心病、高血压、失明、糖尿病足和肾功能损伤等多个 T2DM 并发症。

肥胖症患者高血脂、高血糖、血管内皮病变以及可能合并存在的动脉粥样硬化，都可促进高血压的发生与发展。此外，肥胖时激素水平的变化（醛固酮增多症、高胰岛素血症和高瘦素血症）能激活肾素 - 醛固酮 - 血管紧张素系统，刺激交感神经系统，抑制副交感神经系统，促进高血压的发生、发展。

第三节 | 机制三：内质网应激

内质网是真核细胞内广泛存在的具有网管状膜结构的细胞器，负责大部分蛋白分泌及跨膜蛋白的合成、修饰加工、成熟与转运，同时也是维持细胞内钙离子平衡的关键场所。当内质网的折叠能力不能满足细胞内新合成的未折叠蛋白需求时，细胞发生内质网应激并激活未折叠蛋白反应（unfolded protein response，UPR），促进内质网对蓄积在网腔内的错误折叠或未折叠蛋白质的处理（通过促进未折叠蛋白降解、抑制细胞蛋白质合成和增加分子伴侣水平实现），从而恢复内质网自稳，有利于维持细胞正常功能。

一、内质网应激概述

真核生物中，内质网膜上有三种跨膜蛋白对内质网应激进行监控，确保 UPR 适时启动，分别是肌醇酶 1（inositol requiring enzyme 1，IRE1）、活化转录因子 6（activating transcription factor 6，ATF6）和蛋白激酶样内质网激酶（protein kinase-like endoplasmic reticulum kinase，PERK）。当内质网蛋白折叠的负荷压力不高时，葡萄糖调节蛋白（glucose regulated protein，GRP）78/Bip 与这三种 UPR 感应蛋白结合而使它们处于失活状态。当内质网处于超负荷应激状态时，积累的未折叠和错误折叠蛋白质与 Bip 结合，使 Bip 与 UPR 信号感应蛋白分离，从而启动 UPR。

三条 UPR 信号通路最终的功能都是减少细胞内的蛋白合成，促进蛋白降解，以及增加内质网中促进蛋白折叠的分子伴侣蛋白产生，从而恢复内质网自稳。内质网应激状态下，三条 UPR 信号通路可被激活。①PERK 通路：PERK 二聚化和自身磷酸化而被激活，激活的 PERK 使真核起始因子 2α（eukaryotic initiation factor 2α，eIF2α）磷酸化而活化，导致翻译起始因子迅速减少，从而抑制内质网内大多数蛋白质的合成。②IRE1 通路：IRE1 具有蛋白酶及核酸内切酶的活性，磷酸化而被激活的 IRE1 可剪切 X 盒结合蛋白 1（X-box binding protein 1，XBP1）并合成有活性的 XBP1。作为 cAMP 应答元件结合蛋白/激活转录因子家族中的一员，XBP1 是内质网应激的一种重要下游信号因子。XBP1 激活下游 UPR 相关的多种基因表达，如调节蛋白质折叠、分泌、内质网相关降解（ER-associated degradation，ERAD）等。而 ERAD 对细胞内错误折叠蛋白进行识别、分检（蛋白质从内质网向细胞基质逆向转运）和降解（蛋白质在细胞基质中降解），从而清除无功能蛋白。③ ATF6 通路：ATF6 是一种转录因子，内质网应激时 ATF6 被转运到高尔基体，由高尔基体上的位点 1 蛋白酶（site-1 protease，S1P）和位点 2 蛋白酶（site-2 protease，S2P）分别移除 ATF6 的腔结构域和跨膜锚，游离的 N 端 ATF6（ATF6n）进入细胞核，激活 GRP78 和 GRP94 等促进蛋白质折叠的 UPR 相关基因的伴侣分子表达。但当 UPR 不足以重建内质网稳态时（如严重的损伤和持续的细胞内环境改变），UPR 将激活细胞凋亡途径引起细胞凋亡。UPR 主要通过 PERK-eIF2α - 活化转录因子 4（activation transcription factor 4，ATF4）通路来诱导细胞凋亡。ATF4 的两个靶基因是促凋亡因子，分别是内质网应激相关蛋白 C/EBP 同源蛋白（C/EBP-homologous protein，CHOP）、生长停顿和 DNA 损伤诱导基因 153（growth arrest and DNA damage-inducible gene 153，GADD153），它们在内质网应激介导的细胞凋亡中发挥重要作用。也就是说，PERK 通过 ATF4 来促进 CHOP 和 GADD153 的转录，从而诱导细胞凋亡（图 3-6）。

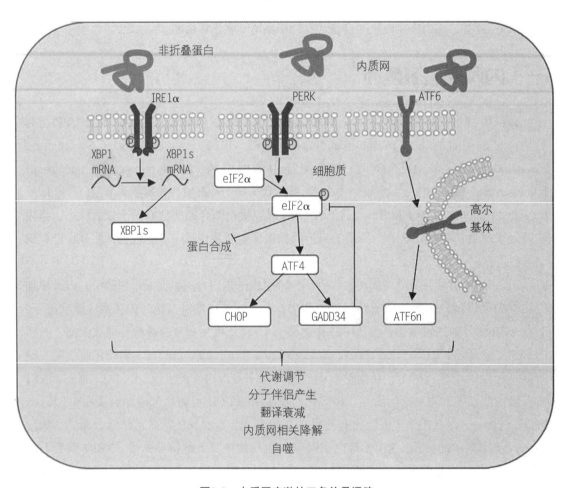

图3-6 内质网应激的三条信号通路

二、内质网应激在肥胖及肥胖相关疾病中的作用及机制

内质网应激与肥胖及肥胖相关疾病关系密切。近年来的大量文献认为内质网应激是肥胖及肥胖相关疾病（尤其是心血管疾病和 T2DM）发生与发展的主要机制之一，内质网应激已成为肥胖及肥胖相关疾病发生、发展机制的研究热点之一。一些能减轻内质网应激的物质已被开发，有望成为治疗心血管疾病和糖尿病等肥胖相关疾病的新药物。

（一）内质网应激在肥胖中的作用及机制

1. 肥胖引起内质网应激

肥胖患者 FFA 水平升高，高水平 FFA 导致脂肪细胞内质网应激，进一步可致多种组织发生内质网应激。在体外模拟肥胖个体环境，将脂肪细胞暴露于脂多糖、饱和脂肪酸或血糖的环境中，可引起脂肪细胞 IRE1 和 ATF6 依赖的分子伴侣水平增加，即发生内质网应激。胃旁路分流减重术后一年，肥胖患者体重显著降低，同时 GRP78、磷酸化的 eIF2α、JNK 和 sXBP1 等内质网标志物减少（即内质网应激减轻），证实了肥胖可导致内质网应激。

2. 内质网应激加重肥胖及其机制

肥胖患者处于内质网应激状态，而内质网应激可致肥胖患者发生炎症和 IR，使糖脂代谢紊乱更严重，从而加重肥胖及其对健康的不利影响。该作用的机制如下。

（1）内质网应激引起慢性炎症

内质网应激状态下，UPR 通过 PERK 激活 NF-κB，以及通过 IRE1 激活丝裂原活化蛋白激酶（mitogen-activated protein kinases，MAPK）家族成员 JNK（c-Jun N-terminal kinases）。JNK 和 NF-κB 都在细胞对外界刺激的反应和炎症反应中发挥重要作用，它们的激活增加 TNF-α、IL-6 等促炎因子的水平，从而促进肥胖患者低度慢性炎症的发展。

（2）内质网应激导致 IR

内质网应激状态下，激活的 JNK 使胰岛素信号转导通路的 IRS1 酪氨酸磷酸化下降，抑制胰岛素受体的信号通路，使得外周组织发生 IR。此外，JNK 和 NF-κB 还可诱导胰岛 β 细胞凋亡，促进 IR 发展。

（二）内质网应激在 NAFLD 中的作用及机制

1. NAFLD 引起内质网应激

肝细胞富含光滑和粗面内质网，执行多种代谢功能，如血浆蛋白合成和分泌、胆固醇生物合成和外源物质代谢等，这个特点也使肝脏易于发生内质网应激。NAFLD 是肥胖导致肝细胞脂质积累，随后形成肝细胞脂肪变性、脂肪性肝炎以及肝硬化的病理过程。

2. 内质网应激促进 NAFLD 的发展及其机制

内质网应激促进 NAFLD 的发生、发展，其作用机制与脂质堆积、炎症、IR 以及细胞凋亡等有关。

（1）内质网应激促进脂质堆积

慢性内质网应激可引起肝脏脂质代谢失调，导致肝内脂质堆积，进而促进肝脂肪变性和脂肪性肝炎等。UPR 的三条信号通路均参与肝脏糖脂代谢（尤其是脂肪合成）的调控过程。① PERK-eIF2α-ATF4 通路：该通路激活可导致肝脏脂质积累、IR 和肝脂肪病变。研究发现，敲除 PERK 基因可抑制胚胎成纤维细胞的脂肪合成，该作用是通过抑制脂肪酸合成酶（fatty acid synthase，FAS）和硬脂酰辅酶 A 脱氢酶 1（stearoyl CoA dehydrogenase 1，SCD1）等促脂肪合成酶实现的。敲除 ATF4 基因可以阻止膳食诱导的肥胖、高 TG 血症和肝脂肪病变。② IRE1-XBP1 通路：该通路在糖脂代谢调控中的作用复杂，既可增加 TG 合成，又可抑制肝内脂质积累。内质网应激状况下，IRE1α 通过其下游蛋白 XBP1 与 SCD1、乙酰辅酶 A 羧化酶（acetyl CoA carboxylase，ACC）等脂肪合成基因的启动子结合，并激活它们的转录，从而促进脂肪合成。敲除 XBP1 基因减少了小鼠新的脂肪合成。但 IRE1-XBP1 通路也可通过抑制 eIF2-ATF4 通路来缓解内质网应激导致的肝脏脂肪积累。③ ATF6 相关通路：内质网应激时，激活的 ATF6 能抑制脂质的过度积累，在肝脂肪变性中扮演着保护者的角色，可缓解肝脏代谢性疾病的发生。

此外，内质网应激增加胆固醇调节元件结合蛋白（sterol regulatory element binding protein，SREBP）1c 这个脂类从头合成的主要调控子水平，从头合成 TG，而脂类从头合成增加是脂类代谢异常的重要特点之一。内质网应激还通过降低 apo B100 的合成和分泌来抑制 VLDL 在内质网腔的合成（apo B100 是 VLDL 的重要成分）。

（2）内质网应激加重脂肪性肝炎

内质网应激通路的激活引发炎症因子的表达和分泌增加，加快脂肪性肝炎的发展。慢性肝脏内质网应激可激活 NF-κB 和 JNK，二者均可使 TNF-α、IL-8 等炎症因子分泌增加，从而加重脂肪性肝炎。

（3）内质网应激促进肝细胞凋亡

肝脏慢性内质网应激时，若 UPR 不足以重建内质网稳态，则激活 PERK-ATF4-CHOP 通路，诱导凋亡基因转录，促进肝细胞凋亡。动物和细胞实验均表明敲除 CHOP 可保护多种药理和生理性的细胞凋亡。脂肪性肝炎大鼠的肝细胞凋亡数目明显高于正常大鼠，且肝细胞凋亡推动脂肪性肝炎的进一步发展。

（三）内质网应激与 T2DM

1. T2DM 引起内质网应激

胰岛素的合成始于内质网，胰岛素原在此正确折叠，运输至高尔基体，经过进一步的加工形成成熟的胰岛素。T2DM 患者外周组织 IR 导致胰岛素的需求和分泌增多，可导致胰岛 β 细胞发生内质网应激。

2. 内质网应激促进 T2DM 的发展及其机制

内质网应激对 T2DM 是一把双刃剑，适度内质网应激参与高血糖诱导的胰岛素分泌增加，但慢性内质网应激促进 T2DM 的发展。IR 和胰岛 β 细胞分泌胰岛素减少是 T2DM 的主要特征，在糖尿病的发展中具有重要作用。因此，内质网应激促进 T2DM 发展的机制也是通过减少胰岛 β 细胞分泌胰岛素和诱导 IR 这两方面实现的。

（1）内质网应激降低胰岛 β 细胞分泌胰岛素的量

错误的蛋白质在内质网中长时间蓄积，通过激活 PERK-ATF4-CHOP 通路（UPR 的另两个感受器蛋白 ATF6 和 IRE1 也能诱导 CHOP 转录）来促进胰岛 β 细胞凋亡，减少胰岛 β 细胞分泌胰岛素的数量。

（2）内质网应激导致 IR

内质网应激状态下，激活的 JNK 通过降低 IRS1 的酪氨酸磷酸化来抑制胰岛素受体的信号通路，导致外周组织 IR。

（四）内质网应激与动脉粥样硬化

1. 动脉粥样硬化引起内质网应激

人和动物的动脉粥样硬化病变，尤其是晚期动脉粥样硬化斑块的氧化脂质和炎症都可导致内质网应激，使 UPR 标志物水平升高。科学家发现 apo E 基因敲除小鼠的主动脉粥样硬化病灶的三个阶段巨噬细胞，即内膜巨噬细胞、脂质条纹泡沫细胞和复合病泡沫细胞，都出现 PERK 磷酸化；此外，血管中层平滑肌细胞、巨噬细胞及泡沫细胞的 GRP78 均升高。以上结果表明，动脉粥样硬化导致内质网应激，且粥样硬化动脉的管壁中不同类型细胞都会发生内质网应激。

2. 内质网应激促进动脉粥样硬化的发展及其机制

慢性内质网应激促进动脉粥样硬化的发展，该作用的机制与内质网增强炎症反应、诱导内皮细胞功能障碍、诱导凋亡、调节血脂和血管矿化有关。内质网应激通过上述机制使粥样硬化动脉的巨噬细胞、内皮细胞和平滑肌细胞的功能和结构受损，最终影响斑块形成及其稳定性等。

（1）内质网应激加重粥样硬化动脉的炎症

研究发现，抑制 apo E 敲除小鼠的 IRE1 可抑制粥样硬化动脉的炎症因子表达并减小粥样斑块面积，这表明内质网应激可通过 IRE1 促进炎症，诱导动脉粥样硬化的发生与发展。

（2）内质网应激诱导细胞凋亡

内皮细胞、巨噬细胞和血管平滑肌细胞在动脉粥样硬化的发生与发展过程中起非常重要的作用。长期慢性内质网应激通过 CHOP 诱导细胞凋亡，若凋亡的是内皮细胞，则导致内皮功能障碍，并促进黏附分子释放和趋化巨噬细胞，导致动脉粥样硬化的发生和斑块形成；若凋亡的是巨噬细胞，则与泡沫细胞破裂使脂质核心形成和扩展、产生炎症和坏死、斑块不稳定和坏死有关；若凋亡的是血管平滑肌细胞，可使纤维帽变薄，促进易损斑块破裂，启动凝血，引起急性血栓。

（3）内质网应激参与血脂调节

内质网应激还参与血脂的调节。在 apo E 敲除小鼠的研究中，科学家发现抑制肝脏内质网应激可改善高脂血症，减缓动脉粥样硬化的形成。

（4）内质网应激参与血管钙化

内质网应激可促进血管钙化，导致血管壁僵硬、顺应性降低，这是动脉粥样硬化病理性改变的基础之一。血管钙化是钙磷在血管壁的异常沉积，常发生于动脉粥样硬化、T2DM、高血压等疾病。血管钙化的原因是血管平滑肌细胞发生了成骨（向成骨细胞样表型转化）和矿化。内质网应激通过 PERK-eIF2α-ATF4-CHOP 信号通路参与由 TNFα 诱导的血管钙化，用 TNFα 中和抗体以及敲低 PERK、ATF4 或 CHOP 基因都能抑制 TNFα 引起的血管平滑肌细胞矿化和成骨改变，并减轻血管钙化。

（五）内质网应激与高血压

1. 高血压引起内质网应激

高血压也可导致内质网应激，出现 UPR。例如，自发性高血压大鼠在 5 月龄时就可在心脏中检测到内质网应激伴侣蛋白 GRP78 的表达升高，表明高血压能诱导内质网应激。重度高血压可致脑和神经细胞的内质网应激。

2. 内质网应激促进高血压的发展及其机制

大量研究表明内质网应激在高血压及其并发症中发挥着重要作用，它可能是心血管疾病的潜在治疗靶点。内质网应激通过以下途径促进高血压的发生与发展。

（1）内质网应激降低血管内皮介导的血管舒张功能

内质网应激通过减少血管内皮细胞分泌一氧化氮合酶，降低血管舒张功能而参与高血压的形成。抑制内质网应激可增加动脉内皮细胞分泌一氧化氮合酶，改善内皮舒张功能。此外，内质网应激介导的内皮细胞凋亡也加重血管功能障碍，促进高血压发展。

（2）内质网应激促进血管平滑肌细胞的增殖和钙化

内质网应激还可通过促进血管平滑肌细胞的增殖和钙化来促进高血压的形成和发展。研究发现，自发性高血压大鼠发生内质网应激，其血管平滑肌细胞的增殖、成骨和矿化增强，导致血管壁僵硬、血压升高。而抑制高血压患者的内质网应激，不仅可减轻对心脏的损害，还能改善血管功能。

（3）内质网应激参与高血压并发症的发生

高血压肾病是高血压常见的并发症之一，内质网应激在其中发挥重要作用。研究发现，T2DM- 高血压性肾病的模型小鼠出现肾功能降低（蛋白尿以及肾小球滤过率降低），在其肾脏可检测到内质网应激标记分子，提示发生了内质网应激；用牛磺熊去氧胆酸抑制内质网应激后，该模型小鼠的血压降低，肾功能得到改善，表明内质网应激在高血压和糖尿病的肾功能损伤中发挥作用。

第四节 | 机制四：氧化应激

正常情况下，机体氧化和抗氧化防御体系处于动态平衡中。若氧化与抗氧化系统失调，导致细胞和组织的氧化自由基大量产生、蓄积并损伤组织，则称发生了氧化应激。氧化应激被认为是肥胖及肥胖相关疾病和衰老的原因之一。

一、氧化应激概述

机体在线粒体对糖、脂肪和蛋白质进行有氧氧化过程中，一分子氧气得到 4 个电子，生成两分子 H_2O；但当一分子氧气得到 1 个、2 个或 3 个电子，则分别生成超氧化物（$\cdot O_2^-$）、过氧化氢（H_2O_2）和羟基自由基（$\cdot OH$），这些氧的代谢产物及其衍生的含氧物质具有更为活泼的化学性质，统称为活性氧（reactive oxygen species，ROS）。这种方式生成的 ROS 占生物体 ROS 生成量的 95% 以上。此外，胞内过氧化酶也会介导产生 ROS，其中尼克酰胺腺嘌呤二核苷酸磷酸氧化酶（NADPH oxidase，Nox）被认为是介导非线粒体源 ROS 生成的主要酶体。

氧化应激的标志物主要包括三类，除了 ROS 外，还有活性氮（reactive nitrogen species，RNS）和脂质过氧化物。ROS 是诱导机体发生氧化应激的主要物质，其含量多少是反映机体氧化应激水平最直接的标志物。RNS 是 NO 与 ROS 反应产生的 NO 衍生物，主要包括氮氧阴离子（NO^-）和过氧亚硝酸阴离子（$ONOO^-$）等具有高度氧化活性的自由基和硝基类化合物。而脂质过氧化物则是 ROS 与细胞膜的多不饱和脂肪酸及核酸等生物大分子发生脂质过氧化反应形成的，可使细胞膜的流动性和通透性发生改变，导致细胞的结构和功能发生变化。目前主要的脂质过氧化物检测产物是丙二醛（malondialdehyde，MDA），它可间接反映自由基的产生情况和组织细胞的脂质过氧化程度。

机体存在两类抗氧化系统，一类是抗氧化酶，包括超氧化物歧化酶（superoxide dismutase，SOD）、过氧化氢酶和谷胱甘肽过氧化物酶（glutathione peroxidase，GSH-Px）等；另一类是非酶抗氧化系统，包括维生素 C、维生素 E、谷胱甘肽（glutathione，GSH）、α - 硫辛酸、微量元素（如锌、硒）等。正常情况下，机体抗氧化系统可清除过量的 ROS，维持氧化和抗氧化平衡。但当机体受到内外有害环境的刺激时，氧化与抗氧化系统失调，使 ROS 生成增多，过量 ROS 可攻击细胞的生物大分子（蛋白质、脂质和核酸），导致其错误折叠或氧化损伤，引起细胞功能障碍、凋亡甚至死亡，从而引起疾病。

二、氧化应激在肥胖及其相关疾病中的作用

氧化应激是肥胖病人发展成 T2DM、NAFLD、动脉粥样硬化等疾病的重要致病因素之一。

（一）氧化应激与肥胖

氧化应激既是肥胖的结果，也可加重肥胖的发生、发展。慢性营养过剩、高糖高脂膳食以及富含饱和脂肪酸和反式脂肪酸膳食可导致机体氧化应激，而氧化应激可刺激白色脂肪沉积等，导致肥胖的发生。流行病学、临床和动物研究均发现，肥胖的人或动物常存在氧化应激，增加心血管代谢风险，而通过身体活动、抗氧化膳食和减重手术能减重并降低氧化标志物。综上，肥胖和氧化应激之间存在密切联系。

（二）氧化应激与 T2DM

胰岛 β 细胞的功能（合成和分泌胰岛素）降低和结构受损是 T2DM 的主要发病机制，而氧化应激是导致胰岛 β 细胞损伤的重要因素。氧化应激一方面可直接损伤胰岛 β 细胞，另一方面通过影响胰岛素信号转导来间接抑制胰岛 β 细胞的功能，从而导致机体血糖调节异常，引起 T2DM。反过来，T2DM 的高血糖、糖化血红蛋白等均可作为 ROS 形成的启动子，通过激活 Nox 增加 ROS 产生，加重氧化应激，促进 T2DM 及其并发症的发生、发展。

研究发现，T2DM 氧化应激水平的升高可能是抗氧化能力降低所致，因为 T2DM 患者的细胞内 GSH、维生素 E、维生素 C 含量下降，SOD、GSH-Px 及谷胱甘肽还原酶等抗氧化酶的活性下降，机体抗氧化能力降低。

（三）氧化应激与高血压

有研究报道，高血压患者与健康人相比，氧化应激增加、抗氧化活性降低，如 SOD 和 GSH-Px 活性降低、H_2O_2 产生增多，且 SOD、GSH-Px 活性与血压负相关，H_2O_2 水平与收缩压正相关。这说明氧化应激参与了高血压的发生、发展。

氧化应激如何促进高血压发生、发展呢？NO 可引起血管舒张。内皮型一氧化氮合酶催化生成的 NO 半衰期只有几秒，很快被氧衍生的 $\cdot O_2^-$ 降解。NO 和 $\cdot O_2^-$ 的失衡可抑制血

管舒张，促进高血压的发生、发展。此外，ROS参与血管紧张素Ⅱ（强效血管收缩剂，可致高血压）诱导的高血压，这是氧化应激引起高血压发生的机制之一。

（四）氧化应激与NAFLD

氧化应激在NAFLD的肝细胞损伤过程中具有重要作用。NAFLD病人循环血液中脂质氧化物标志物增加，且浓度与肝脏疾病的严重程度有关。同时，NAFLD病人抗氧化水平下降，如过氧化氢酶、GSH、GSH-Px、SOD、辅酶Q等减少。

NAFLD引起氧化应激的原因与FFA过多有关。FFA是脂肪组织甘油三酯在脂肪酶作用下分解的产物，胰岛素抑制脂肪酶活性。IR使胰岛素抑制脂肪酶活性的作用降低，导致脂肪组织产生的FFA增多。过多FFA在线粒体进行β氧化，使β氧化超载，导致肝脏出现氧化应激，ROS水平增加，ROS靶向于多不饱和脂肪酸的双键，诱发脂质过氧化，随后形成极具活性的醛成分，包括MDA和4-羟基壬烯醛，引起肝细胞损伤，促进NAFLD的发生、发展。此外，过多FFA进入血液使肝脏摄取FFA增多并大量转换成TG，当TG含量超过载脂蛋白的运输能力时，TG在肝脏堆积，加重NAFLD。

（五）氧化应激与动脉粥样硬化

氧化应激学说是动脉粥样硬化斑块形成学说的重要组成部分。氧化应激促进对LDL的氧化修饰，形成氧化LDL（oxidized LDL，ox-LDL）。ox-LDL在动脉粥样硬化的发生、发展中发挥极其重要的作用，其机制包括：① ox-LDL导致内皮细胞变性、脱落、坏死，造成内皮损伤，使脂质在内膜进一步浸润；② ox-LDL诱导多种细胞分泌炎症因子、趋化因子等，促进炎症细胞向内膜趋化和黏附，加剧血管炎症反应；③ ox-LDL上调巨噬细胞表面的清道夫受体数量，促进脂质摄取、堆积，加速泡沫样细胞形成。

三、氧化应激促进肥胖及肥胖相关疾病发生、发展的机制

氧化应激是IR、糖尿病和心血管疾病等肥胖相关疾病的共同发病基础。

（一）氧化应激与慢性低度炎症互相促进

肥胖、T2DM、高血压、NAFLD和动脉粥样硬化等疾病都与慢性低度炎症有关。氧化应激和慢性炎症之间存在密切联系。ROS可诱发炎症细胞因子的释放，如ROS可以激活NF-κB信号通路，促进TNF-α和IL-6的分泌，从而加重机体的慢性炎症。反过来，炎症激活多种免疫细胞，使它们产生大量自由基，加重氧化应激，形成一个恶性循环。

（二）氧化应激加重 IR

氧化应激导致 IR 的具体机制还不明确，但研究发现多条应激通路参与外周组织 IR 的发生。ROS 可以直接激活应激信号转导蛋白 c-Jun 氨基末端激酶 1(c-Jun N-terminal kinase 1，JNK1)，也可以通过抑制 MAPK 磷酸酶及谷胱甘肽 S 转移酶来激活 JNK1。激活的 JNK1 可直接引起 IRS1 抑制位点的磷酸化，从而使胰岛素信号通路受损，导致 IR。而敲除小鼠 JNK1 基因可以阻止高脂饮食诱导的 IR。

氧化应激对胰岛素信号转导通路中的多个信号分子都有负面作用。例如，氧化应激可导致胰岛素受体和 IRS1 的丝氨酸 / 苏氨酸磷酸化，抑制酪氨酸磷酸化，从而阻碍胰岛素信号转导。氧化应激也可降低在葡萄糖摄取和转运上发挥重要作用的 GLUT4 的表达，阻碍 GLUT4 向细胞膜移动，从而抑制骨骼肌、心肌和脂肪等胰岛素敏感组织摄取葡萄糖，导致 IR 发生、发展。

（三）氧化应激损伤胰岛 β 细胞的结构和功能

氧化应激可致胰岛 β 细胞功能衰退。胰岛 β 细胞只合成少量过氧化物酶体（又叫微体，含有丰富的酶类，其标志酶是过氧化氢酶，可将有毒性的 H_2O_2 转变成 H_2O，对细胞起保护作用），所以，其分解 ROS 的能力有限，导致胰岛 β 细胞易受 ROS 损伤。ROS 可以攻击 β 细胞生物膜上的多不饱和脂肪酸，产生过多脂质过氧化物，不仅使细胞膜流动性减小、通透性增加，而且使细胞内 Ca^{2+} 超载，引起细胞信号转导异常，导致胰岛 β 细胞分泌胰岛素的能力降低。

此外，近年来的研究发现氧化应激损伤胰岛 β 细胞的结构和功能，很可能还与 ROS 使转录因子胰腺十二指肠同源盒 1（pancreatic and duodenal homeobox 1，PDX1）的合成下降以及 PDX1 与胰岛素启动子的结合降低有关。PDX1 是目前公认的胰腺干细胞的特异性标志，在胰腺发育及胰岛 β 细胞功能维持中起重要调控作用。此外，PDX1 还可直接与胰岛素启动子结合，调节胰岛素的合成与分泌。PDX1 基因表达异常与 T2DM 发生相关，而 PDX1 相关信号通路可以作为 T2DM 治疗的潜在靶点。因此，ROS 可通过抑制 PDX1 来实现其损伤胰岛 β 细胞结构和功能的作用。

（四）氧化应激抑制内皮细胞功能

血管内皮细胞（vascular endothelial cell，VEC）是氧化应激、活性氧等的作用靶点。ROS 可使内皮完整性丧失，屏障功能障碍，血管舒缩调节异常。ROS 还可通过 ox-LDL 来刺激细胞因子的合成和释放，促进内皮细胞功能障碍和凋亡。而体内血糖较高，糖尿病的晚期糖基化终末产物（advanced glycosylation end products，AGEs）也可导致血管内皮细胞损伤，进而形成动脉粥样硬化。现今普遍认为氧化应激和炎症反应是 ROS 和高糖血症导致血管内皮细胞损伤的重要机制，并贯穿动脉粥样硬化发生、发展的全过程，其作用与氧化应激和炎症反应刺激脂质积累、加速巨噬细胞吞噬并凋亡为泡沫细胞，以及促进血管平滑肌细胞增生密切相关。

第五节 | 其他机制

除了前文所述的糖脂毒性、系统性慢性低度炎症、内质网应激和氧化应激这四种相互有联系的肥胖发生、发展机制外，近年来一些新的肥胖发生、发展机制也得到众多研究的证实，其中肠道菌群失调和白色脂肪棕色化受抑制关注度最高，以下对这两种机制进行简述。

一、肠道菌群失调与肥胖及肥胖相关疾病

健康人的肠胃中寄居着多种多样的微生物，这些微生物被称为肠道菌群。正常肠道菌群对人体有益无害，而且是必需的，其中革兰氏阳性厚壁菌门和革兰氏阴性拟杆菌门数量占肠道菌群数量的 90% 以上。肠道菌群的组成主要受饮食习惯、生活方式、年龄、宿主基因类型等的影响。肠道菌群和宿主之间存在互利共生的关系，肠道菌群能调节宿主的能量代谢、脂肪吸收，通过肠 - 脑轴影响脑和行为（如对食物的喜好、情绪等），在维持人体健康方面发挥着重要作用。肠道菌群失调会引发慢性低度炎症，可导致肥胖及肥胖相关疾病（如 T2DM、动脉粥样硬化等）的发生、发展。

（一）肠道菌群失调在肥胖及肥胖相关疾病中的作用

1.肠道菌群与肥胖

2004 年，美国华盛顿大学的 Gordon 研究组发表了第 1 篇关于肠道菌群影响脂肪存储的论文，开启了肠道菌群与肥胖相关研究的新领域。他们发现在相同多糖饮食喂养的情况下，普通小鼠比无菌小鼠全身脂肪含量高 42%；而当无菌小鼠肠道重新移植普通小鼠肠道菌群后，无菌小鼠体内脂肪含量在 14 天内增加了 60%。较多文献报道了与肥胖者相比，瘦者肠道菌群的多样性高，且肠道菌群中能分解膳食纤维和木聚糖产生短链脂肪酸（short chain fatty acid，SCFA）的拟杆菌门明显增加，而厚壁菌门、大肠埃希菌和志贺氏菌数量明显降低。将瘦者肠道菌群移植给肥胖者可明显减轻其肥胖程度，这证实了肠道菌群是肥胖的致病因素之一。相应的粪便移植方法已开始应用于临床对肥胖及肥胖相关疾病的治疗，例如，将瘦者粪便肠道菌移植给肥胖患者可改善肥胖患者的胰岛素敏感性，且 6 周后肥胖

患者肠道微生物的多样性增加。

2.肠道菌群失调促进肥胖相关疾病的发生、发展

肠道菌群失调能促进 NAFLD、T2DM 和动脉粥样硬化等肥胖相关疾病的发生、发展。研究发现，NAFLD 患者和小鼠的肠道菌群丰度和菌落结构发生改变，将 NAFLD 小鼠的粪便移植到野生型小鼠体内可导致 NAFLD 的发生。T2DM 患者的有益微生物普拉梭菌水平下降，减重手术后普拉梭菌水平增加，且普拉梭菌可促进 T2DM 患者术后代谢表型的改善。科学家利用宏基因测序技术对动脉粥样硬化患者的粪便微生物进行分析，发现稳定斑块和非稳定斑块患者的粪便中能产生促炎肽聚糖的细菌的水平都有所下降，但二者粪便微生物的组成不同。这些结果表明，肠道菌群成分的改变与 NAFLD、T2DM 和动脉粥样硬化等多种肥胖相关疾病的形成有关，调整肠道菌群的组成可能是治疗上述疾病的重要方法。

（二）肠道菌群失调促进肥胖及肥胖相关疾病发生、发展的机制

肠道菌群失调通过引起炎症反应、产生肠肽激素、调控禁食诱导脂肪因子和大麻素受体等机制促进肥胖及肥胖相关疾病的发生、发展。

1.肠道菌群与炎症反应

肠道菌群和脂多糖（lipopolysaccharide，LPS）间存在密切关系。LPS 是革兰氏阴性细菌细胞壁外模上的糖脂，是内毒素产生毒性效应的主要生物活性物质，也是肠道菌群诱导炎症反应的一个重要来源。高脂饮食可使肠道菌群比例失调，使革兰氏阴性菌株的数量增加，导致肠道大量合成 LPS，LPS 与免疫细胞表面的 Toll 样受体 4（toll like receptor 4，TLR4）结合，激活免疫系统，触发促炎细胞因子释放，导致机体炎症反应和糖脂代谢紊乱，从而促进肥胖及肥胖相关疾病的发生、发展。另外，肠道菌群的失调可导致肠黏膜中紧密连接蛋白的破坏，增加肠道通透性，使进入血液的 LPS 增多，进一步促进肥胖等疾病的发生、发展。

2.肠道菌群与肠肽激素

肠道菌群糖酵解食物中难消化的多糖、纤维素等产生的 SCFA 不仅可以作为能源物质增加机体的能量摄入，而且可以作为配体与 G 蛋白偶联受体（G protein coupled receptor，GPR）41 结合，引起肽 YY（peptide YY，PYY）的释放增加。PYY 是一种由末端回肠 L 细胞分泌的激素，能抑制肠道蠕动，延长食物通过肠道的时间，使机体从食物中吸收的能量增多。此外，胰高血糖素样肽 1（glucagon-like peptide-1，GLP-1）也是由肠道 L 细胞分泌的一种肠促激素，以葡萄糖依赖的方式促进胰岛 β 细胞分泌胰岛素，并抑制胰岛 α 细胞分泌胰高血糖素。GLP-1 也可以作用于中枢神经系统，使机体产生饱胀感，具有抑制食

欲的作用。饮食中添加益生元以增加肠道双歧杆菌含量，可增加 GLP-1 分泌。研究发现，GLP-1 可改善 ob/ob 小鼠的体重和糖耐量。肠道 L 细胞也可分泌 GLP-2，GLP-2 对肠黏膜屏障功能起保护作用，减少肠道吸收内毒素是预防 T2DM 的重要机制。

3. 肠道菌群失调调控禁食诱导脂肪因子，改变能量代谢平衡

禁食诱导脂肪因子（fasting-induced adipose factor，FIAF）是由肠上皮细胞分泌的强效 LPL 抑制剂。肥胖小鼠肠道内 FIAF 活性下降，使其抑制 LPL 活性的能力下降，从而导致 TG 在脂肪组织中积聚，促进肥胖发生、发展。此外，FAIF 还可以激活脂肪酸氧化代谢通路，增加脂肪酸 β 氧化，FIAF 活性降低导致脂肪酸的消耗量减少。当小鼠的 FIAF 因子被剔除以后，小鼠更容易因饮食而引起肥胖。

4. 肠道菌群调控内源性大麻素系统

内源性大麻素系统由内源性配体 1、内源性配体 2 及其相关受体构成。研究发现，内源性大麻素系统激活与肥胖密切相关。目前研究较多的内源性大麻素配体是花生四烯酸乙醇胺和 2- 花生四烯酸甘油。内源性大麻素系统、肠道菌群和 LPS 间存在密切关系。LPS 可以增强内源性大麻素系统的活性，增加大麻素受体 1 在结肠及脂肪组织的表达，而内源性大麻素系统的增强又可增加肠道通透性，反过来增加进入血液的 LPS，通过加重炎症反应促进肥胖发展。

二、棕色脂肪和白色脂肪棕色化与肥胖及肥胖相关疾病

（一）脂肪组织分类及白色脂肪棕色化

人类脂肪组织可以分为白色脂肪组织（white adipose tissue，WAT）和棕色脂肪组织（brown adipose tissue，BAT）。WAT 主要分布在皮下组织、网膜和肠系膜等处，具有储存脂肪、保持体温和参与脂肪代谢的功能，是体内最大的能源库。BAT 一直被认为只在婴儿体内存在，直到 2009 年有研究证实它也在成年人体内存在。BAT 主要分布在新生儿及冬眠动物的肩胛间区、腋窝及颈后部，在成年人中极少。BAT 颜色更深，其脂肪细胞含有较小的脂滴和较多的线粒体，并且在线粒体内有大量解偶联蛋白 1（uncouplingprotein 1，UCP1）表达。因为线粒体 UCP1 具有极强的氧化性，可解偶联线粒体呼吸链，氧化代谢底物，使化学能以热能形式释放，导致机体产热，所以，BAT 是产热组织，导致合成 ATP 的能量以热能形式散失，从而产生大量热量，增加能量消耗。简言之，WAT 主要储存能量，而 BAT 主要消耗能量，二者共同调控机体的能量平衡。

此外，在某种刺激（如运动、寒冷和 β 肾上腺素受体激动剂）下，WAT 中会出现一种棕色脂肪样细胞，称之为米色脂，米色脂肪和棕色脂肪十分类似，米色脂肪细胞拥

有更多的线粒体，线粒体也表达 UCP1，这一过程被称为白色脂肪棕色化。在白色脂肪棕色化的众多调控因子中，过氧化物酶体增殖物激活受体 γ 共激活因子 -1α（peroxisome proliferator-activated receptor γ co-activator-1α，PGC-1α）和 UCP1 是白色脂肪棕色化的关键转录调控因子。

（二）棕色脂肪和白色脂肪棕色化影响肥胖及肥胖相关疾病的发生

脂肪组织作为参与能量平衡的主要调控者，已成为研究热点，可能成为防治肥胖及相关疾病的新靶点。WAT 又分为内脏脂肪组织和皮下脂肪组织。内脏脂肪增加与 IR、T2DM 的风险增加和血脂异常有关，而皮下脂肪增加与胰岛素敏感性增加和 T2DM 的风险降低有关。WAT 作为能量储存器官，主要控制能量平衡，在 IR 中发挥重要作用；WAT 作为内分泌器官，可分泌大量的脂肪因子（如瘦素、脂联素等），这些脂肪因子通过内分泌、自分泌、旁分泌的方式参与糖脂代谢、炎症等的调控。BAT 的量与年龄和体重指数负相关，BAT 较少会使肥胖者出现局部炎症。BAT 特异性蛋白 UCP1 的激活或过表达，已被证明能降低血糖血脂和 IR 水平，改善肥胖及肥胖相关代谢紊乱。

棕色或米色脂肪含量减少的小鼠更易被高脂饮食诱导为肥胖，而减少 WAT 的量或增加棕色脂肪的活性或含量可促进能量消耗和葡萄糖、脂肪酸的摄取和燃烧，改善胰岛素敏感性，从而减轻肥胖及肥胖相关疾病。因此，增加棕色脂肪的活性或含量与减少 WAT 的量都是治疗肥胖和 IR 等代谢性疾病的安全、有效方法。

思考题

1.简述糖脂毒性、系统性慢性低度炎症、内质网应激和氧化应激在肥胖发生、发展中的作用。

2.何为胰岛素抵抗？简述其在肥胖发生、发展中的作用。

3.简述肠道菌群失调在肥胖发生、发展中的作用。

4.何为棕色脂肪？何为白色脂肪棕色化？它们与肥胖及肥胖相关疾病有什么关系？

第四章

常用减肥方法

本章导读：肥胖症的病因和机制复杂多样，且减肥后容易反弹。因此，需要运用多种干预手段和联合治疗方法，以阻止肥胖症及其相关代谢性疾病的发生、发展。控制饮食、运动、心理干预和健康教育普及、药物治疗、减重代谢手术和中医中药治疗等，都是治疗肥胖症及其相关代谢性疾病的有效手段。其中，控制饮食和运动等生活方式干预是最健康、最普及的有效减肥方法；心理干预和健康教育能提升对肥胖的防治效果；药物减肥法虽然有效，但应用要谨慎，而且也不适合所有人；减重代谢手术对于重症肥胖患者合并糖尿病或阻塞性睡眠呼吸暂停的患者效果显著且持久；中医中药和中西医结合治疗肥胖症的诊疗模式具有一定优势。本章分节介绍了上述减肥方法，包括基本概念和基础知识、减肥方法的应用及减肥机制等。

最新研究表明，肥胖者有显著遗传倾向，而过量进食是导致肥胖的外部因素。饮食中获得的能量超过身体活动所消耗的能量，剩余能量主要以脂肪的形式储存在体内而发生的肥胖，称为单纯性肥胖，多见于中年后体力活动减少的人群。近年来，单纯性肥胖呈年轻化趋势，这主要由家庭饮食习惯的改变引起，经济条件允许的情况下，家庭饮食较以前更为丰富，加上外卖便捷，除正常就餐外，人们额外摄入零食、饮料、糖果等，这均会导致能量摄入超标，引起肥胖。

　　减肥必须坚持足够长的时间，并改变原有的生活习惯，包括控制饮食、增加运动、保证足够时间的睡眠等。维持身体摄入和消耗的能量之间的负平衡状态，且持续相当长的一段时间，并保证机体蛋白质及其他各种营养素的需要，使体重逐渐下降，直至接近或者达到标准体重，实现减重目标并保持体重不反弹。

　　肥胖的干预和治疗需要运用多种手段，除了控制饮食、增加运动等生活方式改变外，心理和教育干预、药物治疗和手术治疗也有较好的减肥效果，针灸埋线等中医疗法的减肥效果也逐渐得到认可。此外，近年来还出现了治疗肥胖的新技术，如柔性内镜下的介入治疗等。本章主要介绍常见减肥方法。

第一节 | 饮食控制减肥法

生活方式干预减重的总原则是达到能量负平衡，控制饮食和增加运动是重要的科学手段。如果只控制饮食能量不增加体力活动，很有可能因无法长期忍受饥饿感而减肥失败，或者在减肥过程中因蛋白质缺失而损害健康，使基础代谢率变低。反之，如果只增加体力活动而不控制饮食，其所增加的能量消耗就非常容易从饮食摄入上获得补偿，很难达到减肥的目的。所以，在增加体力活动的同时适当控制饮食，可获得更好的减肥效果。本节主要介绍饮食控制的内容。

一、健康膳食

2022 年《中国居民膳食指南科学研究报告》提出健康膳食的原则，即营养均衡、平衡膳食，吃动平衡，以长期获益、提高生活质量和改善健康状态。为此，应多食全谷物、蔬菜、水果、大豆及其制品、奶类及其制品、鱼肉、坚果以及多饮水；而少食咸、腌、烟熏食品，高盐、高糖及加糖食品，高脂及油炸食品，畜肉，少饮酒，少喝含糖饮料，以及减少在外就餐和外卖点餐。肥胖患者也应遵循上述健康膳食的原则。

此外，调查显示中国目前肥胖及代谢性疾病增加的主要营养危害在于饮食不均衡，包括高脂或油炸食物、外卖和加工类食品摄入过多以及纤维素、水果、水产或海产类食品摄入较少等。

二、减肥过程中的营养干预原则

减肥是通过长期能量负平衡从而减轻体重的过程。减肥营养监控中需要关注的关键问题是，在控制总能量摄入减少的前提下，保证各类营养素的足量供给。同时，也要注意保持稳定的情绪、良好的睡眠质量。

（一）控制总能量的摄入量

俗话说，减肥要"管住嘴，迈开腿"，在减肥过程中需要降低总能量的摄入，那么我们到底降低多少能量摄入才合适呢？保证健康的最少摄入量又是多少呢？这需要根据肥胖者的肥胖程度、减肥方式（单纯饮食控制还是运动加饮食控制）、身体健康状况以及预期减肥进度来决定，此外还需要减肥者自我感觉适宜，从而实现长期和快乐减肥。对于超重或轻度肥胖患者来说，由于体重基数较小，能量摄入的减少量相对小一些，减肥速度以每周 0.5 kg 左右为宜，即每日的能量摄入在原有的基础上减少 600 kcal 左右。而对于肥胖程度较重的患者，一周能减轻 1.5 kg 体重，则每天能量亏空可达到 1 000~2 000 kcal。

从维持人体基础代谢能量需求的角度考虑，一般建议减肥期间摄入的总能量为 1 000~1 200 kcal/d（女性），1 200~1 600 kcal/d（男性）。而且对正常体重人群来说，人体每天的能量摄入量不低于 1 200 kcal 较合适。如果每天能量摄入量在 800 kcal 以下且维持一段时间，则很可能出现不良后果。

（二）调整三大供能营养素的比例

饮食中能够提供能量的营养素有碳水化合物、脂肪和蛋白质三类。中国营养学会推荐，普通人每天摄入的碳水化合物、蛋白质和脂肪占总热能的适宜比例分别为 50%~65%、10%~15% 和 20%~30%。在减肥期间，建议适当调整三大供能营养素的比例，减肥时期的饮食目标是减少总能量的摄入，使饮食能量供应量低于机体实际消耗量，促使体内长期储存的脂肪分解以提供饮食不足的这部分能量。大部分肥胖者都喜欢吃油炸、口味重、油脂含量高的食物，在减肥饮食中应减少高能量的脂肪摄入量并降低其占总热能的比例（20% 左右为宜），这是降低总能量摄入的有效途径。碳水化合物是生命活动所需能量的主要来源，在减肥过程中这部分能量供应比例基本可维持不变或适当降低，只是在食物品种的选择上可以有所调整，多摄入含膳食纤维高的食物，多食用非精加工的食品（如玉米、薯类及豆类），同时尽量避免摄入含有精制糖的食品及甜食、饮料。此外，在减肥期间，无论是单纯控制饮食减肥还是运动结合饮食控制的减肥方式，都会消耗一部分蛋白质，特别是运动结合饮食控制减肥时还会因运动而需要补充更多蛋白质，因此，减肥期间的蛋白质摄入比例建议增加至 15%~20%。

（三）保证其他营养素的足量供应

由于减肥期间每日摄入的食物量有所减少，非常容易引起维生素、矿物质和膳食纤维摄入量的减少，因此，在减肥期间食物种类一定要多样化，并且选择脂肪含量较低而其他营养素含量较高的食品。水在任何时候都需足量提供，在减肥期间更是如此，不必拘泥于正常人体每天建议的饮水量，而是按需饮水，要督促自己积极饮水，这样才能保证正常新陈代谢并补充大量蒸发的汗液。值得注意的是，由于大量饮水、排尿及汗液蒸发，减肥期间可能会引起电解质和矿物质的流失，尤其在气温较高、运动量较大的情况下，应适当补充含盐或电解质较多的水或不含糖的运动饮料，也可以在午餐或者晚餐中喝清淡的蔬菜汤。

（四）注意事项

1. 循序渐进

对于肥胖患者来说，减肥是个艰难的过程，特别是既要运动还要控制饮食，身心皆受挑战，因此在减肥时，要制订合理的减肥计划，饮食控制需要循序渐进，不可一开始就限制过大，否则减肥者很难接受，即使接受了也难长期坚持。在为减肥者制定营养餐时，总热量的摄入要根据体重的变化进行阶段性的调整，而不能一个方案贯穿始终。

2. 学会选择

在进行减肥时，除了遵循降低总热量摄入的原则，对食物的适当选择也是必要的。尽量选用天然形态的食物，少食用精加工的食品。蔬菜类的选择以绿叶菜为佳，根茎类蔬菜的摄入量要适当。水果选择含糖量较低的，有时也可用番茄、黄瓜等替代。动物性蛋白质尽量选择蛋白质含量高而脂肪含量低的，以鱼、虾、贝类为佳，鸡、鸭、鹅肉等禽肉类次之；而猪、牛、羊肉等畜肉类脂肪含量丰富，其中猪肉的脂肪含量最高，而中国人又大多习惯以猪肉为最主要的肉类食品，这需要在减肥中尽量纠正。

3. 定时定量

减肥过程中建议一日三餐，定时定量，避免因就餐时间不固定而导致暴饮暴食。想吃的食物放在早餐和中餐时间吃，晚餐要清淡，睡前有微微饥饿的感觉。进餐过程中，先喝汤后吃饭，先吃素后吃荤，有利于增强饱腹感，减少当餐热量摄入。俗话说："饭前喝汤，苗条健康；饭后喝汤，越喝越胖。"水果建议放在餐前吃，避免餐后吃水果引起血糖升高。

4. 规律排便

很多肥胖者本身就有便秘史，这是其饮食结构的不合理及缺乏运动所致。一方面，肥胖者高脂高糖饮食，因缺乏膳食纤维的摄入，消化道缺少刺激，使肠蠕动减弱，排便量减少；另一方面，滞留在肠道中的粪便、水分被过度吸收，大便过于干燥坚硬，即使有足够量粪便也很难排出，导致便秘。而且，便秘是个恶性循环的过程，越不排，滞留的粪便越干燥，也就越难排。因此，肥胖患者在减肥期间一定要养成规律排便的习惯，如发生便秘情况，可每天晨起喝一杯温水，按时如厕，每天少量多次喝温开水，多吃绿叶菜，顺时针按摩腹部等。

5. 对低分子糖、饱和脂肪酸和酒精严格加以限制

第一，低分子糖（如蔗糖、麦芽糖、糖果、蜜饯等）消化吸收快，易使机体遭受糖的冲击性负荷，导致反馈性胰岛素过度分泌，于减肥不利。同时，过多摄入低分子糖类食品还可促使铬的排出量增加，造成机体重要微量元素丧失。第二，过分贪食含有大量饱和脂肪酸的脂肪（如肥肉、猪牛羊油等），是导致肥胖、高脂血症、动脉粥样硬化和心肌梗死的一个重要危险因素（若同时又多食低分子糖类食品，其危险程度就更大）。第三，尽管酒精不是一种主要的能源物质，可饮酒过程中常导致进食量增加，且酒精还会损伤肝脏，诱发脂肪肝、肝硬化等。为了减肥，必须对这些食物严加限制，凡含这些成分较高的食品，应尽可能少吃，最好不吃。

三、治疗肥胖的膳食模式

（一）膳食模式的概念

以前的膳食指南依赖于食物、个别营养素以及食物种类与健康结局间的关系。尽管这些证据基础依然是可靠的，但食物不是孤立地摄入的，而是组合成不同"膳食模式"的。美国发布的《2020—2025年最新膳食指南》提出了膳食模式的概念，它是指一个人长期以来构成完整饮食摄入量的食物和饮料的组合结构。某个膳食模式的膳食成分可以相互影响、相互促进，并存在着潜在的累积关系，因此，膳食模式可能会比个别食物或营养素更能预测整体健康状况和疾病风险。

（二）常见的治疗肥胖膳食模式

减重膳食与常规膳食不同的是对三大营养素的比例做了不同的调整，主要包括低能量饮食、低碳饮食、生酮饮食等模式；也对饮食方式和时间做了调整，包括辟谷、轻断食、间歇性禁食等模式。不同饮食模式的选择应根据肥胖患者的性别、年龄、BMI和体力活动水平等进行个体化权衡，减重的最终目的是提高生活质量，延长生命。

常见的减重膳食模式包括：低热量和极低热量饮食，均衡饮食和限能均衡饮食，间歇性禁食（如限时进食、轻断食、隔日禁食等），高蛋白饮食、低碳饮食和低脂饮食，地中海饮食和江南饮食，生酮饮食等。具体内容详见本书第五章第二节。上述所有饮食模式均具有减重作用，但对不同的肥胖患者有不同的临床效果。关于不同饮食模式对长期临床结局（如体重维持或进展为糖尿病、心血管疾病的风险等）的影响，目前尚缺乏2年以上的长期数据。

第二节 | 运动减肥法

与饮食控制减肥法类似，运动减肥法也是健康、有效的减肥方式。但并不是运动强度越大，运动减肥的效果越好，因为运动减肥效果不只取决于运动过程中的能量消耗量，而是由运动中和运动后的脂肪分解量及脂肪供能比决定的。适宜运动使得体内脂肪组织中储存的甘油三酯分解为 FFA 和水，其中 FFA 可作为运动的能量来源被肌肉组织消耗利用，从而实现运动减少体内脂肪含量、减轻肥胖的作用。与此同时，运动还可以充分动员心、肺机能，增加其向骨骼肌细胞的供氧量，更有效地促进脂肪氧化过程。人们近年来也发现了大强度间歇训练（high intensity interval training，HIIT）对肥胖人群的显著减脂效果。

一、运动对代谢的影响及运动后过量氧耗

糖、脂肪和蛋白质是三大能源物质，其中糖和脂肪是最主要的供能物质。运动中机体的物质代谢伴随着能量转化。

（一）运动过程中的物质代谢

糖、脂肪、蛋白质是三大能源物质，但在安静状态或运动状态下，能量供应都以糖和脂肪的分解为主，尽量节约蛋白质的消耗。三大能源物质的分解代谢有着共同的代谢产物——乙酰辅酶 A，存在着共同途径——三羧酸循环。短时间快速运动主要消耗糖原，而长时间耐力性运动则主要依靠脂肪的有氧氧化供能。运动持续时间越长、强度越低，肌肉利用脂肪供能的比例越大。小强度运动 1~2 h，肌糖原耗尽；大强度长时间运动中，若大量消耗糖原、肌糖原储备不足，运动中蛋白质的消耗也会增加。

经常从事耐力性运动项目的人，由于脂肪代谢能力比较强，在运动过程中可更多利用脂肪供能，节约糖原的分解代谢。而肥胖症患者往往习惯静态生活方式，体内脂肪代谢能力较弱，无论在安静状态下还是运动过程中，都更偏向于利用糖代谢供能。因此，如何通过合理运动提高肥胖症患者的脂肪分解代谢及脂肪供能比，是解决肥胖问题的关键所在。

运动过程中的糖、脂肪供能比主要受运动强度和运动持续时间的影响。中小强度运动时，脂肪有氧氧化供能比高，糖供能比较少。在 50% 最大摄氧量水平运动时，糖和脂肪供能比相当。随着运动强度增加，糖供能比随之提高，在接近个体最大摄氧量水平运动时，糖供能比可达 95%。有氧运动开始时，脂肪供能比并不高（>30%），这是因为脂肪酶的激活需要一定的动员时间，大约在运动 20 min 后脂肪酶的活性才逐渐升高；在有氧运动 1 h 后，脂肪供能比增至 50% 左右；持续有氧运动 2 h 后，脂肪供能比几乎占 100%。也因此，建议减肥的一次有氧运动持续时间为 1~2 h（不包括正式运动前所进行的准备活动和运动后所进行的整理活动的时间）。此外，环境温度对糖、脂肪供能比也有影响。与适宜温度下运动相比，高温下运动时机体更多依赖糖的无氧酵解，不善于利用脂肪供能，脂肪供能比下降。反之，低温使得脂肪分解代谢加强，这是因为在低温刺激下，白色脂肪可转变为米色脂肪或棕色脂肪（白色脂肪棕色化），而棕色脂肪是在低温环境下维持体温的产热脂肪。

（二）运动过程中的能量代谢

运动中机体的物质代谢伴随着能量转化。机体糖、脂肪、蛋白质这三种能源物质在体内氧化时所释放的能量，约有 50% 以上迅速转化成热能，主要用于维持机体的体温。其余不足 50% 的能量是用于做功的自由能，能量储存于 ATP 的高能磷酸键中。ATP 是运动时骨骼肌收缩的直接能源，ATP 的合成与分解是体内能量转换和利用的关键环节。ATP 再合成有三条途径：磷酸肌酸（creatine phosphate，CP）分解、糖酵解和有氧氧化。

人体进行极限运动或短跑、短距离游泳等大强度运动时，主要通过磷酸原（ATP-CP）供能，只能维持 6~8 s。进行次大强度运动时，糖的无氧酵解是主要供能方式，持续时间在 30 s~2 min。时间持续 3 min 以上的运动，能量需求主要依赖于糖、脂肪的有氧氧化。此为运动时骨骼肌的三大供能系统，即 ATP-CP 系统、糖酵解系统和有氧氧化系统。三大供能系统共同作用、相互衔接，保证了运动时骨骼肌能量释放和利用的连续性。运动中不存在一种能源物质单独供能的情况，只是某种运动强度的运动以哪种供能系统为主。运动中无论以哪种供能系统为主，运动后能源物质的恢复和代谢产物的清除，都必须依靠有氧代谢供能。

（三）运动后过量氧耗

运动的能量消耗由两个阶段组成，一个是运动中，另一个是运动后。运动强度和持续时间决定了运动中能量消耗量的大小，而运动后能量消耗的多少是由运动后过量氧耗（excess post-exercise oxygen consumption，EPOC）决定的。EPOC 是指运动停止后，机体的能量代谢并未立刻恢复到安静状态，运动后恢复期摄氧量高于安静状态摄氧量的现象。机体在运动结束后的一段时间内仍然维持较高摄氧量，能带来额外的能量消耗。事实上，运动过程中的能量消耗对减肥来说并非全部，EPOC 对于减肥来说同样重要。

EPOC 可分为快恢复期和慢恢复期两种。快恢复期 EPOC 是指运动结束后 1 h 内耗氧量之和，主要由 ATP-CP 再合成、乳酸清除、心率和体温的恢复情况决定；慢恢复期 EPOC 则是指运动后若干小时内，逐渐减少耗氧量，这一过程受三羧酸循环、糖原再合成以及儿茶酚胺、胰岛素等激素的影响。

1. EPOC 的影响因素

影响 EPOC 的因素主要有运动方式、运动强度、运动持续时间。不同运动方式的 EPOC 存在明显差异，这是因为不同运动方式下参与运动的骨骼肌数量不同，参与运动的骨骼肌数量多，则 EPOC 高。有氧运动被公认是减肥最有效的运动项目，如快走、慢跑、游泳、有氧操，这一运动方式在运动过程中持续消耗体内脂肪，但有氧运动的 EPOC 值较小。有美国学者研究了不同强度（慢速小强度、中速小强度和中速大强度）抗阻训练对 EPOC 的影响，发现后两种抗阻运动的 EPOC 持续时间更长，因此运动所导致的能量消耗更多，容易被肥胖症患者所接受。此外，HIIT（指在高于个体无氧阈或最大乳酸稳态的负荷强度下进行多次持续时间为几秒钟至几分钟的运动，且每两次运动之间安排不足以完全恢复的休息或小强度运动的训练方法）的 EPOC 持续时间和总量远高于持续运动。HIIT 强调大强度，短时间内维持在 85% 最大摄氧量以上强度，这时 HIIT 能量的底物绝大部分为糖，很难消耗脂肪。因此，HIIT 有效减脂的机制不在于 HIIT 提高了运动中的脂肪消耗量，而是增加了运动后恢复期的 EPOC。

除了运动方式影响 EPOC，运动强度和运动持续时间与 EPOC 值呈正相关，它们也是影响 EPOC 的重要因素。因此，同一运动方式、相同运动时间下，运动强度的大小决定了 EPOC 的大小；同一运动方式、相同运动强度下，运动持续时间的长短决定了 EPOC 的大小。运动强度和运动持续时间，究竟谁对 EPOC 的影响更大，目前学术界尚无统一定论。

2. EPOC 与脂肪氧化

有研究发现，HIIT 和有氧运动结束后前 30 min 内的摄氧量均明显高于安静状态摄氧量，且 HIIT 的摄氧量明显高于有氧运动；运动结束后 30~60 min，HIIT 的摄氧量仍然明显高于安静状态摄氧量；运动后 60~180 min，HIIT 的摄氧量与安静状态时无明显差异。这表明 HIIT 的 EPOC 明显高于中小强度持续运动，且持续时间长。一般认为，EPOC 主要靠脂肪氧化提供能量，EPOC 的高低决定了脂肪氧化供能的多少。EPOC 为几十到几百千卡不等，主要取决于运动强度及运动持续时间，大强度运动、长时间运动可导致促进脂肪分解的肾上腺素等激素分泌改变、基础代谢提高、体温升高等，这也是 HIIT 和大强度运动能减脂的主要原因。而中小强度有氧运动持续时间长，是在运动过程中更多利用脂肪供能。因此，肥胖症患者应综合考量运动过程中和运动后的脂肪消耗量，并结合自身年龄、体质、运动基础、有无疾病、运动目标、是否有足够运动时间等选择合适的运动方式。

二、肥胖及肥胖相关疾病患者的运动干预

研究表明，合理的运动干预（有氧运动、抗阻运动、有氧合并抗阻运动等）能减轻肥胖，改善血压、血脂和胰岛素抵抗，降低高血压、2型糖尿病、癌症的发生率，降低全因死亡率及心血管疾病死亡率，提高肌肉质量和骨密度，还能减轻焦虑和抑郁，改善心理健康、认知健康和睡眠等。

在美国、加拿大、韩国等国家的肥胖症预防和治疗管理指南中，无论是成人还是儿童青少年，针对他们的肥胖症管理均包含了增加体力活动和运动的内容。

2020年世界卫生组织（WHO）发布的《关于身体活动和久坐行为的指南》推荐，普通成年人为保持健康应每周进行至少150~300 min的中等强度有氧运动，或75~150 min的高强度有氧运动，或相同运动当量的中等强度与高强度混合的有氧运动，以及每周不少于2天的中等或高强度的刺激主要肌群的肌肉强化运动。人们不仅要满足最低运动量，还应当努力达到最佳运动量。最佳运动量的标准是每周300 min中等强度运动或者150 min高强度运动。此外，长期的久坐行为与更高的全因死亡率、心血管死亡率、心血管疾病发病率和2型糖尿病发病率有关。因此，《关于身体活动和久坐行为的指南》强烈建议限制久坐时间。与普通成人保持健康的运动相比，肥胖症患者需要更长时间或更大负荷量的运动，才能达到较好的减脂和健康促进效果。

（一）单纯性肥胖症患者的运动干预

如表4-1所示，多种运动方式对单纯性肥胖症有较好的减重效果。其中，长时间中大强度的有氧运动是减重的首选运动方式。推荐每天中大强度有氧运动1~2 h，每周活动5~6 d。人在中等强度运动中常感到心跳加快、微微出汗、轻微疲劳。在大强度运动中则是大量出汗、明显疲劳，运动中不能说出完整语句。同时，应尽量延长运动时间、增加运动量，以获得更好减脂效果和更多健康益处。

除了有氧运动，抗阻运动或力量训练被证实能改善骨密度和胰岛素敏感性，增强肌肉质量和力量，降低胆固醇，降低死亡率和心血管疾病的发生率，以及缓解抑郁和疲劳等。此外，HIIT有比持续有氧运动更好的减脂、预防心血管代谢疾病和提高身体机能的作用。

运动减重推荐多种运动类型的整合，如有氧运动合并耐力训练，单独或合并应用HIIT。即便是有氧运动，也推荐快走、健身操、游泳、五禽戏等多种运动项目的联合应用，以获得不同运动类型和运动项目的健康促进作用。

（二）合并肥胖相关疾病肥胖症患者的运动干预

中重度肥胖症患者常合并存在脂肪肝、2型糖尿病、高血压和冠心病等肥胖相关疾病，

这些肥胖症患者运动时发生心血管意外的风险增大，因此，应首先保证运动安全性，然后才追求有效性。可通过运动负荷试验来评估运动风险，并确定安全运动强度和最大脂解运动强度（运动训练中，脂肪有氧氧化速率达到最大的运动强度）等。此外，中重度肥胖患者因负重过大常存在关节损伤等问题，首选游泳或水中操等不增加关节负重的运动项目。

合并肥胖相关疾病的肥胖症患者优先选择长时间中等强度有氧运动，运动能力较差者可选择低强度有氧运动，每周2~3次的抗阻力量训练也能产生显著的积极作用，见表4-1。已充分证实有氧和抗阻运动可减轻或逆转脂肪肝，改善2型糖尿病、高血压和冠心病的症状，降低心源性死亡发生率。由于运动量与健康促进作用、心血管疾病死亡风险的降低存在剂量依赖关系，因此，在无禁忌症情况下建议通过更大运动量获得更多健康收益。

表4-1　肥胖患者的运动干预

运动类型	运动项目	运动强度	运动持续时间和频率	适用人群	优缺点
有氧运动	快走、跑步、游泳、健身操、骑车、瑜伽和普拉提等	中等强度~大强度（依据肥胖症患者的健康状况而定）	1天运动1~2 h，每周活动5~6 d（运动前要有5 min左右的准备活动，运动后进行5~10 min慢跑和拉伸等整理活动，以降低运动损伤风险，促进疲劳恢复）	单纯性肥胖症患者；对于合并肥胖相关疾病（如糖尿病、高血压）患者，为保证安全，可适当降低运动强度	优点：安全、能坚持、减肥效果较好；缺点：促进肌肉肥大或增肌作用不明显
抗阻运动或力量训练	可利用阻力带、负重或哑铃、杠铃、壶铃等实现抗阻运动，也可进行自身重量练习，如俯卧撑或立卧撑等	中等强度~大强度（依据肥胖症患者的健康状况而定）	每次2组，每组重复8~12次，每周2~3次（准备活动和整理活动同上）	全部肥胖症患者；对于老年肥胖人群，肌肉质量和力量的增加对于预防摔倒、延长寿命有重要作用	优点：增肌作用较好；缺点：强度要合理且循序渐进增加，避免肌肉拉伤或生肌效果欠佳
有氧运动合并抗阻运动	有氧运动＋抗阻运动	中等强度~大强度	1周5次有氧运动，间隔的2天各完成1次抗阻运动	全部肥胖症患者	优点：具有有氧和抗阻运动的双重优点
HIIT	大强度间歇骑车或跑台运动	大强度	多种大强度运动/休息的组合。常见的是全力运动8 s/休息12 s、重复20次，全力运动30 s/休息30 s、重复8次，次最大强度运动1 min/休息1 min、重复10次等	体能较好、发生心血管意外风险低的肥胖症患者	优点：省时，且有比持续有氧运动更好的减脂、预防心血管代谢疾病和提高身体机能的作用；缺点：仅适合于部分肥胖症患者

减重速度以每周减重0.5~1 kg为宜（重度、极重度肥胖症患者可适度增加减重速度），因为过快减重反而不利于健康（如加重脂肪肝等），以及过快减重需要更多的每日运动量和更严苛的饮食控制，较难实现和长期维持。建议运动安排在餐后半0.5 h或餐前进行。上午、下午、傍晚或晚上均可运动，但有文献报道傍晚运动的减重效果更好。合并心血管

疾病的肥胖症患者不建议一早运动，尤其是在寒冷冬季。此外，运动减重需结合饮食控制，如每日可减少摄入约 500 kcal 的能量和选择低能量饮食等。

总之，决定运动减肥效果的不只是运动中的能量消耗量，EPOC 的能量消耗量也不能忽视。想减肥的人不妨换一个思路，关注运动中和运动后的总能量消耗。没有哪一项运动适合所有人。究竟哪种运动方案适合你，这需要根据个体的情况来决定。这些具体情况包括年龄、体质、运动基础、体型、有无疾病、运动目标甚至是否有足够运动时间等。例如，根据是否有肥胖相关疾病、健康水平和运动能力的差异来选择运动方式，则 2 型糖尿病、肥胖症和脂肪肝患者以及年龄大的人应该以有氧运动为主。缺乏锻炼或久坐不动的人刚开始运动应从有氧运动开始以提高心肺功能、增强体能，待体质体能提高后再合并进行 HIIT。这是因为缺乏锻炼或久坐不动的人，特别是有糖尿病（或糖尿病前期）、高血压、胆固醇水平异常等的肥胖症患者，进行大强度训练时发生心血管意外的风险增加。因此，这些人群开始 HIIT 训练前应该获知适当的安全建议。再如，从运动目的考虑，有些人天生偏瘦，想强壮肌肉、健美体形，应该以 HIIT 为主。预防骨质疏松应当以无氧运动为主。再如，以是否有足够运动时间来区分，如果时间充裕，最好将 HIIT 与有氧运动结合来做，这将收获两种运动的好处；但若工作生活繁忙、运动时间有限，则可以选择 HIIT，减脂塑形效果好。

三、传统有氧运动和新型运动方式减肥的特点

（一）有氧运动减肥的特点

有氧运动是健身的主要运动方式，其特点是强度低、有节奏、持续时间长。常见的有氧运动项目有步行、慢跑、滑冰、游泳、骑自行车、打太极拳、跳有氧操、体育舞蹈等。有氧运动主要动员慢肌，而慢肌富含线粒体和有氧氧化酶，其主要燃料是糖和脂肪，通过有氧氧化为运动供能，它是缓慢但持久的供能系统。因此，有氧运动的好处是可直接分解体内脂肪，特别是进行长时间的有氧运动时脂肪分解供能比更高，且不易疲劳。此外，有氧运动还能显著增强和改善心肺功能，预防骨质疏松，调节心理和精神状态等。然而，有氧运动因其强度不大，要消耗较多总能量就需运动很长时间，这是其明显不足。

（二）HIIT 减肥的特点

HIIT 是一种省时（每周只需运动 3 次、每次只需 10~30 min）且有比持续有氧运动更好减脂效果的运动方式。近 10 多年的研究已充分证实了 HIIT 的减脂效果，不仅如此，HIIT 在改善 IR、预防心血管代谢疾病、提高机体有氧和无氧代谢能力上都比持续有氧运动更具优势。HIIT 提高有氧代谢能力是因为 HIIT 提高了心血管（增强心脏泵血功能、降

低血压和改善心血管危险因素）、呼吸系统（提高肺活量）和骨骼肌有氧氧化（提高骨骼肌内的脂肪氧化能力，使骨骼肌细胞对糖和脂肪的利用能力增加，改善 IR 和有氧代谢能力）的能力；而 HIIT 提高无氧代谢能力可能是通过提高机体缓冲乳酸、耐受乳酸和清除乳酸的能力，从而提高无氧供能能力（磷酸原系统和糖无氧酵解系统的持续供能能力提高）。也因此，HIIT 大受欢迎，自 2014 年登顶美国运动医学会（American College of Sports Medicine，ACSM）运动趋势排行榜以来，一直位列前三位。

（三）身心运动减肥的特点

身心运动是一类在身体锻炼的同时进行冥想、放松练习或呼吸控制的运动。常见的身心运动有瑜伽、太极、八段锦、五禽戏等。这类运动可以通过意识的运用调整自身生理过程，改善身体机能。

身心运动减肥的特点是能改善心理状态，提高柔韧性等生理机能，而且有显著的降压效果。身心运动可以改善肥胖症患者的焦虑情绪、改善心情和提升幸福感。肥胖症患者坚持瑜伽等身心练习，可明显提升柔韧性和关节活动度，减少运动损伤的可能性。因为僵硬的关节和韧带会限制人体活动范围，所以老年人也能通过身心运动提高生活质量。此外，身心运动还能降低血压，例如，一次急性太极拳运动后原发性高血压患者收缩压和舒张压都下降，舒张压的下降更明显且更持久；长期瑜伽运动可明显降低肥胖者的安静舒张压水平。

但身心运动属于小强度有氧运动范畴，若选择单一身心运动进行减肥，很难获得良好减肥效果，建议与其他有氧运动和大强度间歇运动等运动形式相搭配。此外，身心运动可以作为整理运动和放松运动的一部分，通过其中的柔韧练习进一步提高神经与肌肉组织的协调性。

第三节 | 心理及健康教育减肥法

越来越多的人已经意识到，肥胖的外形会与内在的心理状态互相影响。不良的心理状态会导致不良的行为，引起肥胖；而肥胖会进一步影响心理状态，朝不良方向发展。在减肥过程中，积极正面的心理状态会促进和保障减肥效果；而消极负面的心理状态不利于减肥，并且这种负面情绪会通过错误的行为进一步加重肥胖程度，影响减肥效果。因此，理解肥胖者的心理并在减肥过程中进行正确的心理引导，对于防治肥胖以及预防减肥成功后的复胖具有重要作用。"家庭—学校—政府—社会"四位一体的健康教育对于个体建立健康生活方式、终身控制体重具有重要作用。

一、肥胖人群的心理问题

肥胖人群心理问题的发生率高于正常体重人群，其中抑郁、焦虑、进食障碍是发生率最高的三种心理表现（抑郁 27.7%，焦虑 17.2%，进食障碍 7.6%）。对减重手术后的肥胖患者进行随访发现，术前患有抑郁、焦虑等心理疾病或术后抑郁者更可能出现体重停止下降甚至反弹，减重效果不佳。此外，神经质人格特质的人群中，焦虑、抑郁、压力性进食的发生率会更高。

肥胖者常见的压力、沮丧、抑郁等心理因素容易导致过度进食，并引发罪恶感而陷入恶性循环中，此类患者更可能因为各种心理、社会原因而拒绝寻求减重帮助，甚至引发自杀等高危行为。此外，减重所引起的能量负平衡和能量储备降低会促使中枢和外周调节因素发生改变，导致减重者食欲增加和能量消耗减少，引起减肥成功后的复胖。对肥胖患者表达充分的尊重，仔细倾听并建立信任，通过心理评估及时发现肥胖患者存在的心理问题并给予积极引导和干预，能够增加患者减重治疗的信心，提高减肥效果。

二、心理支持和健康教育可提升肥胖防治效果

肥胖的预防和治疗不仅仅局限在生活方式干预、手术减重等生理层面，更应关注肥胖患者的心理干预以及健康生活方式的教育。通过健身运动、健康教育等建立积极、正面的心理

状态后，可增强肥胖患者成功减重的信心，提升肥胖防治效果，并促进多种慢性病的康复。以下介绍常见的心理干预和健康教育方式。

（一）认知行为疗法

认知行为疗法（cognitive behavioral therapy，CBT）是指通过调整超重和肥胖患者的生活环境及心理状态，帮助患者理解和认识体重管理、肥胖及其危害，从而做出积极的行为改变。CBT 包括自我监控、控制进食、刺激控制、认知重建和放松技巧等。激励、支持和指导肥胖者对饮食、运动和情绪管理进行自我监控，更有利于保持减重效果，也可通过长期面对面指导，帮助其建立健康生活方式，从而维持长期减重效果。

（二）人际心理治疗

肥胖者人际关系多较为敏感，超重和肥胖儿童青少年感受到的学习压力更大，自我意识水平、社会交往能力及自尊水平更低，其消极的心理状态又进一步加深超重和肥胖程度。人际心理治疗是以改善患者的人际关系为重点的短程心理治疗。人际关系的改善能够明显提高肥胖患者的心理、精神状态，使其具有更低的肥胖复发率。

（三）家庭教育

家庭成员的不良饮食习惯和以静态活动为主的生活方式，是肥胖发生的易感环境，可增加肥胖发生的危险性。儿童处于饮食行为及生活习惯形成的重要时期，父母的行为习惯对儿童饮食习惯的形成有很强的协同作用。家庭教育借助家庭的力量，充分调动肥胖患者本身的内在潜能，形成健康饮食和运动的良好生活习惯。家庭干预后肥胖儿童的 BMI 降低，体重下降，血压、体脂等生理指标下降。

（四）社会支持

对同伴、婚姻关系更加焦虑的人更容易产生不受控制的饮食行为，身体活动水平更低，BMI 更高。而来自家庭成员、亲戚朋友、医护人员及其他社会群体的社会支持，能够通过积极效应、自我价值和行为塑造等模式对肥胖患者的行为产生正面、积极的影响。因此，以社会支持为基础的家庭干预不仅可以改变患者的行为，还会对整个家庭的饮食习惯、体力活动水平等生活方式产生积极影响。

第四节 药物减肥法

2022年10月由美国胃肠病协会专家撰写的《美国胃肠病协会（AGA）成人肥胖药物干预临床实践指南》建议 BMI ≥ 30 kg/m² 的患者或 BMI ≥ 27 kg/m² 伴有高血压、高血脂、2型糖尿病和阻塞性睡眠呼吸暂停的患者，在生活方式干预的基础上增加药物治疗。《中国超重/肥胖医学营养治疗指南（2021）》建议 BMI ≥ 28 kg/m² 或 BMI ≥ 24 kg/m² 且合并高血糖、高血压、血脂异常等危险因素的成人，经综合评估后可在医生指导下选择药物联合生活方式干预。

一、减肥药分类

按照各类减肥药物的机制，减肥药可分为以下五类。①抑制食欲的药物：作用于中枢神经系统，影响食欲；②抑制肠道消化吸收的药物：作用于胃肠道系统，减少食物消化、吸收；③增加能量消耗的药物：促进脂肪消耗与生热增多；④激素类药物：参与能量和物质代谢，促进脂肪分解，产生能量；⑤新型减肥药物。

（一）抑制食欲的药物

下丘脑的腹外侧区与饥饿有关，被称为"摄食中枢"，而下丘脑的腹内侧区与饱感有关，被称为"饱中枢"。下丘脑摄食中枢调节食欲，中枢神经系统儿茶酚胺类递质（如去甲肾上腺素、多巴胺及5-羟色胺）的变化可引起摄食行为的改变。大多数食欲抑制药物的机理是使下丘脑饱中枢兴奋，并通过神经递质的作用降低食欲或增加饱腹感，减少食物摄入，从而降低体重。

作用于中枢神经系统的食欲抑制药物有：①拟儿茶酚胺的食欲抑制药物，如安非拉酮等。拟儿茶酚胺类药物短期内减肥效果较好，但是服用时间较长后，体重又会逐渐恢复到原来水平，且伴有口干、失眠、高血压、便秘、心慌等副作用。②拟5-羟色胺的食欲抑制药物。美国食品药品监督管理局（Food and Drug Administration，FDA）已禁止使用此类药物。③同时影响儿茶酚胺和5-羟色胺的食欲抑制药物。西布曲明（曲美）是此类药物的代表，主要通过产生饱胀感和生热作用治疗肥胖症，但该药物有升高血压和加快心率的不良反应，已被禁止使用。芬特明也是此类药物的代表，是肾上腺素重摄取抑制剂，可以刺激交感神经系统释放去甲肾上腺素，从而影响大脑的 5- 羟色胺递质，降低食欲，减轻体重。

（二）抑制肠道消化吸收的药物

抑制肠道消化吸收的药物主要通过减少食物脂肪的消化吸收率，增加肠胃蠕动，加快消化道内容物的排空速度，使食物在未被吸收转化为脂肪时排出体外，从而达到降低体重的目的。

脂肪酶抑制剂就是此类药物。脂肪酶抑制剂可以抑制脂肪酶，阻止脂肪分子分解成较小的可吸收的甘油单酯和游离脂肪酸，从而减少食物中的脂肪吸收，降低体重。奥利司他（又称赛尼可）是一种强效和长效的特异性胃肠道脂肪酶抑制剂。

（三）增加能量消耗的药物

增加能量消耗的药物能促进分解代谢，增加热量消耗，增加产热，从而降低体重。此类药物可分为以下两种。①兴奋中枢神经系统类药物，如茶碱、咖啡因、麻黄碱等。这类药物能使中枢神经系统兴奋，促进脂肪分解，增加能量消耗，从而起到降低体重的作用，但麻黄碱具有严重的心脑血管系统不良反应。②β3肾上腺素受体激动药物。这类药物可调节葡萄糖代谢，增加能量消耗，以及刺激白色脂肪组织脂解和棕色脂肪组织生热，从而减脂。

（四）激素类药物

参与物质代谢和能量代谢的激素能通过促进分解脂肪，发挥减脂作用。激素类药物有甲状腺激素、同化激素类药物和生长激素。甲状腺激素不可用于减肥治疗，同化激素类药物和生长激素尽管能促进脂肪分解，但副作用明显。

（五）新型减肥类药物

新型减肥类药物包括以下三种。①瘦素：瘦素类似物和瘦素促进剂正处在研究阶段，前者可能比天然瘦素更有效，后者可能会通过增强基因表达以提高外周的瘦素水平。②神经肽 Y 拮抗剂：神经肽 Y（neuropeptide Y，NPY）是下丘脑产生的一种神经肽。许多 NPY 受体阻滞剂在动物实验中都显示出抑制 NPY 引起的进食作用。③法尼酯 X 受体（farnesoid X receptor，FXR）及其激动剂：FXR 可被内源性配体胆汁酸激活，在胆汁酸、脂类（胆固醇和甘油三酯）及糖类代谢中起十分重要的作用。FXR 特异性激动剂 fexaramine 能有效降低小鼠体内的胆固醇，控制血糖并减少炎症。此外，还有GLP-1受体激动剂、黑皮质素-4（melanocortin-4，MC-4）受体激动剂等。

二、国内外被批准的减肥药物

目前，国内批准的减重药物仅有奥利司他。该药是特异性胃肠道脂肪酶抑制剂，通过抑制胃肠道的脂肪酶和胰酶，减少肠腔黏膜对脂肪的吸收。推荐剂量为120 mg、每天3次，餐前口服。用药1年可减重2.9~3.6 kg。常见不良反应有脂肪便、脂肪泻、腹痛、腹胀、肛门排气增多和大便失禁等，多于治疗后1周内出现，随着用药时间延长，可逐渐建立耐受，治疗3个月后发生率明显降低。

美国FDA批准用于减重的药物有奥利司他、利拉鲁肽、芬特明/托吡酯合剂、安非他酮/纳曲酮合剂。

利拉鲁肽是GLP-1受体激动剂，作用于下丘脑，增加饱食信号、减少饥饿信号，延迟胃排空，减少胃酸分泌，起到减重作用。起始剂量为0.6 mg、每天1次皮下注射，最大剂量为3 mg、每天1次。用药1年可减重4.8~8.4 kg。常见不良反应有恶心、腹泻、便秘、呕吐、消化不良、腹痛等。利拉鲁肽可降低2型糖尿病患者的心血管事件发生风险。

关于芬特明/托吡酯合剂，芬特明是拟交感神经胺类厌食药物，促进下丘脑释放儿茶酚胺，通过减少食欲减重；托吡酯可增强 γ- 氨基丁酸神经递质活性，调节电压门控离子通道，抑制兴奋性谷氨酸受体或碳酸酐酶，从而抑制食欲和增强饱腹感。用药1年可减重8~12.6 kg。起始剂量为芬特明3.75 mg/托吡酯23 mg、每天1次，晨起口服，最大剂量为15 mg/92 mg、每天1次。突然停用托吡酯会引起抽搐，因此若减重效果不满意，应逐渐停用。常见不良反应包括心率加快、自杀倾向、急性闭角性青光眼、情感和睡眠障碍、认知损伤等。由于芬特明/托吡酯合剂会导致心率加快，故禁用于甲亢及心血管疾病患者。

安非他酮/纳曲酮合剂是复方缓释制剂。安非他酮是去甲肾上腺素、5-羟色胺、多巴胺再摄取的弱抑制剂，可增加大脑中特定受体的多巴胺水平，抑制食欲。纳曲酮是阿片样受体拮抗剂，两种药物协同抑制下丘脑饥饿中枢，减少食物摄入。用药1年可减重3.9~5.9 kg。起始剂量为安非他酮90 mg/纳曲酮8 mg、每天1次，口服，最大剂量为180 mg/16 mg、每天2次。常见不良反应包括恶心、头痛、便秘、头晕、呕吐、口干等。

三、AGA发布的成人肥胖药物治疗指南的建议

2022年10月于 *GASTROENTEROLOGY*（《胃肠病学》）学术期刊发布的《美国胃肠病协会（AGA）成人肥胖药物干预临床实践指南》为成人肥胖的药物治疗提供临床指导，指出"对于有肥胖相关并发症的肥胖/超重成年人，如果生活方式干预的效果不佳，建议在生活方式干预的基础上增加药物治疗"，并依次推荐了用司美格鲁肽（2.4 mg）（司美格鲁肽也

被批准用于治疗 2 型糖尿病）、利拉鲁肽（3.0 mg）、芬特明 / 托吡酯缓释制剂、纳曲酮 / 安非他酮缓释制剂等治疗肥胖，以及不建议使用奥利司他治疗肥胖（因减重效果微小，且造成消化道不良反应和脂溶性维生素 A、D、E、K 的丢失）。此外，该指南还对 FDA 批准的可长期使用、具有中等或较大减肥效果的 4 种抗肥胖药物进行了排名，分别是司美格鲁肽（2.4 mg）、芬特明 / 托吡酯缓释制剂、利拉鲁肽（3.0 mg）和纳曲酮 / 安非他酮缓释制剂，对比安慰剂组分别可减重 10.8%、8.5%、4.8% 和 3.0%。

第五节 | 减重代谢手术减肥法

针对病态肥胖或中重度肥胖，内科保守治疗往往很难奏效，即使能够短期减重，往往招致严重反弹。减重手术始于 20 世纪 50 年代，现在已越来越普遍，从最原始的开腹手术，到目前采用的腹腔镜手术，再到内镜手术，手术设备和手术方法越来越科技化。但无论是哪种技术，减重手术减肥法都是通过手术限制食物摄入量或干扰食物消化进程，强制性控制肥胖患者对营养的摄取和吸收，以达到减轻体重的目的和作用。

一、减重手术的发展历程

减肥手术始于 20 世纪 50 年代，最初的空肠结肠旁路手术和空肠回肠旁路手术曾被认为是最佳的减肥途径，但由于会出现严重腹泻、电解质紊乱甚至肝功能衰竭，而逐渐被淘汰。1966 年，减重之父梅森（Mason）和伊藤（Ito）完成了第一例开放性胃旁路手术（Roux-en-Y gastric bypass，RYGB）。1993 年，首例腹腔镜 RYGB 完成。20 世纪 90 年代起，RYGB 成为美国最流行的减肥手术，是治疗病态肥胖的"金标准"。而另一术式——胃袖状切除（sleeve gastrectomy，SG）在 20 世纪 90 年代也逐渐进入人们的视野。最初，该术式用于超级肥胖者（BMI ≥ 60 kg/m²）或手术风险极大者，多在行 RYGB 或十二指肠转流前先期 SG，使患者适当减重后再行进一步的减重术式，但研究发现 SG 后超过 70% 的超级肥胖者不需要再行二期手术。因此，SG 逐渐成为一个独立的减重术式而受到追捧。

2007 年美国代谢与减重外科学会（The American Society for Metabolic and Bariatric Surgery，ASMBS）正式声明"减重手术是治疗重度肥胖及其相关代谢疾病最持续有效的方法"。由于减重手术对代谢性疾病良好的缓解和治愈率，减重外科逐渐向代谢外科方向转变。2008 年美国国立卫生研究院（National Institutes of Health，NIH）将胃旁路手术纳入美国国民医疗保险，正式认可胃旁路手术为病态肥胖症合并 2 型糖尿病、高血压、高血脂和阻塞性睡眠呼吸暂停（obstructive sleep apnea，OSA）的最佳疗法之一。2013 年美国临床内分泌医师学会（American Association of Clinical Endocrinologists，AACE）、肥胖学会（The Obesity Society，TOS）和 ASMBS 共同发布的新的减重手术临床实践指南将减重手术更名为减重和代谢手术（Bariatric & Metabolic Surgery）。

中国第一部减重指南是 2007 年由中华医学会外科学分会内分泌外科学组、腹腔镜与内镜外科学组、胃肠外科学组和外科手术学学组发布的《中国肥胖病外科治疗指南》，由已故郑成竹教授执笔，于 2014 年和 2019 年两次更新并沿用至今，目前名称为《中国肥胖及 2 型糖尿病外科治疗指南（2019 版）》。该指南主要对单纯性肥胖和 2 型糖尿病手术进行了规范。此外，随着肥胖导致 OSA 患病率逐年增加，减重代谢外科也成为 OSA 多学科协作诊治的主力军。2018 年中国医师协会睡眠医学专业委员会发布了《成人阻塞性睡眠呼吸暂停多学科诊疗指南》，第一次以指南形式将减重代谢外科写入 OSA 的多学科协作诊治指南中。此外，减重代谢手术治疗也是控制高血压和改善心血管预后的重要手段。其中，胃旁路转流术和袖状胃切除术改善肥胖相关心血管代谢危险因素效果明显，可使多余体重减少约 70%，高血压缓解及改善率约 75%。代谢手术较药物治疗更能使肥胖相关性高血压患者的血压达标，并减少降压药物的种类和用量。

二、减重手术适应症和禁忌症

（一）手术适应症

1991 年 NIH 发布了首部减重与代谢手术指南，指出 BMI > 40 kg/m^2 或 BMI > 35 kg/m^2 伴有代谢性疾病的患者，可以考虑行减重手术治疗。这一指南发布后在欧美国家获得广泛认可。欧洲胃肠内镜学会发布的减重 / 代谢手术指南推荐 BMI 在 30~35 kg/m^2，伴有药物治疗难以控制的 2 型糖尿病或高血压者行手术治疗。2018 年美国代谢与减重外科学会更新的减重外科立场声明指出，对于 BMI 在 30~35 kg/m^2 并伴有肥胖相关疾病的肥胖患者，非手术治疗不能有效减轻体重、改善代谢性疾病者，需考虑手术治疗。对于 BMI 在 30~35 kg/m^2 并伴有糖尿病的肥胖患者行减重手术已达成共识。此外，国际上目前已经认可亚太人群 BMI > 27.5 kg/m^2 的 2 型糖尿病患者可以考虑手术治疗。

《中国肥胖及 2 型糖尿病外科治疗指南（2019 版）》结合中国肥胖群体具体情况，指出"所有手术年龄推荐为 16~65 岁""所有手术都需经多学科会诊（multi-disciplinary treatment，MDT）讨论"，并分别提供了单纯性肥胖患者、合并糖尿病的肥胖患者、合并 OSA 的肥胖患者的手术适应症。

1. 单纯性肥胖患者的手术适应症

（1）BMI ≥ 37.5kg/m^2 者，建议积极手术；32.5kg/m^2 ≤ BMI < 37.5kg/m^2 者，推荐手术；27.5kg/m^2 ≤ BMI < 32.5kg/m^2 者，经改变生活方式和内科治疗难以控制 BMI，且至少符合 2 项代谢综合征组分或存在合并症，综合评估后可考虑手术。

（2）男性腰围≥90cm、女性腰围≥85cm，参考影像学检查提示中心性肥胖，经MDT广泛征询意见后可酌情提高手术推荐等级。

2. 肥胖合并2型糖尿病患者的手术适应症

（1）患者仍存有一定的胰岛素分泌功能。

（2）BMI ≥ 32.5 kg/m² 者，建议积极手术；27.5 kg/m² ≤ BMI < 32.5 kg/m² 者，推荐手术；25 kg/m² ≤ BMI < 27.5 kg/m² 者，经改变生活方式和药物治疗难以控制血糖，且至少符合2项代谢综合征组分或存在合并症，慎重开展手术。

（3）对于 25 kg/m² ≤ BMI < 27.5 kg/m² 者，男性腰围≥90 cm、女性腰围≥85 cm 及参考影像学检查提示中心性肥胖，经MDT广泛征询意见后可酌情提高手术推荐等级。

3. 肥胖合并OSA患者的手术适应症

（1）BMI ≥ 27.5 kg/m²（男性腰围≥90 cm、女性腰围≥85 cm）且多导睡眠监测（polysomnography，PSG）提示为轻度OSA者，经其他学科治疗无效或不能耐受，综合评估后可考虑手术。

（2）BMI ≥ 27.5 kg/m²（男性腰围≥90 cm、女性腰围≥85 cm）且PSG提示为中重度OSA者，积极手术准备后推荐手术。

（3）25 kg/m² < BMI < 27.5 kg/m² 且PSG提示为中重度OSA者，综合评估可行性及风险，充分告知及知情同意后谨慎开展手术。

此外，对于特殊人群的减重手术，目前认为：①年龄＜16岁的患者，须经营养科及儿科等MDT讨论，综合评估可行性及风险，充分告知及知情同意后谨慎开展手术，不建议广泛推广；②年龄＞65岁的患者，应积极考虑其健康状况、合并疾病及治疗情况开展MDT讨论，充分评估心肺功能及手术耐受能力，知情同意后谨慎实施手术；③伴有严重器官功能障碍（如肝功能硬化、肾功能不全、心衰或重度OSA）的患者，手术有一定的改善作用，但风险极大，需由经验丰富的专科中心熟练麻醉医师和手术专科医师谨慎实施。

（二）手术禁忌症

手术禁忌症包括：①明确诊断为非肥胖型1型糖尿病的病人；②以治疗2型糖尿病为目的、胰岛β细胞功能已基本丧失的病人；③对于 BMI < 25.0 kg/m² 的病人，目前不推荐手术；④妊娠糖尿病及某些特殊类型糖尿病病人；⑤滥用药物或酒精成瘾或患有难以控制的精神疾病者；⑥智力障碍或智力不成熟，行为不能自控者；⑦对手术预期不符合实际者；⑧不愿承担手术潜在并发症风险者；⑨不能配合术后饮食及生活习惯的改变，依从性差者；⑩全身状况差，难以耐受全身麻醉或手术者。

三、目前常用的减重代谢手术的术式

治疗肥胖的减重代谢手术的术式可分为腹腔镜胃旁路术、腹腔镜袖状胃切除术、腹腔镜可调节胃束带术、胆胰分流并十二指肠转位术以及内镜下减肥手术等。

（一）腹腔镜胃旁路术

腹腔镜胃旁路术（laparoscopic Roux-en-Y gastric bypass，LRYGB）是世界范围内使用最频繁的减重手术之一，被认为是减重手术的"金标准"，是限制性手术和吸收不良手术的结合。首先在距贲门约 2 cm 处分离胃小弯，建立一个 10~30 mL 的近端小胃囊，接下来在距十二指肠悬韧带（Treitz 韧带）30~50 cm 处切断空肠，将近端空肠与空肠断端以远 75~150 cm 处行侧吻合，远端部分则在结肠前提起，与新建的胃囊行胃肠吻合（图 4-1）。新建的胃袋较正常胃容量小很多，这有助于储存更少的食物；而且术后会发生一定程度上的脂肪吸收不良，导致热量、营养素吸收较少，从而达到降低体重的效果。另外也有研究表明，胃旁路手术还可在进食早期食物到达远端小肠时刺激 GLP-1 等肠促胰素的分泌，通过增加胰岛素的产生和降低 IR 来减轻糖尿病。虽然 LRYGB 手术效果显著，但由于其术后并发症（如吻合口溃疡、吻合口瘘、肠梗阻）相对较多，随着其他减重代谢手术技术的不断完善，此类手术的使用率近年来有所下降。

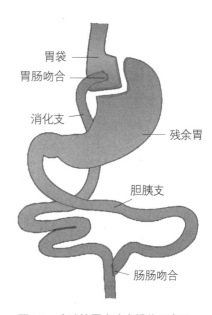

胃袋
胃肠吻合
消化支
残余胃
胆胰支
肠肠吻合

图4-1　腹腔镜胃旁路术操作示意图

（二）腹腔镜袖状胃切除术

腹腔镜袖状胃切除术（laparoscopic sleeve gastrectomy，LSG）的手术方法是，首先完全游离胃底、胃大弯，应用球囊胃管作为胃内支撑，然后将距幽门 2~6 cm 处作为胃袖状切除起点，向上切割闭合，完全切除胃底，完整保留贲门，建立容积为 60~80 mL 的袖状胃（图4-2）。该手术不会引起胃肠道的结构变化，术后袖状胃体积远远小于正常胃，从而起到减少食物摄入的作用。并且切除胃大弯后，原本主要在胃底处分泌的饥饿素分泌量减少，从而降低饥饿感，达到减肥的目的。与 LRYGB 相比，LSG 晚期并发症的发生率较低，但此手术的早期并发症发生率较高，并且随着时间的推移，袖状胃会逐渐膨胀，可能导致体重再次增加以及术后胃食管反流病风险增加。

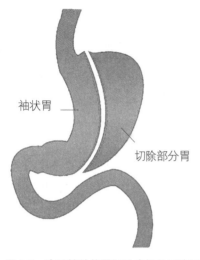

图4-2 腹腔镜袖状胃切除术操作示意图

袖状胃

切除部分胃

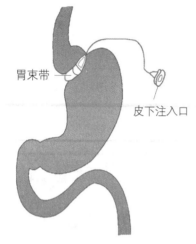

图4-3 腹腔镜可调节胃束带术操作示意图

胃束带

皮下注入口

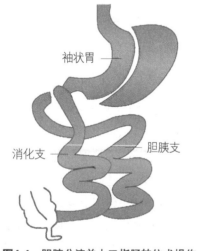

图4-4 胆胰分流并十二指肠转位术操作
示意图

袖状胃

消化支

胆胰支

（三）腹腔镜可调节胃束带术

腹腔镜可调节胃束带术（laparoscopic adjustable gastric band，LAGB）也是一种手术方式。胃束带由一个软性、闭锁的硅胶环与一个被置于皮下组织的输注口连接组成。注射器和针头可相对容易地接触输注口，可通过向输注口内注射生理盐水而导致束带直径缩小，从而增加对胃囊的限制程度。束带是可调节的，并且在腹腔镜下放置（图4-3）。调节束带的目的是不改变胃肠道的结构，通过减少饥饿感来控制食物摄入。LAGB具有手术简单、手术时间短、可逆等优点，在欧洲、澳大利亚等国家使用率较高。然而随着时间的推移，LAGB的远期并发症也逐渐显示出来，如胃束带造成的阻塞会引发食管扩张、反流，束带侵蚀、滑脱，以及远期体重减轻效果一般等。

（四）胆胰分流并十二指肠转位术

胆胰分流并十二指肠转位术（biliopancreatic diversion with duodenal switch，BPD-DS）由两个步骤组成，首先进行袖状胃切除，并保留幽门，接下来行十二指肠转流术，旷置约50%小肠，距幽门远端约4 cm离断十二指肠，距回盲瓣250 cm处切断回肠，将十二指肠近端与远端回肠端侧吻合，形成消化袢，近端回肠距回盲部约100 cm处与远端回肠端侧吻合（图4-4）。BPD-DS不仅可减少食物的摄入和饥饿素的分泌，而且旷置近端小肠使近端小肠分泌的抑胃肽、其他能影响胰岛素降糖作用或导致IR的未知物质减少，能增加胰岛素释放，改善IR，从而达到良好的减重效果。BPD-DS对医生的要求较高，但经验丰富的外科医生可以在腹腔镜下进行该手术。

（五）内镜下减肥手术

内镜下减肥手术作为外科减肥手术的替代治疗方法，是一种较新的治疗手段，在临床上的应用越来越多见，术式也愈发多样化。按照手术作用原理，内镜下减肥手术也可以分为限制摄入型手术、吸收不良型手术和混合型手术。其中，限制摄入型手术在临床上最多见，以下就临床常见术式进行简述。

1. 内镜下限制摄入型手术

内镜下限制性摄入型手术有很多种手术方式，但大多仍处于初步探索阶段，在临床上应用也较少，我们主要介绍比较成熟的胃内球囊术。随着球囊生物性能的改进，该术式逐渐流行，目前已成为内镜下减肥手术最常用的术式之一，被许多国家批准应用于临床，主要适用于肥胖程度较轻的患者或者作为外科减肥手术前的一期手术。该术式通过在内镜下将生物球囊置入胃内，并往球囊内注入500~700 mL亚甲蓝生理盐水混合液，使扩张的球囊占据胃腔，从而达到减少进食的目的（图4-5）。球囊一次的置入时间最长为6个月。胃内球囊术的术后常见不良反应有恶心、呕吐、球囊穿孔、消化道炎症、胃食管反流等，且球囊取出后，体重持续下降和复胖两种情况均有出现。

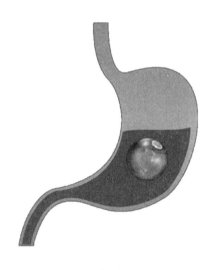

图4-5 胃内球囊术操作示意图

2. 内镜下吸收不良型手术

内镜下十二指肠空肠旁路袖管术是吸收不良型手术，该术式将一条长约60 cm的生物袖管置入十二指肠，使它从十二指肠球部一直延伸至空肠。袖管的存在一方面阻止了食物与小肠黏膜接触，使胰液和胆汁沿着袖管外壁流至远段空肠再参与食糜的消化；另一方面，袖管加快了食物到达中段空肠的速度。以上两个因素均使肠道的总体吸收功能减弱，故而达到减肥的目的。该术式的减肥效果明显，但仍需解决袖管置入和并发症方面的问题。

3. 内镜下混合型手术

内镜下胃十二指肠空肠旁路袖管术是2011年被应用于临床的新型手术。该术式也是在内镜下将一条袖管置入胃肠道内，只是该袖管的长度更长，约120 cm，并且是从胃食管交接处开始延伸至近段空肠。该术式属于混合型手术，既能限制胃的摄食，又能减少肠道的吸收。理论上，该术式的减肥效果应比前述的几种术式更为显著，但该术式属于新术式，临床数据也较少，因此疗效还需进一步研究。

第六节 | 中医中药减肥法

肥胖病的中医治疗强调整体观，以辨证论治为主，结合分型分类论治，符合临床实践，成为中西医结合诊治方案的重要契合点。中医病证结合、多手段干预肥胖病的诊治模式具有一定优势。

一、中医减肥方法

中医对肥胖的病理认识主要为"多痰"和"气少"，其病机为脾、肺、肾阳气不足，气血津液不能布化，易蕴湿生痰。中医治疗肥胖的原则是以健脾胃、补肾阴、活血化瘀为主，兼以清热利湿、疏肝利胆。

中医治疗肥胖的方法也呈多样化。目前常见的中医疗法有针灸减肥法、耳穴贴压减肥法、中医药膳减肥法、中医经络减肥法（拔罐）、中医推拿减肥法、穴位埋线减肥法等。以下介绍前四种中医减肥方法。

（一）针灸减肥法

针灸作为传统医学中一种治疗肥胖的临床手段，由于方便安全、治疗效果明显而为大多数患者接受。针灸治疗肥胖的方式包括电针、穴位埋线和耳穴等手段。研究发现针刺效果与西药干预组相当，无不良反应，且能改善机体 IR。

目前认为针灸减肥主要通过对神经系统的调整而实现减肥作用。例如，针灸可提高交感神经功能，抑制亢进的副交感神经功能，使体内与此有关的内分泌、代谢等功能得到调整，达到减肥的效果。此外，针刺穴位点还可阻断下

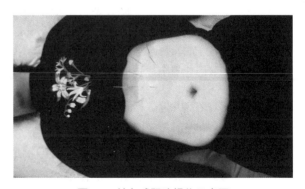

图4-6 针灸减肥法操作示意图

丘脑信息，抑制饥饿感，减少食物摄入量，从而达到减肥效果。但针灸减肥法会因患者不能长期坚持而影响疗效。针灸减肥法主要采用耳针、体针、灸法、梅花针、芒针五种方法。其中，应用推广范围最大的是耳针减肥法和体针减肥法，两种方法都要求在进食前或有饥饿感时按压埋针（贴压）处，以增强刺激。针灸减肥法的操作如图4-6所示。

（二）耳穴贴压减肥法

肥胖患者的交感神经功能低下，迷走神经功能亢进，并且内分泌失调，其下丘脑 – 垂体 – 肾上腺系统的功能偏低，物质代谢异常，尤其是脂质代谢障碍。而耳穴贴压法可以改善交感神经的抑制和迷走神经的亢进状态。此方法是在单侧和双侧耳穴贴压王不留行籽。耳穴取肝、肾、脾、肺、胃、外鼻、内分泌皮质下。穴位进行常规消毒，用小胶布将王不留行籽按压在所取穴位上时，耳郭潮红发热疼痛。每天饭前按压穴位3~4 min，3~5 d换一次。一个月为一个疗程。减重效果因人而异，每疗程在4 kg左右，但其长效性尚未有相关确切数据。

（三）中医药膳减肥法

中医认为引起肥胖的原因是脾失健运，肾失气化，肝失疏泄。根据肥胖原因可采用不同的中医药膳进行调理，辨证施治。选择相应配伍以健脾、化湿、活血、利水、祛痰等方法，减少水液储留，增加体内多余脂肪分解，而达到轻身健体的目的。减肥药膳主要可分为五大类。①健脾化湿类药膳：常用原料有黄芪、茯苓、陈皮、泽泻、半夏、生大黄、扁豆、蚕豆、豌豆等。②清热化湿通腑类药膳：常用原料为马尾连、茯苓、白术、忍冬藤、大腹皮、生大黄、白菜、圆白菜、芹菜、葛菌、竹笋、荠菜、莲藕、苦瓜、马齿苋、马兰草、革耳、鸭梨。③理气和活血化瘀类药膳：常用原料为荷叶、决明子、瓜蒌、昆布、海藻、莱菔子、丹参、甘草、香橼、橙子、橘皮、橘子、佛手、荞麦、高粱米、刀豆、白萝卜、茴香、茉莉花、山楂、茄子、酒、醋等。④温阳化气利水类药膳：常用原料为肉桂、熟地黄、茯苓、泽泻、山药、益母草、白芍、红豆、刀豆、枸杞子、羊乳、牛乳、羊瘦肉、雀肉、胡桃仁等。⑤滋阴补肾药膳：常用原料为黄芪、炒栀子、枸杞子、银耳、黑木耳、黑豆、桑葚、甲鱼、猪瘦肉、鸭肉、鸭蛋、海参、海蜇、黑芝麻、猪肾等。具体服用方法需由专业的医师针对不同体质配置，效果也因个体差异而不同。

（四）中医经络减肥法（拔罐）

中医上说，经络是人体内运行气血、联系脏腑和体表及全身各部的通道，是人体功能的调控系统。中医经络减肥法是按照人体经络的走向，在身体各个脂肪堆积部位

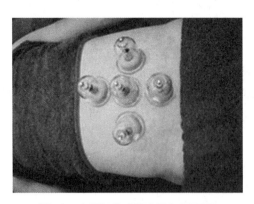

图4-7 中医经络减肥法操作示意图

做开穴、点穴、封穴、推脂等手法，起到疏通经络、刺激相关穴位、促进局部代谢的作用，使局部脂肪快速燃烧分解而达到减肥目的，是一种安全有效的减肥方法。但是，拔罐减肥并非人人适宜，它有一定的局限性，使用此法时一定要遵照相应的注意事项进行，否则会因操作不当而灼伤皮肤，局部产生炎症等。中医经络减肥法的操作如图 4-7 所示。

二、中药减肥方法

中药应用于肥胖症的治疗已有较久的历史，此方面的研究也随着中药减肥的推广而不断深入。从有减肥作用的中药、成药研究，到中药中起减肥作用的主要活性成分研究，以及减肥作用机理方面的探索，都有了较大的进展。

具有降脂减肥功效的中药有很多，包括以下四类。①祛痰化浊、利湿降脂类：生大黄、虎杖、苍术、茵陈、决明子、半夏、番泻叶、泽泻、洋葱、大蒜、金银花、白茅根、荷叶、薏苡仁等；②活血化瘀类：川芎、山楂、益母草、丹参、赤芍、香附、姜黄、三棱、茺蔚子、三七、五灵脂、莪术、鸡血藤、牛膝、水蛭、蛰虫；③滋阴养血类：旱莲草、当归、女贞子、首乌、生地、山茱萸、枸杞子、菊花、桑寄生、灵芝；④益气健脾类：黄芪、人参、白术等。具有减肥作用的有效成分有大黄蒽醌、沙棘油、枸杞多糖、茶叶多糖、灵芝多糖、人参皂苷、绞股蓝总皂苷、三七总皂苷、刺五加叶总皂苷、柴胡皂苷、大豆皂苷、甘草甜素、山楂黄酮、黄芩苷、泽泻萜醇、银杏苦内酯、茶多酚、决明子大黄酚、荷叶生物碱、川芎嗪、姜黄素、牛膝甾酮、大蒜素、阿魏酸、亚麻酸等。

中药减肥的减肥机理比较复杂，但也可像现代减肥药按作用机制分类，分为减少外源性脂质的吸收、减少内源性脂质的合成、促进脂质的转运和消耗、调节脂肪代谢四种类型。此外，现在社会上还流行脱水减肥法、意念减肥法等其他减肥方法。

总之，所有的减肥方法各有不同特点和效果，适应症也不同。针对不同的肥胖程度和病症，所采取的减肥方法不同；或采取相同减肥方法时，所侧重的方向不同。

思考题

1. 常见的治疗肥胖的膳食模式有哪些?

2. 什么是运动后的过量氧耗? 它的影响因素有哪些?

3. 哪些因素决定了运动过程中的糖、脂肪供能比?

4. 如何保证运动减肥的安全性和有效性?

5. 大强度间歇训练的减肥效果如何? 其减肥机制是什么?

6. 肥胖患者的常见心理问题是什么?

7. 提升肥胖防治效果的心理支持和健康教育方法有哪些?

8. 按照减肥机制,减肥药可分为哪几类?

9. 国内和国外被批准的减肥药物有哪些? 其作用机制和优缺点分别是什么?

10. AGA 发布的成人肥胖药物治疗指南中推荐的可长期使用且减肥效果较好的 4 种药物是什么?

11. 减重代谢手术对哪些疾病的治疗效果好? 其适应症和禁忌症分别是什么?

12. 减重代谢手术治疗肥胖及其相关代谢性疾病的机制有哪些?

13. 中医有哪些治疗肥胖的方法?

14. 哪些类别的中药具有降脂减肥功效?

第五章

减肥过程中的营养干预

本章导读：平衡膳食是保持正常体重、维持健康等的重要途径。对于肥胖及肥胖相关疾病患者，改变生活方式（包括控制饮食和增加运动）是最健康的减肥方法，其中减肥过程中的营养干预能产生非常显著的减肥效果。在保证减肥效果的同时又不出现营养不良的情况是减肥营养干预要重点关注的内容。本章在介绍平衡膳食的准则、组成以及如何读懂食品营养标签等相关问题后，详细介绍了常用减肥营养干预方法，包括低热量饮食和极低热量饮食、均衡饮食、地中海饮食、高蛋白低脂饮食、生酮饮食和减肥代餐的概念、作用和适用人群。最后，介绍了减肥饮食方案的制定流程，并举例说明如何制定一份个性化的包含运动在内的减肥饮食方案。

营养是维持生命和健康的基础，科学合理的饮食不仅可以满足身体对各种营养素的需求，还对预防疾病和保持健康至关重要。控制饮食、增加运动等生活方式的改变是最健康的有效减肥方式。在饮食控制过程中做到平衡营养、健康膳食，对提高减脂效果、防治肥胖相关疾病以及避免减肥过程中出现营养不良和副作用具有重要意义。

平衡膳食又称健康膳食。平衡或健康膳食的目的是促进人体正常发育，确保各组织器官和机能的正常活动，提高人体对疾病的抵抗力，进而提高工作效率，延长寿命。

一、平衡膳食准则

自 1989 年首次发布《中国居民膳食指南》（以下简称《膳食指南》）以来，我国已先后于 1997 年、2007 年、2016 年和 2022 年对其进行了四次修订，在不同时期对指导居民通过平衡膳食改变营养健康状况、预防慢性病、增强健康素质发挥了重要作用。其中，最新的《中国居民膳食指南（2022）》指出了平衡膳食的八准则：一是食物多样，合理搭配；二是吃动平衡，健康体重；三是多吃蔬果、奶类、全谷、大豆；四是适量吃鱼、禽、蛋、瘦肉；五是少盐少油，控糖限酒；六是规律进餐，足量饮水；七是会烹会选，会看标签；八是公筷分餐，杜绝浪费。与 2016 版的"六准则"相比，新版《膳食指南》中新增了"规律进餐，足量饮水""会烹会选，会看标签"和"公筷分餐"等内容，并强调均衡饮食的重要性，提倡多样化、科学化的饮食。

（一）准则 1：食物多样，合理搭配

食物多样性与合理搭配是保持营养均衡摄入的重要因素，这也是《膳食指南》所强调的健康饮食准则之一。核心推荐包括：①坚持谷类为主的平衡膳食模式；②每天的膳食应包括谷物、薯类、蔬菜、水果、畜禽鱼肉、蛋奶类以及豆类等食物；③平均每天摄入 12 种以上食物，每周达到 25 种以上，合理搭配；④平均每天摄入谷类食物 200~300 g，其中包含全谷物和杂豆类 50~150 g，薯类 50~100 g。

（二）准则 2：吃动平衡，健康体重

新版《膳食指南》强调了饮食搭配和身体活动的重要性。积极进行运动锻炼对于各年龄段的人群都是必要的。饮食提供营养，身体活动促进新陈代谢并维持合理体重。若只关注饮食而缺乏身体活动，则容易发胖和出现代谢问题。因此，为了保持健康，需要保持饮

食和身体活动的平衡。核心推荐包括：①各年龄段人群都应天天进行身体活动，保持健康体重；②食不过量，保持能量平衡；③坚持日常身体活动，主动身体活动最好每天6 000步；④每周至少进行5天中等强度身体活动，累计150 min以上；⑤鼓励适当进行高强度有氧运动，加强抗阻运动，每周2~3天；⑥减少久坐时间，每小时起来动一动。

（三）准则3：多吃蔬果、奶类、全谷、大豆

蔬果、奶类、全谷物和豆类食物的摄入量不足，是导致饮食不均衡、影响国民健康的主要因素之一。蔬果和奶豆类是重要的营养来源，含有丰富的维生素、矿物质、膳食纤维和植物化学物质。其中，奶豆类富含钙、优质蛋白质和B族维生素，对预防慢性病具有重要作用。核心推荐包括：①蔬菜、水果、全谷物和奶制品是平衡膳食的重要组成部分；②餐餐有蔬菜，保证每天摄入不少于300 g的新鲜蔬菜，深色蔬菜应占1/2；③天天吃水果，保证每天摄入200~350 g的新鲜水果，果汁不能代替鲜果；④吃各种各样的奶制品，摄入量相当于每天300 mL以上液态奶；⑤经常吃全谷物、大豆制品，适量吃坚果。

（四）准则4：适量吃鱼、禽、蛋、瘦肉

在日常膳食中，应注意鱼肉、禽肉、蛋类及瘦肉的适量摄入。在选择肉蛋类时，应尽量选择新鲜的肉类自行烹饪，减少过度加工、肥肉、熏制和腌制肉制品的摄入。总之，注重"多蒸煮、少烤炸"的更健康的烹饪方式。核心推荐包括：①鱼、禽、蛋和瘦肉摄入要适量，平均每天总量120~200 g；②每周最好吃鱼2次或300~500 g，蛋类300~350 g，畜禽肉300~500 g；③少吃深加工肉制品；④鸡蛋营养丰富，吃鸡蛋不弃蛋黄；⑤优先选择鱼，少吃肥肉、烟熏和腌制肉制品。

（五）准则5：少盐少油，控糖限酒

在饮食方面，随着生活水平的提高，人们的口味也变得越来越重，高盐高脂高糖的饮食成为常态。这种饮食习惯对身体健康，特别是心血管健康造成了极大的威胁，因此需要引起足够的重视。烹饪少用盐，同时还要积极控制调料、零食、饮料等隐形盐的摄入。此外，应尽量减少或避免摄入含糖饮料，以及严格控制饮酒。核心推荐包括：①培养清淡饮食习惯，少吃高盐和油炸食品，成年人每天摄入食盐不超过5 g，烹调油25~30 g；②控制添加糖的摄入量，每天不超过50 g，最好控制在25 g以下；③反式脂肪酸每天摄入量不超过2 g；④不喝或少喝含糖饮料；⑤儿童青少年、孕妇、乳母以及慢性病患者不应饮酒，成年人如饮酒，一天饮用的酒精量不超过15 g。

（六）准则 6：规律进餐，足量饮水

规律进餐是实现合理膳食的前提，良好的饮食节律有助于保护消化系统健康，促进全面营养吸收利用。建议合理安排三餐，定时定量，不漏餐，避免暴饮暴食和过度节食。水是构成人体成分的重要物质，发挥着多种生理作用，在饮水方面，应少量多次饮水，保持身体水分充足。如出汗多或活动量大，则应增加摄入量。核心推荐包括：①合理安排一日三餐，定时定量，不漏餐，每天吃早餐；②规律进餐、饮食适度，不暴饮暴食、不偏食挑食、不过度节食；③足量饮水，少量多次，在温和气候条件下，低身体活动水平的成年男性每天喝水 1 700 mL，成人女性每天喝水 1 500 mL；④推荐喝白水或茶水，少喝或不喝含糖饮料，不用饮料代替白水。

（七）准则 7：会烹会选，会看标签

饮食与身体健康息息相关，因此应做好个人饮食规划，根据实际情况选择适宜的膳食平衡搭配，并学习烹饪技巧，可有效减少食物浪费，传承中华传统饮食文化。在选择预包装食品时，应仔细查看标签，了解其营养成分含量。此外，外出就餐时要避免暴饮暴食，注意控制食量。核心推荐包括：①在生命的各个阶段都应做好健康膳食规划；②认识食物，选择新鲜的、营养密度高的食物；③学会阅读食品标签，合理选择预包装食品；④学习烹饪，传承传统饮食，享受食物天然美味；⑤在外就餐，按需购买，不忘适量与平衡。

（八）准则 8：公筷分餐，杜绝浪费

公筷是保障饮食卫生、避免疾病传播的重要实践。在家庭餐桌或外出就餐等不同场合，适度分餐、使用公筷都是值得推广的健康饮食好习惯。此外，《膳食指南》也提出了珍惜食物、节约用餐、分餐减少浪费等可持续发展的饮食方式，值得我们践行。核心推荐包括：①选择新鲜卫生的食物，不食用野生动物；②食物制备生熟分开，熟食二次加热要热透；③讲究卫生，从分餐公筷做起；④珍惜食物，按需备餐，提倡分餐不浪费；⑤做可持续食物系统发展的践行者。

总的来说，《中国居民膳食指南（2022）》倡导大家遵循指南的建议，制订健康的饮食计划，以促进身体健康。

二、平衡膳食组成

健康膳食是指膳食中所含营养素种类齐全，数量充足，比例适当，且与人体的需要保持平衡，不会导致热量过多摄入。以下介绍各类食物的健康摄入量、关键营养作用及摄取注意事项。

（一）谷类

1. 健康摄入量

谷物类食物包括单一的谷物（如大米、燕麦）和以谷物为原料的食品（如面包、麦片、饼干和面食）。谷物包括全谷物和精制谷物，全谷物（如糙米、藜麦、燕麦）含有整个谷粒。精制谷物和全谷物的不同之处在于，谷物经过加工去除了麸皮和胚芽，在这个过程中丢失了膳食纤维、铁和其他营养物质。健康的饮食模式鼓励全谷物的摄入，而限制精制谷物及使用精制谷物加工而成的食品的摄入，特别是那些高饱和脂肪酸、添加糖或盐的食物，如饼干、蛋糕和一些零食。

2. 关键营养作用及注意事项

全谷物含有的营养素包括膳食纤维、铁、锌、锰、叶酸、镁、铜、硫胺素、烟酸、维生素 B6、磷、硒、核黄素和维生素 A。全谷物食物的膳食纤维含量各不相同。大多数精制谷物都会被强化，如向其中加入铁和四种 B 族维生素（硫胺素、核黄素、烟酸、叶酸），也因此，这种谷物被称为强化谷物。那些吃精制谷物的人应该选择强化谷物。富含添加糖和饱和脂肪酸的食物（如饼干、蛋糕和一些零食）应该被限制。

（二）豆类

1. 健康摄入量

豆类包括芸豆、青豆、豆瓣、毛豆等。传统的豆制品主要指豆腐及其制品和豆芽等。豆腐及其制品是通过将大豆浸泡、磨浆、煮沸、加盐类点制等工序制作而成的。天然大豆有厚实的植物细胞壁，加之又存在胰蛋白酶抑制剂，会妨碍人体对蛋白质的消化、吸收和利用。在豆腐制作过程中，大豆细胞结构被破坏，细胞内的蛋白质充分释放，加热等工序又使大豆中原有的抗营养因素失活，大大提高了机体对大豆制品的消化吸收率。例如，干炒大豆蛋白质消化率只有 50% 左右，整粒煮食大豆也仅为 65%，而制成各种豆制品的消化率可高达 94%。此外，大豆经浸泡和保温孵芽后制成了豆芽，发芽过程使大分子营养物质分解成可溶性小分子有机物，有利于人体吸收，此外，发芽过程中，更多的钙、磷、铁等矿物元素被释放出来。健康的饮食模式鼓励豆制品的摄入。

2. 关键营养作用及注意事项

豆类是重要的蛋白质来源，而且和海产品、畜禽肉类一样可以提供铁和锌。此外，豆类还富含膳食纤维、钾和叶酸等其他蔬菜中常见的营养成分。因此，豆类既可以算是蛋白质食物，也可以算是蔬菜类食物。此外，豆类中主要的天然活性成分（如大豆异黄酮和大豆皂甙）具有降脂的作用，在减肥过程中适量食用豆类及其制品可以帮助补充植物蛋白，且豆类热量较低，可以帮助减少热量摄入和平衡膳食。

需要注意的是，荷兰豆和四季豆不算豆类。从成分来说，它们类似于生菜、芹菜、卷心菜等淀粉类蔬菜。

（三）蔬菜类

1. 健康摄入量

健康饮食模式包括摄入五种类型的蔬菜，分别是深绿色蔬菜、红色和橙色蔬菜、豆类、淀粉类和其他蔬菜。这包括所有新鲜蔬菜、脱水蔬菜（熟或生的）以及蔬菜汁。

2. 关键营养作用及注意事项

蔬菜是很多营养素的重要来源，包括膳食纤维、钾、维生素 A、维生素 C、维生素 K、铜、镁、维生素 E、维生素 B6、叶酸、铁、锰、维生素 B1、维生素 B2 和胆碱。每种蔬菜类型提供不同组合的营养素，这对个体很重要。例如，深绿色蔬菜富含维生素 K，红色和橙色蔬菜富含维生素 A，豆类富含膳食纤维，淀粉类蔬菜富含钾。其他种类的蔬菜也提供不同种类及数量的营养素。

为了摄入所有营养素，健康饮食模式推荐蔬菜应该包含不同种类，且应季而变。

（四）水果类

1. 健康摄入量

健康饮食模式包括水果。水果包括完整水果和果汁，而完整水果包括新鲜水果、罐装水果、干果等。虽然果汁是健康饮食模式的一部分，但相比于完整水果而言，其膳食纤维更少。因此，推荐摄入的水果数量至少一半来自完整水果，而且饮用果汁时，应该是 100%果汁，不添加糖。选择罐装水果，应尽可能选用含少量添加糖的类型。半杯干果的含糖量相当于一整杯的新鲜水果，应控制干果的摄入量。

2. 关键营养作用及注意事项

水果提供的营养素主要是膳食纤维、钾、维生素。需要注意的是，甜的果汁产品可能含有的果汁很少，其主要成分是水和添加糖，故被认为是含糖甜饮料，而不是水果汁。

（五）肉类、禽类和海产品等蛋白质食物

1. 健康摄入量

健康饮食模式包括很多种类的蛋白质食物，它们以高营养密度形式存在。动物和植物来源的蛋白质食物包括海产品、肉类、禽类、蛋类、坚果和豆制品（豆类既可被视为蔬菜类，也可被视为蛋白质食物）。肉类特指红肉，包括牛肉、猪肉、羊肉等。禽类包括所有类型的鸡、鸭、鹅和鸟类。不论是新鲜还是加工形式，肉类和禽类的不同之处在于脂肪含量不同。加工后的肉类和禽类食物通常经过了熏制、腌渍、盐渍或者添加化学防腐剂。此外，蛋白质也可来自奶制品等其他食物。

健康饮食模式鼓励摄取海产品、肉类、禽类和蛋类、坚果、种子和豆类。瘦肉和瘦禽肉是健康饮食模式的一部分，按照健康饮食模式和地中海式饮食模式的推荐量摄取瘦肉和瘦禽肉，不仅能够摄入重要营养素，也能满足对钠、饱和脂肪酸和添加糖的限制，并符合总热量的要求。

2. 关键营养作用及注意事项

蛋白质食物除了含有蛋白质外，还含有 B 族维生素（如烟酸、维生素 B12、维生素 B6、核黄素）、硒、胆碱、磷、锌、铜、维生素 D 和维生素 E。不同蛋白质食物提供的营养素也有区别。例如，肉类可提供大量的锌，而禽类提供大量烟酸。肉类、禽类和海产品提供的血红素铁比植物提供的非血红素铁有更高的利用率。血红素铁对儿童、备孕妇女和孕妇尤其重要。海产品可以提供二十碳五烯酸（eicosapentaenoic acid，EPA）、二十二碳六烯酸（docosahexenoic acid，DHA）等 ω-3 多不饱和脂肪酸，以及大量维生素 B12、维生素 D。蛋类提供大量胆碱。坚果和种子提供大量维生素 E。豆制品和豆类一样是铜、锰和铁的来源。研究表明，成年人摄入 DHA 和 EPA 可以降低血脂、改善血液循环、抑制血小板凝集，同时还可以阻抑动脉粥样硬化斑块和血栓形成。大量前瞻性随机对照研究的结果显示，减少摄入肉类、加工后的肉类和禽类食物的饮食模式能降低成年人的心血管疾病风险，减少成年人肥胖、2 型糖尿病和某些类型癌症的风险。

选择蛋白质食物时，应该注意选用瘦的肉禽类、无盐的坚果和种子。加工过的肉类和禽类含有大量钠盐和饱和脂肪酸，所以在摄入这些食物时要兼顾饮食对钠、饱和脂肪酸、添加糖和总能量的限制。

（六）奶及奶制品

1. 健康摄入量

健康的饮食模式包含脱脂和低脂乳制品，如牛奶、酸奶、奶酪或强化的大豆类饮品

（俗称豆奶）。强化了钙、维生素 A 和维生素 D 的大豆类饮品（豆奶），因为其在营养组分以及食用方法上都与牛奶相似，也被认为是奶制品。健康饮食模式对奶制品的推荐摄入量是依据年龄而非能量水平：2~3 岁儿童每天 2 杯（473 mL）；4~8 岁儿童每天 2 杯半（591 mL）；9~18 岁青少年和成年人每天 3 杯（708 mL）。

2. 关键营养作用及注意事项

奶制品提供多种营养素，包括钙、磷、维生素 A、维生素 D、核黄素、维生素 B12、蛋白质、钾、锌、胆碱、镁和硒。

需要注意的是，和低脂（1%）、略高脂（2%）、全脂牛奶以及普通奶酪相比，脱脂牛奶提供的营养素相同，但脂肪较少，因此能量更低。与奶酪相比，脱脂牛奶、低脂牛奶和酸奶含有更少的钠和饱和脂肪酸，更多的钾、维生素 A 和维生素 D。所以在日常中增加摄入脱脂牛奶、低脂牛奶和酸奶的比例，减少奶酪的比例可以减少钠和饱和脂肪酸的摄入，同时增加钾、维生素 A 和维生素 D 的摄入。乳糖不耐受的人可以选择低乳糖和无乳糖奶制品。

（八）菌藻类

1. 健康摄入量

菌藻类可分为菌菇类和海藻类两大类。菌菇类包括香菇、凤尾菇、猴头菇、黑木耳、白木耳等。藻类分为淡水藻和海藻两大类，如海带、紫菜、发菜、石花菜等，是碘、钙等多种矿物质的重要来源。健康饮食模式鼓励菌藻类食物的摄取。

2. 关键营养作用及注意事项

不同类型的菌藻含有不同的多糖，如菌菇类中的香菇多糖、猴头多糖，藻类食物中的褐藻酸、甘露醇、岩藻硫酸酯等，这些菌藻类多糖在某些疾病的防治中具有一定的作用。有些菌藻类食物富含纤维素，如 100 g 紫菜中含有膳食纤维 21.6 g，丰富的膳食纤维对促进胃肠蠕动和预防肠道内多种疾病具有积极作用。

三、减肥营养干预的相关专业词汇

（一）血糖指数或升糖指数

血糖指数（glycemic index，GI）又称升糖指数，是指分别摄入含 50 g 碳水化合物的食物与 50 g 葡萄糖后 2 h 血浆葡萄糖糖耐量曲线下面积之比值。GI > 70 的为高升糖指数食物，该类食物进入胃肠后消化快、吸收完全，葡萄糖迅速进入血液，血糖峰值高，但下降速度也快；GI 为 55~70 的为升糖指数中等的食物，如全麦面包、米饭、橘子、芒果等；GI < 55 的为低升糖指数食物，其在胃肠内停留时间长，释放缓慢，葡萄糖进入血液峰值低，下降速度慢。即 GI 越小的食物，升高血糖的程度越小。

表 5-1 列出了常见食物的 GI。GI 高的食品有精制米面加工的精白馒头、面食、精制的糕点、白米饭等，而土豆泥、西瓜、红枣等 GI 也较高。GI 低的食品有粗杂粮、豆类、奶类、蔬菜、菌菇、低糖水果等。吃 GI 低的食物比较耐饥饿，有利于预防低血糖和控制体重；此外，它还能使血胆固醇和甘油三酯下降，预防糖尿病引起的心血管并发症。建议减肥过程中少食用 GI 高的食物，多吃 GI 低的食物，适当选取 GI 中等的食物。

表5-1　常见食物的GI

食物名称	GI/%	食物名称	GI/%
馒头	88.1	猕猴桃	52.0
面包	87.9	山药	51.0
面条	81.6	酸奶	48.0
玉米片	78.5	饼干	47.1
熟甘薯	76.7	葡萄	43.0
南瓜	75.0	柑	43.0
油条	74.9	可乐	40.3
西瓜	72.0	梨	36.0
小米	71.0	苹果	36.0
玉米粉	68.0	藕粉	32.6
熟土豆	66.4	牛奶	27.6
大麦粉	66.0	绿豆	27.2
菠萝	66.0	四季豆	27.0
荞麦面条	59.3	柚子	25.0
香蕉	52.0	大豆	18.0

（二）膳食模式和膳食营养密度

美国发布的《2020—2025 年最新膳食指南》提出了膳食模式和膳食营养密度的概念。《中国居民膳食指南（2022）》也提到了膳食模式和膳食营养密度。多种膳食模式都有不同程度的减肥效果，如限能平衡饮食、低热量饮食、极低热量饮食、限时进食、轻断食（5+2 断食）、隔日禁食等间歇性禁食、地中海饮食、江南饮食、生酮饮食、高蛋白饮食、低碳饮食、低脂饮食和素食饮食等。膳食营养密度则是指食品中以单位热量为基础所含重要营养

科学减肥

素（维生素、矿物质和蛋白质）的浓度。常见的高营养密度食物有蔬菜、水果、全谷物、海产品、鸡蛋、豆类、坚果、无脂和低脂乳制品、瘦肉。减肥过程中，推荐选用高营养密度食物，并选用合适的膳食模式。

（三）食品营养标签

1.食品营养标签的组成

食品营养标签由食品配料表、营养成分表和营养声称等组成。食品配料表显示了食品原料的基本构成，我们可以从食品配料表发现食品的主要配料、辅料、添加剂等。按照"用料量递减"原则，配料表按配料用量高低依序列出食品原料、辅料、食品添加剂等。而且，食品配料表应标示出所有原料，以及必须标示食品添加剂。营养成分表是标有食品营养成分名称和含量的表格，前五项是能量、蛋白质、脂肪、碳水化合物和钠，这五项是必须包含的，营养成分表还包含营养成分占日需营养素参考值的百分比（percentage of nutrient reference value，NRV%）。营养声称是对食物营养特性的建议、暗示或说明。营养声称最直观地体现为产品的名称，以某奶粉为例，会有全脂、高钙、益生菌、初乳、乳铁蛋白等不同种类的名称，而这些名称需要符合我国食品标签要求，不可随意夸大或编造。此外，食品营养标签还会明确注明食品的生产日期与保质期、贮存条件和最佳食用建议等。

> 配　料：脱脂奶粉、乳清蛋白粉、食品添加剂：磷脂。
> 维生素：维生素 A（醋酸视黄酯）、维生素 D（胆钙化醇）、维生素 E（DL-α-醋酸生育酚）、维生素 C（L-抗坏血酸）。

（a）食品配料表

通过阅读营养标签，尤其是营养成分表，我们可以了解该食品的营养特点，知晓自己到底吃进去了什么（食品配料表），吃了多少（营养成分表），吃了有什么作用（营养声称），以便于更好地调配自己的饮食。例如，图 5-1 是一款奶粉营养标签的配料表和营养成分表，图片显示该奶粉每 100 g 的能量为 1 554 kJ（即 371 kcal 热量，1 kcal= 4.186 kJ）、维生素 D 含量 7.9 μg、钙含量 1 100 mg。《膳食指南》推荐的每日能量摄入量为

营养成分表

项目	每100g	营养素参考值（NRV%）
能量	1554 kJ	19%
蛋白质	35.6 g	54%
脂肪	1.2 g	2%
碳水化合物	56.2 g	19%
钠	550 mg	28%
维生素 A	550 μgRE	63%
维生素 D	7.9 μg	158%
维生素 E	12.5 mg α-TE	89%
维生素 B2	0.80 mg	57%
维生素 C	37.5 mg	38%
镁	38 mg	13%
钙	1 100 mg	138%
锌	2.50 mg	17%

（b）营养成分表

图5-1　某奶粉的营养标签

2 000 kcal，则食用此食品 100 g 占日需摄入总量的 19%，即能量的 NRV% 为 19%。依此类推，100 g 此食品蛋白质、维生素 D 和钙的 NRV% 分别是 54%、158% 和 138%，说明该奶粉蛋白质、维生素 D 和钙的含量高，可以帮助补充蛋白质、维生素 D 和钙。

2. 读懂标签，科学减肥

读懂标签，选对食物，可以为营养和健康筑起防护屏障，掌握一点小窍门，无意中会有大的改善。比如选购面包，尽量不要选择钠含量很高的，因为面包主要是为我们提供能量和碳水化合物；选择奶制品，我们主要是看中了奶里的蛋白质和钙等，尽量不选碳水化合物含量太高的；选择饮料是为了解渴，就尽量选那些能量和碳水化合物含量较低的。以下解答一些减肥过程中常遇到的营养标签问题，帮助读者事半功倍地达到减肥效果。

问题 1：血糖高的人，选择奶制品时应该重点看标签上的哪几项内容？

在遗传因素（如糖尿病家族史）与环境因素（如肥胖、不合理的膳食等）的共同作用下，患者出现血糖水平的异常升高。高血糖人群应尽量避免摄入糖含量高的食品，而且过度肥胖导致血糖升高的人群也应控制脂肪和热量的摄入，少吃油腻、含糖分的食物。一般纯牛奶中含有乳糖，含量在 5% 左右，但有些调制乳以及酸奶等产品中会额外添加糖来改善口感，因此高血糖人群在选择牛奶时应重点看标签上营养成分表中碳水化合物和脂肪的含量，同时要关注配料表，避免选择额外添加了糖、炼乳等配料的牛奶。

问题 2：在超市选面包时，应重点关注标签上的哪些内容？

在选购面包时，除了关注口味，大家也要重点关注营养标签中脂肪、糖和钠的含量，选择适合自己的产品。一些面包在制作时减少了油的用量，因此所含脂肪较少，但面包的口感比较干硬。一些含糖少的面包也可能使用了食糖的替代品来补充口味，从而降低一点热量。考虑到面包属于主食，食用量较大，盐也要关注，应当注意钠的含量及其 NRV%。减肥者可多选择粗粮或者杂粮面包。

问题 3：同样都是饼干，为什么有的碳水化合物含量高，有的脂肪含量高？

饼干的主要配料就是糖、面、油和其他原料。如果饼干中加了较多的脂肪（如动物油脂、植物油等），营养成分表中脂肪含量会比较高，这种饼干往往口感较酥，有湿润感；而如果动植物油脂使用比较少，则脂肪含量低，这种饼干往往口感较脆，比较干。另外，碳水化合物含量高的饼干有可能添加的糖较多，口感较甜，所以在选购时需要看一看配料表中有没有使用白砂糖。减肥者可以通过看食物标签，选择脂肪较低、热量较低、甜度较低的饼干。

问题 4：为什么食用油每 100 g 的能量值高达 3 700 kJ，而一般其他食品才几百千焦？

1 g 碳水化合物或蛋白质在体内可产生约 17 kJ 的能量，而 1 g 脂肪则能产生约 37 kJ 能量，也就是说同等重量的脂肪提供的能量约是碳水化合物的 2.2 倍。食用油的营养成分相对比较单一，几乎全部是脂肪，一般含脂肪 99% 以上，因此计算下来 100 g 食用油的能量高达 3 700 kJ。而其他食品含有蛋白质、碳水化合物和水分等，所含能量远没有脂肪高。两茶勺烹调油所含的能量就可以相当于半小碗米饭了。中国营养学会提出每人每天食用油的摄入量应为 25~30 g，避免摄入过多脂肪。

问题5：有些饮料号称不含能量，饮料真的有"0 能量"的吗？

许多正在减肥或者控制体重的人特别注意能量摄入，市场上就相应地推出了许多"0 能量"的饮料。观察这些饮料的营养成分表就会发现，它所含的能量确实标注为"0"，那么这个"0"究竟是什么意思呢？在我国的相应标准中，声称"0 能量"是有要求的，当食品中的能量 ≤ 17 kJ/100 g（固体）或 100 mL（液体）时，就可以声称"0 能量"。也就是说，一款饮料标示"0 能量"，并不意味着饮料中真的一点能量也没有，只是含量低微而已，其摄入量对人体营养的影响微不足道，所以标示为"0"。

问题6："无糖"饮料真的不含糖吗，为什么喝起来是甜的？

"无糖"饮料中的"无糖"是指饮料中碳水化合物或者糖的含量低于标准的"0"界值，也就是每 100 g 或每 100 mL 食品中糖含量等于或低于 0.5 g。糖是碳水化合物的一种，这时产品的营养成分表就会出现两种情况，一种是碳水化合物含量直接标注为 0，另一种是碳水化合物含量标 0 的同时还单独标示出糖的含量为 0，这两种情况都是正确的。但此时大家就会疑惑：为什么明明不含糖，饮料喝起来还是甜的？这是因为在饮料中添加了一些甜味剂来替代蔗糖，这些甜味剂属于食品添加剂，会在配料表中标出，阿斯巴甜、安赛蜜、甜蜜素等都是饮料中常见的甜味剂。所以就出现了"无糖"但喝起来感觉比较甜的情况。

问题7：为什么很多人说薯片是垃圾食品，看标签时应该注意哪些内容？

近年来出现了"薯片是垃圾食品"的声音。这主要是因为大部分薯片是经过油炸制成的，含有较高的能量、脂肪（特别是饱和脂肪）和钠，在看电视、休闲聊天时很容易就吃掉，甚至过多食用，在不知不觉中摄入了过多的能量、脂肪和钠。过多地食用薯片容易导致肥胖，甚至患上一些其他慢性疾病。因此我们在挑选薯片时，应该注意标签上营养成分表中能量、脂肪和钠的数值。同时一定要注意适量食用，千万不要把零食当正餐。减肥者减肥期间要少吃或不吃薯片。

问题8：坚果好吃有营养，可以多吃吗？

人们经常食用的坚果或种子类食品有核桃、杏仁、花生、松子、腰果、葵花籽等。这是一类营养丰富的食品，除蛋白质含量比较高外，还含有大量的维生素 E、叶酸、镁、钾及较多的膳食纤维，对健康有益。对于坚果类食品，适量摄取是好的，但最好不要多吃，因为坚果中所含的能量和脂肪较高，例如 100 g 葵花籽可提供能量 2 571 kJ，NRV% 为 31%，含脂肪 53.2 g，NRV% 为 89%。因此，不加限制地食用瓜子等坚果类食品会额外增加较多能量和脂肪的摄入，可导致肥胖和血脂升高，对人体健康带来不良影响。《膳食指南》建议每周 50 g 的坚果摄入量。

第二节 │ 常用减肥营养干预方法

减肥需要对饮食进行控制，通过限制热能的摄取以及改变食物构成，减少多余热能物质转变成脂肪，达到机体能量摄入与消耗间的负平衡，持续相当长时间后达到减肥目的。对采用能量摄入低于 1 000 kcal/d 的减肥方法的患者，需要定期进行医学检查，并适当地补充所需的各种维生素和矿物质等营养素。单纯饮食疗法可能导致胃肠消化功能的紊乱，还会带来一系列的副作用。

一、低热量饮食和极低热量饮食

低热量饮食是指控制每天热量摄入量为 800~1 200 kcal，这比正常热量摄入减少约 50%，而碳水化合物、脂肪和蛋白质的供能比与正常饮食相同。低热量饮食适用于需要减重的单纯性肥胖患者和为控制病情而减少机体代谢负担的糖尿病和心血管疾病患者。而极低热量饮食是指每天摄入热量在 400~800 kcal，可在短期内有效降低体重，改善糖脂代谢，可用于重度肥胖患者术前快速减重治疗或逆转肥胖患者的初发 2 型糖尿病，但不适用于儿童青少年、孕妇、哺乳期女性和老年人，亦不适合长期使用。可通过多种方式实现低热量饮食或极低热量饮食，包括素食减肥法、饮水减肥法、流食减肥法、苹果减肥法、21 天减肥法、过午不食减肥法和蔬果餐减肥法等。

（一）素食减肥法

以蔬菜为主食，不吃鸡、牛、羊、猪等荤腥食物，从而达到减肥的目的，即为素食减肥法。一般肉类食物较蔬菜类食物热量高，以蔬菜为主食，蔬菜体积大、热量低，饱腹感明显，有利于减肥，适用于糖尿病患者和肥胖人群。但此方法也存在缺点，如容易缺乏维持细胞生存所必需的氨基酸和蛋白质、B 族维生素，容易造成营养失调或营养素缺乏，进而影响身体健康。故应慎重选择，且持续时间不可过长。

素食人群根据是否进食蛋类及奶制品，可进一步区分为严格素食者（拒绝任何动物来源的食物）、奶素食者（食物中包括乳及乳制品）、蛋素食者（食物中包括蛋类食物）和蛋奶素食者（食物中包括蛋类食物和乳及乳制品）。

（二）饮水减肥法

肥胖者每天尽量多喝水，水的摄入量以患者具有饱腹感为宜，能减少食物的摄入量，从而达到减肥目的。身体缺水很容易导致脂肪代谢出障碍而使脂肪堆积，造成肥胖。每天建议少量多次喝水，饮用 6~8 杯（每杯 200 mL）水能够帮助身体代谢，实现减肥目的。但是，晚上睡前不建议过多饮水，而且肾脏功能不好的人群不适合每日喝水过多。

（三）流食减肥法

流食减肥法又称极低热量餐减肥法。用这种方法减肥的人，在 16 周或者更长时间内完全不吃固体食物，每天只喝几杯调味的总热量为 400~800 kcal 的蛋白质液。1 周体重就可以减掉 2~4 kg，此后每周可减 2~5 kg。其优点是短期减肥效果较好，能够调动患者的积极性，能有效降低血浆总胆固醇，改善肥胖引发的各种并发症。但此方法弊大于利，而且需要在专业医师监护下实施。短期快速降体重初期减肥效果较好，以后逐渐变慢，停止后体重反弹率高。流食减肥法会使患者在减肥过程中出现饥饿难耐、头痛、恶心、低血糖等症状，同时容易产生疲劳、虚弱、怕冷等不良反应。此方法不适合未成年人。

（四）苹果减肥法

苹果减肥法是三天内只吃苹果的一种减肥方法，一般每天 2~3 个苹果，其他食物均不吃，饿了的话就喝水。三天一般可减 2.5 kg 左右，甚至更多。其优点是苹果可以帮助缓解便秘，但短期快速降体重使体重容易反弹，而且容易因前三天的食欲压抑引起之后的暴饮暴食，可能导致急性胃肠疾病，所以恢复正常饮食时需要循序渐进，饮食清淡且不要过量。

（五）21 天减肥法

21 天减肥法是通过严格控制饮食，让身体摄入的热量少于消耗量，促进体内脂肪的消耗和分解，实现减肥瘦身的目的。21 天减肥法一般按照 3 个阶段进行：①第一阶段，持续 3 天，这个时间段完全禁食，每天仅饮水；②第二阶段，第一阶段后的 8 天，这段时间可以进食蔬菜、水果；③第三阶段，第二阶段后的 10 天，这 10 天可以每餐吃 6 成饱，然后睡前的 5 h 禁止进食。其优点是可以短期快速降体重，并且有一个逐渐恢复饮食的过程。但 21 天减肥法不易坚持，前 3 天完全禁食，接下来 8 天超低热量进食，饥饿感明显，容易引起头晕眼花、四肢无力等症状，非常容易导致营养素缺失，并且对胃肠造成刺激，诱发胃肠道疾病。未成年人和生理期、孕期、哺乳期妇女不可使用此方法。

（六）过午不食减肥法

过午不食减肥法一般指早餐和中餐可以正常进食，下午3点后不再进食固体食物，可以喝水或者无糖饮料。其优点是早餐和中餐不需要刻意挑选食物，正常进餐，晚餐不吃，帮助减少碳水和脂肪摄入，减少多余热量囤积。想吃的食物放在早餐和中餐吃，可以帮助满足食欲，比较容易坚持。但也存在缺点，如采取过午不食减肥法的人不吃晚餐，下午和晚上的时间几乎都在饥饿中度过。饥饿时间超长，会导致胃部因为饥饿而收缩，同时胃酸持续分泌而没有食物摄入导致胃黏膜损伤，容易导致消化性溃疡的发生。而且长期不吃晚饭，还会造成营养不良，同时女性会有月经不调的表现。为了保证"过午不食"，很多人就会在中午吃很多，这样做也欠妥。

（七）蔬果餐减肥法

蔬果餐减肥法是指以蔬菜、水果为主，完全不吃或基本不吃谷类或肉类的食品。多食蔬菜、水果有助于减肥，不仅因为蔬果餐能大大降低膳食的总热量与脂肪摄入量，而且蔬果中的蛋白质或碳水化合物都不易转化为脂肪，特别是不含糖分的绿色蔬菜对减肥更为有效。其优点是有效限制热量摄入，有利于减肥，而且蔬菜、水果富含膳食纤维，可提高饱腹感。但此方法容易导致蛋白质缺乏，而且热量过低易导致人体营养不良，不建议长期使用。

二、均衡饮食和限能均衡饮食

均衡饮食减肥法是指减肥者每日应以五谷、蔬菜、水果和果汁为主食，但除了蔬菜是低热量食物可多吃些外，其他糖类食物应限量，也就是都要吃齐，但不要吃多。每天糖类进食量不要超过600 kcal，再加上蛋白质的300 kcal和油脂的200 kcal，合计每日1 100 kcal。均衡饮食减肥法的优点是食物种类多样，饮食均衡，是相对来说健康的减肥方式。但也需注意每个人超重和肥胖的程度不同，需要根据个人情况调整，例如，肥胖程度重者需要提高一日摄入量以保证身体基本能量需求，不可"一刀切"。此外，还需注意某些食物烹饪方法可导致额外增加能量，例如，炒饭、炒面、炒米粉、炸蛋卷、锅贴、葱油饼、水煎包、肉末粉条、炸薯条、炸苹果派等用油加工过的糖类，以及油炒或油爆蔬菜（尽管蔬菜本身是热量很低的食物，但油炒或油爆后会吸收大量的油脂），因加进了大量高热量的油脂，食物的热量会更高。

在此基础上，出现了限能均衡饮食（calorie-restricted diet，CRD），它是指在平衡膳食的基础上适当限制能量摄入量，即在保持食物中碳水化合物、脂肪、蛋白质占每日总能量的40%~55%、20%~30%、15%~20%的基础上，减少总能量的摄入量，以达到减重目的。

有三种限能方法，一是在目标摄入量的基础上按一定比例递减（减少 30%~50%），二是在目标摄入量的基础上每日减少 500 kcal 左右，三是每日供能 1 000~1 500 kcal。限能均衡饮食减肥法适用于各类人群，需根据肥胖患者的能量需求、性别、年龄和体力活动以及肥胖严重程度和伴随疾病等，制定恰当的限能均衡饮食方案。

三、间歇性禁食

限时进食、轻断食（5+2 断食）、隔日禁食等间歇性进食方法可达到与低热量饮食相同的减重效果及代谢获益，适用于超重和肥胖人群。其中，"5+2 断食"是指一周内 5 天正常进食，2 天（非连续）摄取平常的 1/4 能量，男性约 600 kcal/d，女性约 500 kcal/d。间歇性进食不适用于儿童青少年、孕妇、哺乳期女性和老年人的减重，也不宜长期使用。

四、高蛋白饮食、低碳饮食和低脂饮食

高蛋白饮食（high protein diet，HPD）是指每日蛋白质摄入量超过 1.5 g/kg 体重（或超过每日总能量的 20%），但一般不超过 2.0 g/kg 体重（或不超过每日总能量的 30%）的膳食模式。高蛋白饮食适用于伴有高甘油三酯、高低密度脂蛋白血症或因肥胖导致并发症需要短期内快速减肥的人。

低碳水化合物饮食（low carbohydrate diet，LCD）简称低碳饮食，是指通过限制饮食中碳水化合物的摄入以限制能量摄入，以及提高脂肪和蛋白质的供能比以替代原有碳水化合物能量的一种饮食结构。目前国内外尚无其碳水化合物供能比的统一标准，一般在 20%~40%。低碳饮食在降低体重上优于其他饮食方法，短期效果明显，适用于超重、肥胖人群以及糖尿病、非酒精性脂肪肝患者，还被应用到肿瘤患者和运动人群减重。

低脂饮食（low-fat diet，LFD）目前尚无统一的定义，但通常指每日膳食中总脂肪占膳食总热量的 30% 以下或者全天脂肪摄入量小于 50 g。低脂饮食适用于超重和肥胖人群。

五、地中海饮食和江南饮食

地中海饮食是国际推荐的健康饮食方式，是以食用蔬菜、水果、鱼类、海鲜、坚果、全谷物、豆类和橄榄油为主（其中鱼类和海鲜每周全少内次），适量食用家禽、鸡蛋、奶酪和酸奶，适量饮用红酒，以及少量食用精加工食品和红肉的饮食风格。地中海饮食有利于体重控制，适合各类人群长期使用，能够降低心血管疾病、糖尿病、帕金森氏症和早老性痴呆的发生率，并降低癌症的死亡率。

与地中海饮食结构类似的是中国的江南饮食。江南饮食以米类为主食，新鲜蔬菜、水果摄入量充足，动物性食物以鱼虾和猪肉类为主，且鱼虾类摄入较多、猪肉摄入量较少，

烹饪清淡、少油少盐。江南饮食有利于体重管理，使代谢获益，更符合中国居民饮食习惯。

六、生酮饮食

生酮饮食是一种高脂肪、适量蛋白质和低碳水化合物的饮食方式，通过强迫人体燃烧脂肪而非碳水化合物，模拟饥饿状态，在医学上主要用于治疗儿童癫痫。生酮饮食只摄取少量的碳水化合物，肝脏便会将脂肪转换为脂肪酸和酮体，酮体运到脑部取代葡萄糖成为能量来源。当血液中酮体含量达到一定程度时即为酮症，能缓和癫痫的频繁发作。使用过生酮饮食的儿童青少年癫痫病患中，有半数的癫痫发作次数减到原来的一半，而且其效果在停用生酮饮食后仍然可以继续，生酮饮食对有癫痫的成年人也有帮助。

标准的生酮饮食是高脂、适度蛋白质和低糖饮食，其脂肪和蛋白质之和与糖类的比例是4:1，饮食上增加富含脂肪的食物，例如坚果、奶油、牛油、椰子油和牛油果等。生酮饮食可短期内快速减重，但瘦体重丢失增多，且增加全因死亡风险；短期内低密度脂蛋白胆固醇、游离脂肪酸显著升高，容易出现血管壁受损。此外，也可导致便秘等胃肠功能障碍、肾功能障碍以及维生素和矿物质等营养素缺乏、骨质流失等，并易导致抑郁、愤怒等精神症状。重度肥胖者可以在营养师或医生指导监护下短期使用生酮饮食，但它不适用于儿童、青少年、孕妇、哺乳期女性、老年人及肝肾功能不良者。

七、代餐食品

代餐食品是一种市面上可以买到的以液体、粉末或小吃等形式来代替一天中的一至两餐，用来限制能量摄入的富含维生素、矿物质和膳食纤维的食品。代餐食品里含有许多人体所需的营养素，且热量低，因此不仅可以帮助控制热量的摄取，还可以补充人体所需的营养，不会在减肥过程中导致营养不良。此外，代餐食品含高比例的膳食纤维，膳食纤维是健康饮食不可缺少的，被称为"第七大营养素"。膳食纤维在保持消化系统健康上扮演着重要角色，膳食纤维通过吸收胃肠内的水分迅速膨胀，使人体产生饱腹感，并且减少肠道吸收糖类、脂类物质而减少能量摄入，从而起到减肥的作用。膳食纤维还可以润滑肠道、促进排便，预防结肠癌等疾病的发生。

一款好的代餐食品应该具有热量低、脂肪低、蛋白质含量高、膳食纤维含量高、口感好、饱腹感明显的优点。营养代餐减肥法不会对身体造成伤害，是一种安全、健康的减肥方法。常见代餐形式有代餐粉、代餐棒、代餐奶昔以及代餐汤等。减肥代餐除了瘦身及补充营养外，还有以下作用：①降低血脂，改善脂肪肝；②调解血糖，避免餐后血糖上升，适用于糖尿病病人；③促进肠道蠕动，软化宿便，预防便秘、结肠癌及直肠癌；④帮助调整饮食习惯，有助于长期保持纤细身形；⑤促进肠道有益菌生长，提高身体免疫力。此外，代餐依从性好，有助于维持长期减重效果，甚至改变饮食习惯。

第三节 | 减肥食谱制定流程及 个性化减肥食谱制定案例

减肥需要将长期积累在体内的脂肪消耗掉，是一个长期的系统工程。根据超重或肥胖程度，有的人历经数月才能恢复正常体重，有的人甚至需要数年。减肥营养方案是根据肥胖者具体的减肥计划，对每天能量消耗量及所需能量计算后制定的食谱，不仅要保证减肥计划实施期间的减肥效果，更要保证减肥者一日乃至一段时期内的营养均衡。制定减肥营养方案的具体步骤包括：评估目前肥胖状况，计算理想体重；估算减肥空间，确定减肥进度；制定减肥食谱。

一、减肥食谱的制定流程

（一）评估目前肥胖状况，计算理想体重

根据 BMI、体脂率和腰围、腰臀比等来判断某人的肥胖程度及是否是中心性肥胖，然后根据该肥胖患者的身高、年龄和性别等因素计算其理想体重。

（二）估算减肥空间，确定减肥进度

比较该肥胖患者的实际体重和理想体重（或实际体脂率和正常体脂率）之间的差值，估算减肥空间，即能有多少体重或体脂率的降低空间。然后根据肥胖者的肥胖程度及个人实际情况来制定减肥进度，如无特殊需求，建议选择每周减去 0.5 kg，因为这样的减肥程度不会很难完成，且有显著的健康促进作用，也能避免因减重过快而出现的并发症。

（三）制定减肥食谱

减肥食谱应包括减肥者每天的总能量摄入量、三大供能营养素的总分量及三餐分配，以及具体食品的选择和分量。

1. 减肥期间每日总能量摄入量

首先要算出某肥胖患者目前体重、生活状态下的能量需求量，再根据减肥进度，计算每周和每天的热量亏空，可通过饮食控制（减肥期间每日的总能量摄入量以维持目前体重的基础代谢能耗为准）和增加运动来实现热量亏空。

2. 三大供能营养素的总分量及三餐分配

建议蛋白质、脂肪、碳水化合物的供能比例为 20%~25%、20%~25% 和 55%~60%，并将每日摄入的食物按 3∶4∶3 的能量比例分配至一日三餐。

3. 具体食品的选择和分量

具体食品的选择应当按照"平衡膳食宝塔"的食物类别确定，还需要结合减肥者的口味喜好及实际可操作性，而分量则根据我国《常见食物营养成分表》中各类食品营养素的含量比例来计算。

4. 具体减肥食谱的形成

上述因素确定后，形成一份减肥食谱。

二、个性化减肥食谱的制定案例

李先生今年 35 岁，身高 172 cm，体重 90 kg，腰围 95 cm，办公室工作，空余时间较少，想通过运动加饮食控制进行减肥。请为他制定减肥食谱。

（一）评估目前肥胖状况，计算理想体重

李先生的 BMI=$90 \div 1.72^2$=30.4 kg/m^2，按照中国肥胖问题工作组的标准，亚洲人 BMI > 28 kg/m^2 就可诊断为肥胖症，腰围超过 90 cm 就可进一步诊断为中心性肥胖，因此李先生是一个中心性肥胖患者。本例中，若有体脂率数据，则诊断肥胖性质和程度会更加准确。

中国人 BMI 在 18.5~23.9 kg/m^2 为正常，一般以 22 kg/m^2 为佳，计算李先生理想体重应为 $1.72 \times 1.72 \times 22$=65.1 kg。

（二）估算减肥空间，确定减肥进度

因为李先生 35 岁，初步判断其肌肉含量正常，体重超出部分为脂肪。因此，他需要减肥（即减脂）的重量为 90 − 65.1=24.9 kg。减肥进度需要根据肥胖者的肥胖程度及个人实

际情况来制定，建议李先生采用饮食控制合并运动的减肥方法。减肥速度不宜过快，按其目前肥胖程度，建议每周减重 1 kg，即每月减重 4 kg，则减去 24.9 kg 所需时间约为 25 周（6 个月）。

（三）制定减肥食谱

1. 减肥期间每日总能量摄入量

首先要算出李先生目前体重及生活状态下的能量需求量。根据李先生的身高、体重，按体表面积公式（或查体重、身高与体表面积的关系图）计算李先生的体表面积 = $0.006\,07 \times 172 + 0.012\,7 \times 90 - 0.069\,8 = 2.12\ m^2$。李先生 35 岁，查表 5-2 得到 35 岁男性的基础代谢率为 36.5 kcal/（$m^2 \cdot h$），则李先生一天的基础代谢能量消耗量 = $36.5 \times 2.12 \times 24 = 1\,857$ kcal。

表5-2　不同年龄的男性和女性的基础代谢率

单位：kcal/（$m^2 \cdot h$）

年龄/岁	男	女	年龄/岁	男	女
1	53.0	53.0	30	36.8	35.1
3	51.3	51.2	35	36.5	35.0
5	49.3	48.4	40	36.3	34.9
7	47.3	45.4	45	36.2	34.5
9	45.2	42.8	50	35.8	33.9
11	43.0	42.0	55	35.4	33.3
13	42.3	40.3	60	34.9	32.7
15	41.8	37.9	65	34.4	32.2
17	40.8	36.3	70	33.8	31.7
19	39.2	35.5	75	33.2	31.3
20	38.6	35.3	80	33.0	30.9
25	37.5	35.2			

也可以根据哈里斯 – 本尼迪克特（Harris-Benedict）公式计算基础代谢。其中，男性的基础代谢 = 66+13.7 × 体重（kg）+ 5.0 × 身高（cm）− 6.8 × 年龄（岁），女性的基础代谢 =65.5+9.5 × 体重（kg）+1.8 × 身高（cm）− 4.7 × 年龄（岁），因此，李先生的基础代谢能量消耗量 = 66+13.7 × 90+ 5.0 × 172 − 6.8 × 35 = 1 921 kcal，与查表 5-2 计算得到的 1 857 kcal 很接近。

身体活动水平（physical activity level，PAL）是指总能量消耗与基础能量消耗的比值，用以表示身体活动强度。每日能量消耗量＝基础代谢能量消耗量×PAL系数。根据李先生目前每天的工作性质，评定其身体活动水平为轻度运动（每周运动1~3天），参照表5-3得出李先生的PAL系数是1.38，因此，他每天的能量消耗量＝1 857×1.38=2 563 kcal。

表5-3 不同身体活动水平的PAL系数

身体活动水平	PAL系数
静坐少动（很少活动或不运动）	1.2
轻度运动（轻度运动，每周运动1~3天）	1.38
中度运动（中等运动，每周运动4~5天）	1.55
重度运动（剧烈运动，每周运动6~7天）	1.73

减肥期间每日的总能量摄入量以维持目前体重的基础代谢能耗为准，即1 857 kcal。此时，李先生每天的能量亏空＝2 563 － 1 857 =706 kcal。根据李先生的减肥进度，每周需要减去1 kg脂肪，按照1 g脂肪提供9 kcal热量计算，李先生每天所需能量亏空＝1×9 000÷7=1 286 kcal。因此，还需要通过运动额外消耗的能量=1 286 － 706=580 kcal。李先生每天还需通过运动消耗580 kcal的热量，基本上等于以5 km/h的速度跑步50 min左右，或以中低强度游泳40 min左右。

2. 三大供能营养素的总分量及三餐分配

建议碳水化合物、蛋白质、脂肪的供能比例分别为55%~65%、15%~20%和20%~25%。考虑到李先生已经是成年人，不存在生长发育额外的能量及生理需求，又是脑力劳动者，对碳水化合物的需求较多，脂肪和蛋白质适量即可，确定其每日三大供能营养素的比例为：碳水化合物60%、蛋白质20%、脂肪20%，根据减肥期间每日摄取总能量为1 857 kcal，则每天碳水化合物供应的能量为1 857×60%=1 114 kcal，每天蛋白质和脂肪供应的能量均为1 857×20%=371 kcal。再根据每克营养素供能情况（即食物热价，糖、蛋白质和脂肪的食物热价分别是4 kcal/g、4 kcal/g和9 kcal/g）计算每日需要量，则每天碳水化合物供应量为1 114÷4=278.5 g，每天脂肪供应量为371÷9=41.2 g，每天蛋白质供应量为371÷4=92.8 g。根据三餐的合理比例为3∶4∶3，则三大营养素供应量分别是：早餐和晚餐的供能比相同，都是碳水化合物278.5×30%=83.6 g、脂肪41.2×30%=12.4 g、蛋白质92.8×30%=27.8 g；而午餐的碳水化合物、脂肪和蛋白质分别是111.4 g、16.5 g和37.1 g。

3. 具体食品的选择和分量

根据上述一日三餐碳水化合物、脂肪和蛋白质的具体供应量，结合李先生家庭饮食习惯，在食物常见成分表中查出相应食物的成分并计算所需分量，即可得到李先生运动结合饮食控制所需要的食物分量。

4.具体减肥食谱的形成

通过上述步骤，最终形成李先生减肥期间的一日营养食谱（表 5-4，热量为 1 850 kcal 左右）。

表5-4　李先生的减肥食谱

餐次	食物	主要原料
早餐	牛奶一杯	牛奶 250 g
	花卷一个	富强粉 100 g
	鸡蛋一个	带壳鸡蛋 60 g
中餐	米饭一碗	大米 100 g
	芹菜炒干丝	芹菜 100 g，干丝 50 g
	青椒炒牛肉	青椒 120 g，瘦牛肉 80 g，花生油 10 g
	苹果一颗	苹果 200 g
晚餐	米饭一碗	大米 70 g
	鸡肉炒三丁	鸡胸肉 30 g，胡萝卜丁 30 g，土豆丁 30 g，豌豆 30 g
	清炒大白菜	大白菜 300 g，花生油 10 g
	柑橘一个	柑橘 80 g

减肥期间，合理的营养安排是保证减肥效果的重要因素之一，也是减肥成功以后维持正常体重、减少反弹的必要前提。但是由于人体的能量消耗量及食物热量无法像身高、体重那样容易用测量工具获得，所以会有一定偏差。一般早中餐不饱不饿，晚上睡前微微饥饿而不影响睡眠的感觉比较好，此外，需经常更换菜谱，做到食物丰富、种类多样化，以保证膳食平衡，避免出现营养素缺乏的情况。

三、饮食控制的记录与管理

饮食记录就是将饮食和运动的所有情况完整记录下来，开始时会觉得这些事既麻烦又费时，但只要坚持一段时间，就会从日记中发现自己往往在无意识下吃进了较多东西。因此，做好饮食控制的记录并随时修正饮食摄取量，对于形成和保持健康饮食习惯和运动习惯以及获得持久减肥效果具有重要作用。目前很多营养或健康 APP 都有记录饮食和运动的功能，帮助人们实现身材的自我管理。一般饮食日记的设计需要记录如下数据：姓名、性别、年龄、身高、体重、一日三餐、饮水量、运动量、睡眠情况、排便情况等。

2型糖尿病病人自我管理能力普遍偏低，但良好的血糖控制在很大程度上依赖于病人的有效自我管理行为。行为疗法在病人住院期间进行规范有序的理论知识教育，教育中重点关注病人最关心、最担心的问题，解决病人的实际问题，从而提高病人的学习兴趣及效果，使病人能熟练掌握肥胖、糖尿病的知识与自我行为管理技能。在病人出院后，干预组病人继续接受小组成员基于微信平台的随访管理，小组成员为病人提供定期的症状评估、持续健康教育和情感支持，使病人出院后也能感受到医院的人文关怀和健康服务，促使其对治疗更具信心，积极主动参与疾病管理，从而建立良好的自我管理行为。可见，饮食记录和管理对于自律性比较差的肥胖及糖尿病人群更加重要。

思考题

1. 什么是平衡膳食、健康膳食？平衡膳食包括哪几大准则？

2. 如何读懂食品营养标签？

3. 常用的减肥营养干预方法有哪些？

4. 简述低热量饮食和极低热量饮食、均衡饮食、地中海饮食、高蛋白饮食、低脂饮食和生酮饮食的概念和适用人群。

5. 何为减肥代餐食品？简述其利弊。

6. 制定减肥营养方案包括哪些具体步骤？

7. 如何计算某人的每日能量消耗量并制定包含运动在内的减肥饮食方案？

第六章

运动减肥实践及常见运动损伤和处理

本章导读： 运动减肥的根本目的是促进健康。如何保障运动减肥过程中的安全性？如何获得最佳的运动减肥效果？对于特殊肥胖人群和伴有肥胖相关疾病（如糖尿病等）的肥胖患者，应该如何科学减肥？只有通过规范的运动减肥操作流程，制定并实施合适的个性化运动处方，并根据运动减肥的监控结果适时调整运动方案，才能成功减重并避免反弹。此外，在运动过程中还可能遭遇意外损伤，甚至有生命危险。本章主要介绍了运动减肥操作流程、运动处方制定和实施、运动安全性的保证措施以及特殊人群运动减肥方案，还介绍了运动减肥注意事项及运动中常见损伤和处理等内容。

运动促进健康，但必须讲究科学。减肥运动要求安全和有效，安全第一，在安全的前提下追求有效。恰当的运动减肥处方是运动有效减脂、防治肥胖及肥胖相关疾病和促进健康的重要方法，也是运动安全的有力保障。

运动治疗肥胖症前需要对肥胖症患者进行全方位的问询、体检、测试和诊断，除了确定肥胖的发生原因，还需诊断肥胖性质（单纯性肥胖、中心性肥胖、病理性肥胖等）和程度，评估健康状况并测试运动能力和安全运动强度等。

一、运动减肥处方的制定流程

首先，应对肥胖症患者进行病史询问，以明确肥胖者肥胖的原因、性质和类型，并了解肥胖者目前的身体活动水平。其次，进行常规体格检查、B 超和递增运动负荷心电图等检查，以明确肥胖症患者的健康水平、安全运动强度和最大脂解运动强度（运动时脂肪供能最高的运动强度），从而保障运动减肥的安全性和有效性。最后，制定个性化的运动减肥处方，赋予减肥处方各要素（包括运动项目、运动强度、运动持续时间、运动频率、运动注意事项等）的具体内容，并阶段性地调整运动减肥处方。

（一）常规体检

常规体检的目的主要是对肥胖症患者的肥胖性质和程度做出明确诊断，包括检测糖脂代谢紊乱程度和是否存在肥胖相关疾病（如脂肪肝、高血压、糖尿病、冠心病等），以及通过检查某些内分泌激素的水平以明确肥胖的发生原因，如是否是性激素分泌紊乱或垂体瘤、库欣综合征等所致的病理性肥胖等。检查指标有以下几类。

1. 血液检查

血液检查指标主要是血脂、血糖、胰岛素和血尿酸。

肥胖症患者需要定期检查空腹血脂，尤其注意血液总胆固醇、甘油三酯、低密度脂蛋白水平是否升高，高密度脂蛋白是否低于正常值。血脂四项测试后加测载脂蛋白 A 和载脂蛋白 B 可进一步判断血脂代谢是否异常。成人空腹血脂正常值如下：TC 在 2.85~5.69 mmol/L（110~220 mg/dL），TG < 1.7 mmol/L（50 mg/dL），HDL-C > 1.04 mmol/L（40 mg/dL），

LDL-C < 3.12 mmol/L（120 mg/dL），apo A 在 110~160 mg/dL，apo B 在 69~99 mg/dL。

脂肪代谢紊乱最终也会引起糖代谢紊乱。肥胖症患者发生糖尿病和糖调节受损的比例远远高于健康人群。血糖检查指标包括空腹血糖、餐后 2 h 血糖、葡萄糖耐量试验。空腹血糖的正常值为 3.9~6.1 mmol/L。若空腹血糖超过 7.0 mmol/L 或者餐后 2 h 血糖超过 11.1 mmol/L，即可诊断为糖尿病。即使空腹血糖正常，大部分肥胖症患者也会出现糖调节受损，属于糖尿病前期，包括空腹血糖受损（空腹血糖在 6.1~7.0 mmol/L，但糖耐量正常）或糖耐量异常（空腹血糖正常，但服糖后 2 h 血糖在 7.8~11.1 mmol/L）。口服葡萄糖耐量试验是目前国际公认的诊断糖尿病及糖调节异常的"金标准"，以了解胰岛 β 细胞功能和机体对血糖的调节能力。必要时还可检测血清糖化血红蛋白水平，以明确过往 2~3 个月血清葡萄糖的水平。

肥胖症患者常伴有空腹血胰岛素异常升高。血液内存在高浓度的游离脂肪酸会降低骨骼肌、肝脏对胰岛素的敏感性，出现胰岛素抵抗，可导致胰岛素代偿性分泌增多。对肥胖症患者而言，空腹血胰岛素的检测结果较之空腹血糖更为敏感。肥胖早期，胰岛素代偿性分泌增多能维持血糖的相对稳定，但随着肥胖程度的加重，血糖异常开始显现。

此外，肥胖症可能伴有血尿酸升高，而高尿酸血症患者常伴有血脂异常、高血压等疾病。检测血尿酸水平可以鉴别肥胖症患者是否已并发痛风或存在并发痛风的隐患。

2. 临床检查

临床检查主要是 B 超检查肝功能和心脏彩超检查心脏功能。

肥胖症患者常伴有脂肪肝。肥胖引起的脂肪肝绝大部分都是可逆的，但如果继续维持这种状态且脂肪肝程度随肥胖程度加重而逐渐加深，则可能发展成肝纤维化或肝硬化。肝脏 B 超是最简单、有效的检查是否存在脂肪肝、肝纤维化及其严重程度的方法。肥胖对心脏的功能和结构都有影响，如心脏泵血功能下降、心室肥厚等。通过心脏彩超检查可发现肥胖引起的心脏结构（左心室肥大等）以及功能变化（心输出量降低、射血减少、返流等）。

（二）运动负荷试验，以确定安全运动强度

1. 运动负荷试验的必要性和重要性

运动负荷试验是制定个性化运动减肥方案的核心环节。通过运动负荷试验描记完成逐渐递增的各级负荷心电图，以了解肥胖症患者的心脏功能和运动能力，包括其运动强度范围、心脏储备能力、心血管系统是否存在严重的病理改变等。若受试者有高血压、冠心病或脑血管病变，则运动强度过大可导致严重后果，如心绞痛、心梗，甚至心源性猝死。

更重要的是，运动负荷试验不仅能比较客观地评价个人的健康状况和运动能力，而且对肥胖症患者所能承受的运动强度也有十分明确的指示。此外，通过测定运动过程中各级负荷的血乳酸值，还可计算个体无氧阈或乳酸阈水平，从而确定最大脂解运动强度。

2. 运动负荷试验操作方法

运动负荷试验主要有两种：跑台试验和功率自行车试验。一般认为跑台试验比功率自行车试验更能带动全身肌肉群参与运动，所测结果更能反映实际运动强度，图 6-1 显示了进行中的平板跑台试验。对于自身负重明显的肥胖症患者，平板跑台试验更安全。试验前，描记受试者安静状态 12 导联心电图。若无异常，方可进行运动负荷试验。跑台以 4 km/h、6 km/h、8 km/h 的速度逐级递增，坡度为 0，每级负荷持续 2 min，每级负荷结束暂停 10 s，描记即刻心电图，并继续下一级负荷试验。若受试者难以承受该运动强度，心电图记录出现频发性心律失常、ST 段下移超过 0.1 mV 等具有诊断意义的图形，应立即终止试验。如无异常，则在心率超过心率储备的 40%［安静心率 +（最高心率－安静心率）× 40%］或受试者无法继续坚持运动时停止试验，每级负荷结束时取指尖血测定血乳酸浓度。

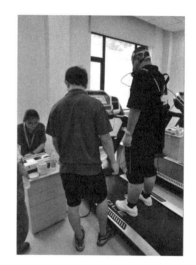

图6-1 平板跑台试验

运动负荷试验可配合使用其他仪器设备，获取更多数据资料。例如，心率表遥测实时心率，气体代谢分析仪收集并分析试验中受试者的气体成分改变，计算其呼吸商（respiratory quotient，RQ）和摄氧量的变化。RQ=0.7，表示所利用能量 100% 来自脂肪；RQ=0.85，表示所利用能量来源于等量碳水化合物和脂肪；RQ=1.0，表示所利用能量 100% 来自碳水化合物。结合心率和呼吸商的数值，就可以明确个体的运动能力和运动过程中的能量动用特征。

3. 运动负荷试验的禁忌症

若肥胖症患者存在以下症状或条件，禁止其进行递增运动负荷试验：①安静状态下心电图存在明显异常；②近两周内曾有心绞痛发作；③伴有严重高血压、严重甲状腺机能亢进或甲状腺机能减退；④妊娠期，尤其是妊娠中后期；⑤糖尿病合并动脉粥样硬化或酸中毒；⑥感染性疾病急性期；⑦空腹时间超过 12 h；⑧无法进行运动负荷试验。

4. 终止运动负荷试验的依据

终止运动负荷试验的依据包括：①心电图出现具有诊断意义的图形，如心律失常、ST 段下降超过 0.1 mV、T 波低平或倒置等；②血压升高明显超标或血压下降；③出现胸痛、胸闷、心慌、呼吸困难，即使心电图和血压无明显异常变化；④达到次极限心率，心电图未见明显异常；⑤受试者无法继续完成运动负荷试验；⑥受试者要求停止运动负荷试验。

5. 运动负荷试验的注意事项

运动负荷试验的注意事项包括：①运动负荷试验过程中必须由专人严密观察受试者的表情，发现异常情况时应立即停止运动负荷试验；②运动负荷试验过程中必须由专人负责心电图观察和记录，由专人测量血压；③增加负荷应遵循循序渐进的原则，增加运动负荷时，需等受试者适应新增负荷，并进入稳定工作状态方可进行下一级负荷运动；④心血管系统已有慢性疾病明确诊断者，运动负荷从空载开始；⑤测试时应配备必要的抢救器械、设备和药品；⑥运动负荷试验至少有一名具有资质的心血管临床医师参与工作；⑦停止运动负荷试验后，受试者至少在实验室观察 30 min，离开实验室前应记录一次 12 导联的安静心电图。

（三）运动处方制定及实施

运动减肥处方的制定就是赋予减肥处方各要素（包括运动项目、运动强度、运动持续时间、运动频率、运动注意事项）以具体内容，并阶段性地调整运动减肥处方。

1. 运动项目

（1）合适运动项目的特点

第一，合适的运动项目必须是运动减肥者感兴趣的，避免厌烦情绪影响运动及减肥效果。第二，运动强度要适宜，主要是中等强度的有氧运动。第三，选择大肌肉群参与的动力型、节律性运动以及多个项目的结合。有研究显示，不同运动项目相结合的方式可以消除参与者的枯燥感。因此在运动治疗肥胖症的过程中，选择多种运动项目相搭配，可以提高肥胖症患者参与运动减肥的积极性。如可选择快走加游泳，快走还相当于完成了部分准备活动和整理活动。第四，避免运动中下肢负重。肥胖症患者由于下肢关节负荷大，容易发生膝关节和踝关节损伤。因此他们不宜多做涉及下肢关节负重的运动。在一周的运动安排中，选择可以使不同部位受力或者动员不同肌群的运动。

（2）某些运动项目的应用

水上运动项目：对于肥胖程度较为严重者，以及膝、踝关节有磨损的肥胖症患者，在运动治疗初期多选择水上运动项目，如游泳、水中健身操等。由于浮力作用，人体的重力大约可减轻 65%，从而大大降低了肥胖症患者各关节的负荷，使得他们能更好地保护关节，伸展肢体，身体柔韧性也能得到最大限度的发展。此外，水中运动的能量消耗较大，而且从心理角度考虑，在水中进行体育活动可以使肥胖的身体掩盖于水中，避免了动作不协调而导致的心理障碍，从而增加患者自信心。重度肥胖症患者在减肥初期尽量避免过多的跑、跳跃动作，待肥胖程度下降后可以适当加入慢跑、趣味性球类运动。

中等强度抗阻训练：它是目前的研究热点之一，通过增加肌肉质量以提高基础代谢率。研究人员通过微渗透技术（将微透析探头植入腹部皮下脂肪）观察抗阻训练后的脂肪代谢情况，发现中等强度的抗阻训练能提高全身能量消耗以及促进脂肪氧化。抗阻训练可增加肌肉体积，提高基础代谢率，通过增加能耗而减脂。但负荷过大的抗阻训练难以坚持较长时间，很难达到减少体脂的目的。

HIIT：采用大强度间歇运动进行减肥也是目前的研究热点。它可使基础代谢加强，总能量消耗增加。这种方法对肥胖症患者的健康状况和运动能力要求较高，适用人群不如有氧运动广泛，需要综合锻炼者的体质、运动基础、有无疾病等来决定。肥胖症合并糖尿病或脂肪肝患者、缺乏锻炼人群进行 HIIT 时发生心血管意外的风险较高，盲目进行 HIIT 可能导致严重后果，方法操作不当也容易引起运动损伤。因此，对重度肥胖人群亦不提倡采用此方法。

抗阻训练与有氧运动的结合：有氧运动配合一定的抗阻训练进行减肥，可以明显降低体脂，增加瘦体重和肌肉力量。适宜的抗阻训练能提高静息状态的代谢水平，增加能量消耗。运动减肥实践中发现，一段时间的有氧运动减肥后，重度肥胖症患者上臂后侧因皮下脂肪消耗较快可出现皮肤松弛现象（蝴蝶袖）；而每天增加短时间力量练习后，皮肤松弛明显改善，上臂肌肉肥大，有效减轻蝴蝶袖。为了取得事半功倍的效果，先进行中等强度的抗阻训练消耗肌糖原，再进行长时间的有氧运动可更有针对性地消耗体内脂肪。

2. 运动强度

运动治疗肥胖症必须掌握适宜的运动强度，这是提高减肥效果的关键所在。研究指出，治疗肥胖症的运动强度应从患者的年龄、肥胖症严重程度等实际情况出发，在充分掌握患者其他资料（如是否存在肥胖并发症、并发症严重程度、个人身体素质、运动能力等）的前提下，确定适宜的运动强度。运动强度不宜过大，如快跑、快速游泳、球类竞赛等对肥胖症患者来说就不是合适的运动减肥方案。这是因为：①运动强度过大，肥胖症患者能坚持的运动时间短，使得机体的能量消耗不高；②运动强度过大不利于体内脂肪的消耗，且大强度运动时机体会消耗更多糖原参与无氧代谢，导致血糖下降，食欲增加，体内乳酸堆积亦不利于脂肪的氧化分解；③对于肥胖症患者而言，运动强度过大可能存在某些安全隐患，容易造成运动损伤。但是，运动强度过小的运动项目也不适合减肥。因为运动强度过小，总的能量消耗过少，也不可能达到理想的减脂效果。一般来说，若肥胖程度较高，运动减肥开始时的强度要控制在较低水平。一方面，重度肥胖症患者在进行运动负荷试验时，随着运动强度的增加，体内脂肪的消耗减少而碳水化合物的利用增加。因此，进行中小强度有氧运动可以更多地以脂肪分解供能，同时也不容易产生饥饿感，有利于运动减肥取得理想效果。另一方面，长时间进行中小强度有氧运动也利于保障运动减肥过程中的安全性，预防运动损伤的发生。

运动强度设置的主要依据是体格检查和运动负荷试验，选择既消耗脂肪又保证运动安全的强度范围，从而科学地确定运动强度。总体来说，制定时需要重点考虑"有效消耗脂肪"和"防止运动伤害"两方面问题。因此，最佳运动强度既应保证总能量消耗多，这需要将强度控制在无氧阈值之下，从而使运动中更多利用脂肪供能；又应在肥胖症患者健康状况和运动能力能承受范围内。

运动强度大多采用心率、最大心率百分比和最大摄氧量百分比表示。确定运动强度最方便也较为准确的方法是监控心率，心率在一定范围内（40~150 次 /min）和运动强度呈正相关，即运动强度越大，心率越快。但最高心率百分率法确定的目标心率没有考虑到肥胖者的个体差异，而不同个体间安静心率的范围可能存在很大差异。因此，采用心率储备（最大心率—安静心率）百分比作为运动强度监控指标更准确，推荐首选此方法。肥胖症患者运动强度的上下限分别设为心率贮备的 40% 和 20% 为宜，即靶心率下限 =（最大心率—安静心率）× 20%+ 安静心率，而靶心率上限 =（最大心率—安静心率）× 40%+ 安静心率。最大心率 =220 — 年龄。例如，年龄 20 岁，安静心率为 70 次 /min 的人，最大心率为 220 — 20=200 次 /min，其适宜运动减肥强度的上限为动用 40% 的心率储备，即 70+（200 — 70）× 0.4 =122 次 /min；下限为动用 20% 的心率储备，即 70+（200 — 70）× 0.2 =96 次 /min。也就是说，他参加运动时适宜心率在 96~122 次 /min，此运动强度安全、有效。

最大摄氧量是指心肺充分动员时，机体所能摄取和利用的最大氧量，其大小取决于心肺摄取氧、血液运输氧和肌肉利用氧的能力。有研究指出，治疗肥胖症的运动强度应在最大摄氧量的 50%~70%（或最大心率的 60%~80%），能取得理想效果，这是因为此范围内的运动强度是最大脂解运动强度，脂肪氧化速率最大。但在进行最大摄氧量的测试时，必须严格要求测量仪器和测量环境，测试人员也要熟练地掌握测试技巧，否则，测量的结果误差会很大。测量最大摄氧量的方法有直接测量法和间接测量法两种。常用间接测量法，其通常是根据受测试者 12 min 跑的成绩推算出最大摄氧量，但肥胖程度高的患者很难完成这一测试过程。

3. 运动持续时间

运动持续时间也是影响运动减肥效果的重要因素。肥胖症患者必须持续一段时间的运动才可能有较好的减肥效果。运动持续时间需依据运动强度进行调整，运动强度较低时，运动持续时间相应延长才能达到好的减肥效果。原则上，有氧运动的持续时间不少于 30 min，而运动减肥处方的单次持续时间以 1.5~2.5 h 为宜。因为体内脂肪氧化分解是一系列酶促反应，脂肪氧化分解所需脂肪酶的活性在运动 20 min 后才逐渐上升，在运动 40 min 后达到较高水平，使脂肪供能比明显增加，而运动 3 h 后脂肪供能比几乎达 100%。所以，在制定运动减肥处方时，尽量选择一次较长时间的运动，这会比多次短时间的运动更有效。当然，这并不意味着健身运动持续时间越长，效果就越好。运动减肥过程中不应出现非常疲劳和饿的感觉。那些凭兴趣而任意延长运动时间的肥胖者，不一定获得更好的减肥效果，甚至出现减肥效果变差的情况。

运动减肥必须遵循循序渐进的原则，主要是指运动时间和运动强度两方面：运动时间由短到长，有氧运动从每次 0.5 h 逐步增加到 2 h；运动强度也需逐渐增加，因为肥胖症患者很少进行长时间的体育活动，刚开始运动减肥时只能维持小强度运动，等到适应后再逐步增加至目标强度，使能量消耗从低水平过渡到高水平。一般来说，运动强度和运动时间的递增需要一周左右的适应期。

4. 运动频率

每周运动的天数即每周运动频率，它也影响运动减脂效果。推荐肥胖症患者的运动频率为每周 3~5 d 的有氧运动。若运动强度较大，则可减少运动频率，每周运动 3 d；运动强度较小，则增加运动频率，每周运动 5 d。若每周 5 d 以上进行较大强度的运动，则骨骼肌的损伤概率较每周运动 3 d 显著增加。

5. 注意事项

每次运动前和运动结束后，都需要进行一定时间的准备活动和整理活动。在正式开始运动前，一定量的准备活动能使肥胖症患者体温以及肌肉温度升高，降低肌肉黏滞性，使骨骼肌的收缩反应及反应速度增强，防止运动时肌肉痉挛及运动损伤的发生。而运动后的整理活动通过一系列的放松练习和拉伸练习，加快肌肉乳酸清除和放松肌肉，从而避免运动后肌肉酸痛等情况的发生。

运动减肥时，最好由专业人员在训练场地进行医务监督。工作中做好详细记录，以便能及时、全面地掌握肥胖症患者的伤病情况和身体状态。同时，通过心率表遥测并监控运动强度，依据各部分训练计划，保证靶心率范围维持的时间和连续性。根据训练计划和身体反应安排休息和提醒补水，运动中可补充含钠、钾、钙等离子的运动饮料。此外，若减肥前肥胖症患者存在空腹血脂、血糖和胰岛素异常或诊断出肥胖并发症，应每个月复查空腹血液指标。对于已合并严重心血管系统病理变化、严重代谢紊乱的单纯性肥胖症患者，应加强临床医学对合并疾病的治疗，做到定期复查，并调整运动处方。

6. 阶段性地调整运动减肥处方

经过一段时间的运动减肥后，肥胖症患者的运动能力提高，此时安静心率、完成相同运动强度的心率均明显下降，如果还用原定的目标心率作为强度监控依据，会影响运动减肥效果。因此，运动减肥过程中最好间隔一段时间（如三个月）进行一次运动负荷试验，重新确定最恰当的监控运动强度的目标心率，并据此对运动处方进行调整。

二、肥胖患者个性化运动减肥处方举例

男性肥胖患者王×，体重 90 kg，身高 1.75 m，BMI 为 29.4 kg/m^2，体脂率 35%，请为他制定一个合并饮食控制的运动减肥处方。

（一）首先确定该男性的肥胖性质、程度和健康状况

首先要明确该男性是单纯性肥胖，即多吃少动造成的肥胖。BMI 为 29.4 kg/m^2，体脂率 35%，可判定为中度肥胖。通过血糖血脂指标检测、血压测量、心电图和肝脏 B 超检查等，发现王×空腹血糖升高，但未达到糖尿病诊断标准；血脂升高，达到高脂血症诊断标准，脂肪肝；血压正常，没有高血压。

（二）确定安全运动强度和有效运动强度

若有条件可通过运动负荷试验确定其安全运动强度。在运动负荷试验过程中，多点采指尖血并检测血乳酸水平，可获得最大脂解运动强度。若没有运动负荷试验的检测条件，可根据经验选择心率储备 20%~40% 的运动强度，以保证安全性。事实上，大多数人可选择中等强度运动。

（三）制定运动减肥处方

运动处方包含 6 个基本要素，分别是运动项目、运动强度、运动持续时间、运动频率、运动注意事项和运动方案的调整。运动处方的制定就是确定上述各要素的过程。

以该肥胖男性每周减重 0.5 kg 为例，消耗约 700 kcal 能量可减少 0.1 kg 体重，因此每周需消耗 3 500 kcal 能量。经问询，该男子会游泳，愿意采用游泳、快走和抗阻训练的运动方式，以及适度控制饮食（每日减少 100 kcal 的摄入量）来减重。因此，一周运动要消耗 2 800 kcal+ 饮食少摄入 700 kcal = 3 500 kcal。我们制定了他的运动减肥处方，各要素分别如下。①运动项目：以有氧运动游泳、快走和跳操为主，合并抗阻训练。②运动强度：中等运动强度。③运动频率：1 周 5 次有氧运动，2 次抗阻训练。④运动持续时间：每周进行 5 次有氧运动，每次 40 min 游泳或 55 min 快走，以及每周 2 次利用哑铃等器械的抗阻训练（每次 2 组，每组重复 8~12 次）。因为 90 kg 体重成年人完成 1 小时中等强度游泳或快走分别消耗约 700 kcal 和 500 kcal 能量，所以每次有氧运动可消耗约 440 kcal 能量，5 次共消耗 2 200 kcal；而每次抗阻训练消耗约 300 kcal 能量，2 次 600 kcal；合计 2 800 kcal。⑤运动注意事项：出现不适（如胸痛、胸闷、心慌等）要降低运动强度或停止运动；运动前进行

准备活动，运动后进行整理活动；穿合适的鞋；不要在雾霾天运动；运动后要保暖等。⑥运动方案的调整：经一段时间运动后，可检查减重效果，适时做出调整。

此外，运动减肥常与饮食控制同时进行，以使减肥目的更易达到，减肥效果更持久。因此，本例中该男性每日的能量摄入量在基础代谢的基础上减去 100 kcal，其基础代谢可由简易基础代谢计算公式得出，如经典的 Harris-Benedict 公式。王 × 每周很少运动或不运动，是静式生活方式，其基础代谢占个体总能耗的 80% 左右。按"基础代谢能量消耗量 — 100 kcal"来确定每日的总能量摄入量。以下为王 × 运动处方样例，其中表 6-1 显示了王 × 的运动和饮食安排。

王 × 的运动减肥处方

性别：<u>男</u>　　体重：<u>90 kg</u>　　身高：<u>1.75 m</u>　　BMI：<u>29.4 kg/m²</u>　　体脂率：<u>35%</u>

健康损害情况：<u>空腹血糖升高、高脂血症、脂肪肝，无糖尿病、无高血压</u>

拟减重速度：<u>0.5 kg/ 周</u>　　　　运动类型：<u>有氧运动 + 抗阻训练</u>　　　　运动强度：<u>中等</u>

运动项目：<u>游泳、快走、抗阻训练</u>　　　　运动频率：<u>1 周 5 次有氧运动、2 次抗阻训练</u>

表6-1　王×的运动和饮食安排

时间	运动安排	饮食安排
周一	游泳 40 min	
周二	快走 55 min	
周三	抗阻训练，共耗时约 30 min	
周四	游泳 40 min	1. 每日减少 100 kcal 能量的摄入； 2. 保持健康人饮食的三大能源物质比例，并注意营养全面，选择粗粮和杂粮，避免微量元素和维生素的缺乏等
周五	快走 55 min	
周六	游泳 40 min	
周日	抗阻训练，共耗时约 30 min	

注意事项：①请在锻炼时监测自己的心率，使其保持在靶心率范围内；②注意平衡饮食，保持健康、乐观的心理状态；③运动时出现异常，应立即停止运动，并及时就医；④定期复查血糖血脂水平并进行 B 超脂肪肝检查。

三、运动减肥效果的评价

运动减肥的根本目的是减脂、促进健康，评价减肥效果不仅包括身体形态指标的改善，同时需考虑健康指标的改善及其改善程度。此外，减肥成功的判断指标还应包括复胖问题。若减肥成功一年内出现复胖，则不认为是真正的减肥成功。也因此，有关控制体重等的健康教育和健康生活方式的形成才显得尤为重要。所以，评价运动减肥的效果应包括两个方面：一是反映当时减肥后肥胖程度和健康状况的指标，二是反映良好生活习惯的指标，这是避免减肥成功后复胖的有效措施和保障。

（一）减肥后肥胖程度和健康状况的检测

检测指标包括以下五项。①BMI、体脂率和腰围、腰臀比的检测；②糖代谢指标：空腹胰岛素降至正常范围，血糖正常，胰岛素敏感指数明显上升；③脂代谢指标：空腹血脂四项（TG、TC、HDL-C、LDL-C）在正常范围，血浆致动脉粥样硬化指数下降；④脂肪肝：肝脏B超显示脂肪肝明显减轻，甚至痊愈；⑤心血管机能：安静心率和定量负荷运动后的心率明显下降，动脉血压处于或趋于正常范围，提示心血管机能明显改善；⑥骨骼肌和骨：瘦体重增加，提示骨骼肌肥大、骨强壮。

（二）良好生活习惯的检查

肥胖症患者要养成良好的生活习惯，形成适量运动、合理营养、平衡膳食的健康生活方式，这是避免减肥成功后复胖的有效措施，只有这样才能实现真正意义上的成功减肥。通过健康教育，肥胖症患者才能对肥胖症的发病原因、对人体健康的危害、科学合理的减肥方法有足够的认识，才能从内心深处知晓养成健康生活方式的重要性以及如何养成健康生活方式。

此外，若减肥前肥胖症患者存在空腹血脂、血糖和胰岛素异常或存在肥胖相关疾病，则需每个月复查空腹血液指标。对于已合并严重心血管系统疾病、糖尿病等疾病的单纯性肥胖症患者，应加强临床医学对合并疾病的治疗，做到定期复查，严格制定和执行个体化运动处方。

四、运动减肥中的其他注意事项

（一）减重平台期的处理措施

很多患者在减肥过程中会遇到减肥停滞期或平台期，虽然每天都严格按照减重方案进行训练，但是体重却长达一两个月没有变化或是只有小幅度下降，有时甚至会出现体重上涨的情况；还有就是虽然用水果餐进行调整，或是进行摄入量调整，但是体重还是毫无变化。

1.出现减重平台期的原因

减肥时会根据每位患者的基础代谢调整每天的能量摄入量，使摄入量稍微低于基础代谢量，但机体在一段时间后会出现适应性变化，即提高对摄入能量的吸收利用，而且随着体重的减轻，肌肉可能会减少，导致基础代谢下降，也就是说经过一段时间后，能量消耗在下降，能量吸收在增加，所以，体重就开始停止下降，甚至小幅上涨，出现减重的平台期。

2. 减重平台期的处理

应该用积极乐观的态度去面对减重平台期。减重的平台期是一种正常现象，每个人在减重的过程中都会出现，只是不同的人平台期持续时间有所不同，有些人只有一周，有些人持续时间长达一两个月。乐观的心态能够使患者正确对待平台期，不至于选择一些比较极端的方法去减肥。只要不松懈，坚持规律饮食和规律运动，一定能突破减重平台期，体重还会继续下降。如何才能有效突破减重的平台期呢？可以从以下四个方面着手。

（1）调整饮食

饮食一定要正常，可以减少淀粉类食物的摄入，主食以粗粮为主，适当增加膳食纤维的摄入。每天的食物摄入量控制在 1 500 kcal 以内。在饮食上有这几个法则：①不能剧烈节食；②食物清淡，减少盐和味精的摄入量；③多喝水；④多吃高纤维的食物。在减重平台期，很多患者因为体重长时间不下降而选择不吃饭，或是用水果餐进行调整，这是不科学的。因为蔬菜和水果虽然能量低，但不能满足机体对蛋白质、脂肪和矿物质等多种基本营养物质的需求。

（2）调整运动方案

这是最重要的应对措施。如果患者长期只靠一种或两种运动方式进行减重，一段时间之后身体就会适应这项运动，出现能量节省化，那时同样的运动量就无法达到之前的减重效果。面对这种情况，有两个办法，一是加大运动强度（跑得更快）或运动负荷（跑得更远，如从 5 km 增加到 10 km）；二是改变运动方式，选择一种身体相对比较陌生的运动方式，如把跑步改为游泳，就会消耗更多的热量，达到较好的减重效果。

（3）适当增加肌肉力量训练

在保持之前中小强度有氧运动的基础上，每周增加 2~3 次针对肥胖部位制定的肌肉力量训练，使肌肉量增加、基础代谢率提高，则能量消耗也会增加，就能突破减重平台期。

（4）充足睡眠

通过保证充足睡眠（每晚 7~8 h）来突破减重平台期。因为充足睡眠有利于身体各项机能的恢复，也能提高机体的代谢能力。

（二）选择合适场地

一个适宜的运动场地对于提高运动者的运动效率和预防运动损伤有重要作用。运动场地应该是一个空气流通性强、运动功能性对口、环境好、安全和舒适的地方。该如何选择适宜的运动场地呢？

首先，根据不同的季节选择不同的运动场地。春秋季气候适宜，减肥运动更多选择在户外，一定要选择平坦、减震、防滑效果比较好的场地，如塑胶跑道、塑胶的篮球和羽毛球场地等。塑胶场地的防滑和减震效果更好，更有利于大体重患者进行运动，减少运动损伤的发生概率。夏季比较炎热，不适合在户外进行运动，可以选择空气流通较好的室内场地开展游泳和跑步运动。冬天也应选择室内的运动场地。

其次，可以根据运动者的体重大小选择运动场地。体重基数大的患者膝关节和踝关节的负重大、受压能力弱，在运动场地的选择上一定要防滑、减震，特别是减震；而对于小体重者来说，他们的课程以力量训练、塑形为主，应选择有专用力量训练区且力量训练区地上铺有专用训练地胶板的运动场地。

最后，也要根据患者的自身伤病情况进行选择。例如，下肢有损伤的患者最好进行游泳运动，有泳池大厅的室内恒温游泳馆最好；上肢有损伤的患者应选择跑步类运动，塑胶跑道最好。

（三）选择合适运动装备

一定要选择一双舒适透气的运动鞋，不仅鞋码要大小合适，而且鞋底一定要厚实、柔软，袜子尽量选择棉袜，避免不合适的鞋子造成足部和腿部的肌肉紧张，影响运动。必要时可使用专业的护肘、护踝和护膝等装备。

运动衣物要根据季节、天气、温度做选择，春夏秋天气较暖，衣物要轻便宽松，吸汗性强，不闷汗。倘若在阳光较好时进行运动，运动前要佩戴遮阳帽，以防晒伤。冬季天气寒冷，多穿几层轻便的衣物，便于运动时根据自身身体状态随时增减。在天气极度寒冷时，运动前可以选择穿一些毛料、棉料或者布料的衣服，但要保证透气性好。运动过程中很容易出汗，不能穿着过于厚重，运动前期也可佩戴手套和帽子，随着运动量增加而减少衣物，而且运动后要及时穿上衣物，注意保暖。

第二节 │ 运动减肥安全性的保证

保证肥胖者在运动减肥过程中的安全是重中之重，在安全得以保证的情况下，才能追求减肥效果，避免过大强度运动、过快减重对健康的不利影响（甚至可能导致心源性猝死）。通过运动负荷试验确定某人的安全运动强度是保证运动减肥安全性的重要措施，此外，运动过程中运动强度的监控以及充分的准备活动、整理活动都是保证运动安全性和预防运动中出现心绞痛、心梗甚至心源性猝死的有效措施。

一、通过运动负荷试验确定安全运动强度

递增运动负荷试验是评估运动风险、确定安全运动强度的最主要措施，可以保障运动减肥的安全性。

二、监控运动强度

（一）利用心率监控运动强度

在运动减肥的过程中可以由专人或自己测定运动中的心率，以了解运动强度、训练水平以及运动对心脏功能的影响等。通常采用触摸法测量脉搏，可在运动过程中于桡动脉或颈动脉处测得，记录 10 s 内的脉搏数，乘以 6，即为心率。如果测量停止运动 10 s 的脉搏数再乘以 6 计算心率，因运动停止后心率恢复很快，所以美国运动专家肯尼斯·库珀（Kenneth Cooper）建议在计算所得心率的基础上增加 10%，这样才能反映运动的实际强度。此外，亦可采用心率表遥测运动中的实时心率，或使用运动手表、运动手环及其他可穿戴设备记录运动心率以监控运动强度。

（二）采用主观疲劳感觉量表评价主观疲劳度

主观疲劳感觉（rating of perceived exertion，RPE）量表是瑞典科学家加纳·博格

（Gunnar Borg）于 1962 年提出的，故也有人称之为 Borg 量表（表 6-2）。RPE 量表已经由大量实验证明是科学、简易、实用的评估主观疲劳度的方法。它利用运动中的自我感觉来判定运动强度，表 6-2 中的 15 个等级有不同的运动感觉特征，各等级数乘以 10 后与达到该等级的心率大体上一致，由于二者有很好的相关性，因此近年来得到广泛的应用。对于有运动习惯的人来说，该规律的可靠性较高。运动者 RPE 评分在 12~15 分说明运动强度合理，中老年人 RPE 评分也应达到 11~13 分。

目前认为，确定合理运动强度的最好方法是把心率和 RPE 两种方法结合起来，先按适宜的心率范围进行运动，然后在运动中结合 RPE 量表来掌握运动强度。这样，在锻炼中不用停下来测心率也能知道自己的运动强度是否合理了。

表6-2　主观疲劳感觉量表

等级	自我感觉
6	休息
7	极其轻松
8	很轻松
9	
10	轻松
11	
12	有点吃力
13	
14	吃力
15	
16	很吃力
17	
18	
19	极其吃力
20	精疲力竭

三、充分的准备活动和整理活动

（一）准备活动

正式体育运动前所进行的各种身体练习称为准备活动。充分而适宜的准备活动能够使神经内分泌系统和内脏机能有一个预先的动员，使人体的温度尤其是肌肉温度有所升高，肌肉组织的黏滞性明显下降，使神经系统的调节能力得到提高，心理状态得到适当调整，从而在生理机能和心理上做好进行运动的充分准备。充分而适宜的准备活动是减少运动性损伤和意外事故的重要保证。

准备活动的程序是：第一步，先进行一般性热身运动。一般性热身运动以轻微强度运动为主，可以走、慢跑、做热身操、原地踏步等，达到微微出汗的程度。第二步，进行专门性热身运动。专门性热身运动针对性强，它的运动强度和技术动作接近所要进行的运动项目，如球类运动的带球练习、传接球练习，持拍项目的击球练习、步伐练习等。该部分热身运动主要使肌肉群、关节、韧带、各器官系统机能做好充分的准备。第三步，动态拉伸，拉拉韧带、肌肉、肌腱等软组织，提高机体的柔韧程度，防止运动过程中拉伤肌肉。动态拉伸不仅是以改善运动者柔韧性为目的，同时对力量、身体协调性、平衡能力均有一定的要求，从而使身体尽快进入最佳运动状态。

准备活动的强度由小到大，短暂休息后即可开始正式运动。准备活动的时间不能太短，要有一定的运动量。不同季节、不同运动项目和运动强度，准备活动所需的时间长短不同。健身运动的强度一般并不大，运动前准备活动的时间长短主要取决于环境温度的高低。环境温度较高的春末至初秋，准备活动的时间可适当短些，10 min 基本足够；环境温度较低的深秋和初春，准备活动的时间要适当延长，一般在 15~20 min；冬季的准备活动时间更应延长，直至体温上升、肌肉黏滞性明显下降为止。准备活动的时间长短也与要进行的健身活动的强度有关，如果体育健身活动的强度较大，准备活动的时间则应长些。准备活动不能出现运动性疲劳。

（二）整理活动

正式体育运动后所进行的各种身体练习称为整理活动。体育健身运动后的整理活动并不是可有可无的身体练习，恰恰相反，整理活动对于消除运动疲劳、减轻肌肉酸痛、促进身体机能恢复等非常重要。运动过程中肌肉组织的代谢过程（尤其是分解代谢）旺盛，为肌肉收缩提供足够能量，由此也产生了大量的代谢产物。肌肉组织中乳酸等代谢产物的堆积是运动后发生肌肉酸痛的主要原因。运动后适宜的整理活动对及时清除肌肉组织中的代谢产物十分有利，可更快消除运动性疲劳。

整理活动应遵循运动强度由大到小、由专项动作到一般动作过渡的原则，内容以放松练习为主，形式多样。根据所进行的体育健身活动的强度和运动项目不同，整理活动时间可在 10~20 min。起始活动应与刚结束的运动相衔接，通常采用有氧运动，如慢跑、有氧操和拉伸练习。整理活动中同样需要进行拉伸练习，该部分以静态拉伸为主，可以有效缓解肌纤维微细损伤带来的肌肉疼痛症状。此外，运动后进行整理活动可通过肌肉收缩的泵作用使运动时供应运动肌肉的大量血液回到心房，避免出现重力性休克。

第三节 | 特殊肥胖人群的运动减肥

特殊肥胖人群包括两类，一是特殊年龄段和事件的肥胖人群，如肥胖儿童青少年、肥胖老年人和肥胖妊娠期女性；二是患有某种肥胖相关疾病的肥胖人群，如患有骨质疏松症、糖尿病、高血压和心血管疾病等的肥胖人群。运动减肥是最重要的非药物干预手段，但特殊肥胖人群的运动减肥处方不尽相同。

一、肥胖儿童青少年

与成人不同，儿童青少年超重与肥胖的诊断推荐依据同年龄、同性别 BMI 的百分位数来界定。通常，BMI 位于同年龄、同性别第 85~95 百分位数的人群可诊断为超重，而位于 95 百分位数之上的人群可诊断为肥胖。推荐肥胖儿童青少年平均每天进行 60 min 以上的中高强度运动，主要是有氧运动，每周应包含不少于 3 天的高强度有氧运动（如竞技性运动）以及增强肌肉、骨骼的力量训练。不仅如此，还应限制久坐时间，特别是看电视、打游戏的屏幕时间，并保证充足睡眠，这样才能更好地实现减重和健康促进作用。在体重管理方面，除了饮食、运动等生活方式调整外，推荐以家庭为单位、父母或监护人共同参与的体重管理模式。

二、肥胖老年人

肥胖老年人指 65 岁以上的肥胖患者，老年人身体机能下降，多为肌少性肥胖（合并肌肉和骨量减少的肥胖），跌倒和骨折风险较大。肥胖老年人的减重治疗应使肌肉和骨的流失最小化，改变生活方式很重要，包括每日减少 500 kcal 能量摄入，增加足够蛋白质、维生素 D 和钙的摄入，以及每周至少 5 天的多组分运动（涵盖力量、耐力、柔韧和平衡的训练），以保持肌肉力量，促进骨骼健康，提高身体机能，从而预防跌倒及相关损伤和骨质疏松。推荐肥胖老年人每周进行 300 min 以上的中等强度有氧运动或 150 min 以上的高强度有氧运动。为了加强身体机能并防止跌倒，每周进行不少于 3 天的中等或高强度着重于力量训练和功能平衡的复合运动，力量增加、平衡增强都可降低跌倒风险。其中，肥胖老年人的力量训练应加强下肢肌力训练，而交替性单脚站立、走直线是增强平衡能力的有效方法，瑜伽、太极拳、五禽戏和八段锦可提高协调性及平衡能力。

三、肥胖妊娠女性

孕妇肥胖会增加妊娠高血压、妊娠糖尿病等的发生风险，且增加高危新生儿、巨大儿的发生风险，严重危害母婴健康。从备孕起直至妊娠结束，所有肥胖女性均应进行积极的体重管理，以达到优生优育的目的，鼓励肥胖女性在备孕期间通过饮食调整等生活方式干预积极控制体重。孕妇尤其是肥胖孕妇进行一定量的运动对孕妇及胎儿均有好处，可降低孕妇发生先兆子痫、妊娠高血压、妊娠糖尿病、产后抑郁及体重过度增加等的风险。同时，也减少新生儿并发症的发生风险。强烈推荐孕妇在孕期进行规律运动，每周进行 150 min 以上的中等强度有氧运动和肌肉强化活动。孕前保持高强度运动的女性，孕期及产后可继续进行该水平运动强度的运动。

四、患有骨质疏松症的肥胖人群

骨质疏松症患者如果身体状况较好，没有明显的其他慢性病，可以选择全身性的运动项目来减肥。运动时尽量选择户外运动，多晒晒太阳，如走路、慢跑、有氧操、体育游戏等运动方式，既可以达到锻炼的目的，又能相对地保障安全。若身体状况较差或有其他慢性病，则可选择局部身体运动，且运动量与运动强度以自身身体状况能承受为原则。运动刚开始时要缓慢进行，待身体适应后再逐渐加快，若感到不适要立即停下来进行调整。

除了规律性的有氧运动外，可增加一些抗阻训练，以有氧训练为主、力量训练为辅助，每天持续 60 min 左右的有氧训练具有良好的减肥效果，每周安排 2~3 次的抗阻训练有利于增加骨密度，改善骨质疏松的症状。在力量训练过程中，最好有专业教练的指导。

五、患有糖尿病的肥胖人群

中国已成为全球糖尿病患者最多的国家，其中绝大多数是肥胖所致的 2 型糖尿病。2016 年 11 月，美国糖尿病学会发布了体力活动 / 锻炼和糖尿病的立场声明，指出"维持一定的运动量是糖尿病患者和糖尿病前期患者管理血糖的重要手段"，包括适当运动、增加生活中的体力活动、减少久坐少动行为等。

（一）适当运动

中等至较大强度的有氧运动可以显著降低糖尿病患者的心血管疾病死亡率和全因死亡

率。2016 年美国糖尿病学会建议将"每周进行 150 min 的中等至较大强度的有氧运动"作为糖尿病患者以及糖尿病前期患者的常规运动量。青年患者或是有一定运动基础的患者可进行等同于 9.7 km/h 强度的较大运动强度，每次持续 25 min，每周累计 75 min 可达到同样的效果。除了有氧运动，糖尿病患者建议每周进行 2~3 次抗阻训练，采用小负荷、多次数、多组数的原则，规律开展抗阻训练。因为肌肉力量降低是糖尿病的独立危险因素，肌肉力量低下会使糖尿病患者运动能力下降，加重病情，并有死亡风险。因此，能增加肌肉力量、耐力以及体积的抗阻训练可改善 2 型糖尿病患者的血糖水平、IR、体脂、血压、力量和瘦体重。而且，在有氧运动前先进行抗阻运动可以减少低血糖的风险。此外，柔性训练（如瑜伽、太极等）可以增加糖尿病患者的柔韧度和平衡性，并愉悦心情，降低患者出现运动损伤的概率。推荐每周锻炼 2~3 次，每次运动时间维持在 30 min 左右。

（二）增加生活中的体力活动和减少久坐少动行为

2 型糖尿病患者在生活中应有意识地增加体力活动。例如，用骑自行车的方式代替开车或是打车；成年患者每日步数不应少于 5 000 步，应尽量超过 7 500 步。此外，还应减少久坐少动行为。糖尿病患者或者高危人群的久坐习惯与血糖控制欠佳及多种代谢风险相关，会增加死亡风险。2016 年美国糖尿病学会立场声明中新增独立段落描述减少久坐时间的益处，并建议糖尿病患者每 20~30 min 起身站立或短暂活动，较之前提出的"每小时起身站立或活动 1 min"的建议有所更新。

（三）糖尿病患者运动注意事项

患有糖尿病的人群在运动中既要避免血糖过高，也要避免运动中出现低血糖，甚至发生低血糖休克。糖尿病患者的低血糖可发生在运动过程中，也可在运动后出现延迟性低血糖，需加强运动前、后和运动中的血糖监测，一旦出现头晕、心悸、乏力、手抖、出冷汗等低血糖症状，应立即停止运动并及时进行补糖等处理。运动前的血糖水平最好在 120~180 mg/dL，长时间运动过程中可补充适量碳水化合物，以避免低血糖。此外，运动中的补液也极为重要，采用少量多次原则补充液体，即每隔 15~20 min 补液 150~250 mL。如果一次补液太多，可能会出现胃部不适、胃痛甚至恶心呕吐等现象。另外，应当注意水温不宜太低。

六、患有心血管疾病的肥胖人群

心血管疾病包括冠心病、高血压、动脉粥样硬化等，仍然是目前全球第一位的死亡原因。患有高血压的肥胖人群，运动强度宜小不宜大，减肥运动以放松性质的练习为主，低强度运动可明显降低收缩压。最好每天运动 30~60 min，每周 5~7 次。运动中保持精神放松、心情愉悦、动作有节律，运动不宜过猛，避免使用爆发力，不要过度憋气，运动与休息要过渡进行，避免运动疲劳。运动中要注意补充水和无机盐。运动结束后要观察心率与疲劳感是否能在规定时间内恢复或消除，以确定是否需要调整运动强度与运动量。对于患有冠心病的肥胖人群，最好选择间歇性运动，然后根据身体情况再逐渐增加运动持续时间，每天适度运动 30 min 左右，快走效果最好。在保证营养摄入充足的情况下，尽量减少脂肪和胆固醇的摄入，不仅能减肥，还能降血脂、减轻动脉粥样硬化程度和促进血管通畅等。

第四节 常见运动损伤及处理

　　健康人群在运动时因热身不足、防护措施不到位等各种原因，可能发生运动损伤（如肌肉拉伤、骨折、出血等），严重者甚至会出现休克、猝死等。肥胖人群由于体重过大或并发多种慢性病（如糖尿病、高血压、冠心病等），在运动过程中所面临的运动伤害风险较健康人群更大。而一旦发生运动损伤，会给运动减肥的开展带来很多困难，甚至不得不暂时放弃运动。

一、肥胖者发生运动损伤的原因

　　肥胖者发生运动损伤的原因是多方面的，一般认为包括：①脂肪过度堆积，使身体灵活性下降；②体重过大，使骨关节承受压力过大；③运动方式不合理；④运动负荷（运动量和运动强度）不当；⑤缺乏热身运动和整理活动；⑥思想紧张，注意力不够集中；⑦场地、环境选择不当；⑧疲劳性损伤；⑨技术动作不娴熟；⑩运动装备有缺陷；等等。

二、预防运动损伤的措施——热身运动和整理活动

　　热身运动和整理活动是运动前、后不可或缺的重要组成部分。科学合理的热身与整理活动安排可以有效预防和减少运动伤害的发生。

三、常见运动损伤的处置原则

　　运动损伤发生时会引起疼痛、肿胀、炎性反应等症状。为防止这些症状加重所采取的应急手段被称为"应急处置"。应急处置一般遵循"PRICE"原则进行，即：P——protection（保护），R——rest（休息），I——ice（冷敷），C——compression（加压包扎），E——elevation（抬高肢体），共五个方面。

（一）保护

保护受伤部位，避免二次损伤。受伤后应立即停止运动，就地平躺或坐下。制动可以控制肿胀和炎症，减少出血或避免再次受伤。如条件允许，使用绷带、支架、石膏等把已经处置的患部固定两三天，就可以很好地保护受伤部位。

（二）休息

运动损伤后立即停止运动，忍痛继续运动会使康复时间成倍增加，并可能出现后遗症。需要注意的是，在亢奋运动过程中，对于疼痛的感知能力可能会降低，比如脚踝扭伤时的疼痛可能很微弱。

（三）冷敷

用冰冷敷受伤部位 20~30 min（或感到麻木即止），每小时 2 次，持续 24~48 h。冷敷可帮助收缩血管，减少受伤部位的血流量，减少内出血、积液或瘀血，并可减轻疼痛和痉挛，也可减少机体组织坏疽的产生，在受伤后 4~6 h 所产生的肿胀也会得到一定程度的控制。应急情况下可使用冷冻气雾剂、冰激凌、冷水冲或泡等其他冷敷材料或方法。

（四）加压包扎

用绷带缠紧扭伤部位以固定冰袋。冰袋取走后仍用绷带缠紧该部位，减少可能的运动，但不可太紧，以减少肿胀。加压包扎的作用是使患部内出血及淤血现象减轻，防止液体渗出到组织间隙，从而减轻出血、肿胀。加压包扎有很多方法，常用的有环形法、蛇形法和螺旋形法。包扎中的注意事项包括：①绷带应松紧适度，过紧容易造成组织缺血坏死，过松又起不到包扎作用。打好绷带后，检查身体远端有没有变凉或肿胀等情况。②紧急状况下可用袜子、毛巾、床单、窗帘等生活用品临时代替绷带包扎。

（五）抬高肢体

尽量抬高患肢，使局部血液及时回流，减少瘀血。将患肢抬高至略高于心脏的位置可有效减少流向损伤部位的血液量，并促进静脉回流，从而减轻出血、渗出，缓解肿胀疼痛症状。

四、常见运动损伤及处理方法

（一）皮肤外伤

运动伤害中皮肤外伤较为常见，按损伤类型可分为闭合性损伤和开放性损伤。闭合性损伤一般由钝器撞击引起，可导致轻微挫伤，严重者可伤及脏器，最为常见的是挫伤导致皮肤淤血。开放性损伤最为常见的是皮肤擦伤、裂伤等。运动中发生的皮肤外伤一般不会危及生命，多数可在家中自行处理治愈，但如果处理不当也可导致感染，甚至危及生命。以下主要介绍常见皮肤外伤及其处理方法。

1. 皮肤挫伤

皮肤挫伤多为钝器直接作用于身体而发生的闭合性损伤，轻度挫伤后皮肤无明显破损，但皮下毛细血管溢血、渗出等会造成肿胀、疼痛、皮肤淤青等。重度挫伤可导致内出血甚至休克，一般运动过程中轻度挫伤最为常见。多数挫伤无需过多处理，可自愈。挫伤发生之初可对损伤部位局部冰敷，能显著降低渗出，明显缓解之后的肿胀疼痛症状。

2. 皮肤擦伤

皮肤擦伤是常见外伤的一种，多由表面粗钝、坚硬的物体所致，是暴力与皮肤呈切线位接触所致损伤，在手掌、肘部、膝盖、小腿、面颊等处多见，创面大小不等。擦伤后可见表皮破损，创面呈现苍白色，并有许多小出血点和组织液渗出，有的伤口可深及皮下，导致皮肤全层损伤。皮肤受损后形成的创面如治疗不当则易感染化脓，经久不愈，形成瘢痕，或者局部色素沉着。

小面积轻微擦伤一般不做特殊处理可自愈，面积较大者则应尽早处置，防止感染化脓。擦伤处理方法：先用生理盐水冲洗擦伤处皮肤，清除污物，然后用无菌干棉签拭干。若在户外无生理盐水，可用凉开水、矿泉水冲洗伤口，将伤口处的污物、泥沙等清洗干净。若有出血，可用消毒纱布或洁净的手帕、纸巾（最好选用不与伤口粘连的材料）等压迫伤口止血。用碘伏消毒皮肤后再用红霉素涂擦患处，然后用无菌干纱布包扎，每日换药1次，创面干燥凝固结痂后，创面持续暴露直至结痂脱落。创面较大的严重擦伤需尽快就医治疗。

3. 皮肤裂伤

皮肤裂伤大多是由钝物打击引起的皮肤和软组织撕裂，在交通事故中多见。伤口边缘参差不齐，一般伤口较深并伴有出血，需就医处理。就医前可先观察伤口的长度、深度及伤者状态，然后清洗干净双手（若有条件可戴无菌手套）对伤口进行简单处置。用生理盐水或流动的洁净水源冲洗伤口，对伤口进行压迫止血，然后紧急送医救治，如伤口较深建议注射破伤风疫苗。

（二）肌肉及韧带损伤

1. 肌肉拉伤

肌肉拉伤在运动中时有发生，肌肉拉伤后会伴有拉伤部位疼痛、肿胀，用手可摸到肌肉紧张形成的索条状硬块，触痛明显，活动明显受到限制，局部肿胀或皮下出血导致皮肤淤青。肌肉拉伤常发生于大腿后部肌群、股四头肌、腰背肌、小腿三头肌、腹直肌、斜方肌等。其主要原因有：①准备活动不够充分，热身不足，肌肉温度低，黏滞性强；②环境温度低，场地设施欠佳等；③运动强度不当，从事高于自身训练水平的运动负荷，运动时用力过猛，超过肌肉的活动范围；④专项动作技术水平不足，姿势不正确，协调性欠佳；⑤运动性疲劳，以及运动过程中脱水、电解质丢失严重。

肌肉拉伤的处置方法与建议：肌肉拉伤后，可遵循"PRICE"原则立即进行冷敷，用冷水冲局部或用毛巾包裹冰块冷敷，然后用绷带适当用力包裹损伤部位，防止肿胀。24~48 h后拆除包扎，之后可使用活血消肿类贴布，并适当热敷或用较轻手法对损伤局部进行按摩。如果是大腿肌肉少量肌纤维断裂，应立即给予冷敷，局部加压包扎，并抬高患肢；肌肉大部分或完全断裂者，在加压包扎后立即送医院进行手术缝合。轻微拉伤需 2~3 周时间恢复，中度拉伤需 6~8 周时间恢复，而重度拉伤需要手术缝合修补，术后需要 4~6 个月时间才可恢复。

2. 肌肉痉挛

肌肉痉挛俗称抽筋，又称运动性肌肉痉挛，是肌肉在运动过程中不由自主发生强直收缩的一种生理现象，以小腿腓肠肌发生痉挛较为常见。运动中抽筋的主要原因有：①运动过程中大量出汗，电解质大量流失，水盐平衡紊乱，其中以氯化钠流失最为严重。氯化钠含量过低，引起肌肉神经的兴奋性增高而使肌肉发生痉挛。另外，低血钾也可诱发肌肉痉挛。②环境影响，尤其是环境温度过低的情况下易发生肌肉痉挛。气温较低时如果没有进行充分的热身运动，肌肉受到寒冷刺激的时候常发生痉挛。③缺钙、镁。节食减肥的人因钙流失过多或者摄入不足，血钙减少，引起腿抽筋。如果血液中的镁不足，细胞内钾离子外溢，神经肌肉因细胞内钾的不足而兴奋性增强，也容易出现肌肉痉挛。④长时间运动引起肌肉疲劳，没有休息仍持续运动，肌肉积聚代谢产物（如乳酸等）使机能改变，引发抽筋。运动中，由于肌肉快速连续收缩，放松时间太短，破坏了肌肉收缩与舒张交替进行的协调关系，引起肌肉痉挛。这种收缩强烈、舒张受抑的痉挛情况在肌肉疲劳时更易发生。

抽筋的处置方法与建议：①抽筋时应即刻停止运动，轻轻按摩抽筋部位并将抽筋肌肉轻轻拉长，直到抽筋肌肉放松，拉长肌肉时不可用力过猛，以免造成肌肉拉伤，产生二次伤害。②若在水中发生抽筋，切不可惊慌，应及时求助或使用未抽筋一侧肢体缓缓游至岸边。③若机体脱水导致水盐代谢失衡，应及时补水及电解质来纠正水盐平衡，可以饮用运动饮料或淡盐水。夏季进行剧烈活动或长时间运动时，应定期合理补充水和电解质。④在寒冷环境中进行体育活动时，要做好充分的热身活动，游泳下水前应先用冷水冲淋全身，使身体对冷水有所适应。水温低时游泳时间不宜太长。

3. 运动后肌肉酸痛

很多人有过这样的经历，就是在运动后 24 h 出现肌肉酸痛，这就是延迟性肌肉酸痛（delayed onset muscle soreness，DOMS）。运动后的肌肉酸痛多为 DOMS，一般在运动后 24~72 h 疼痛达到顶点，5~7 d 症状叫消失。DOMS 常伴有肌肉僵硬、肌肉压痛，甚至会肌肉肿胀，影响正常活动。

运动后发生 DOMS 的确切原因和机制尚不完全明确，可能与以下几方面有关：①肌肉收缩异常造成的肌肉损伤。肌肉张力和弹性的急剧增加可引起肌肉结构的物理性损伤，还有人认为肌肉离心收缩更容易引发 DOMS。②结缔组织损伤和运动中代谢产物，尤其是大强度运动中产生的乳酸等酸性代谢产物使肌肉处于 pH 较低的酸性环境中。另外，还有其他代谢产物也可对组织产生毒性作用而诱发 DOMS。③肌肉的神经调节发生改变，使肌肉发生痉挛而导致疼痛。

DOMS 的处置方法与建议：①训练应该循序渐进，长期坚持，不可突然增加运动强度和负荷。做好热身运动和整理活动，整理活动最好持续 15~30 min，使身体充分冷却，而且运动前后要进行拉伸。②训练后对工作肌群进行冰敷降温，几小时以后可进行按摩放松，缓解运动疲劳。③补充充足的营养，进行强度较大的运动后应补充蛋白质、糖等营养素，以促进肌纤维的修复。很多肥胖者盲目追求减重效果，在运动后不吃饭，这将极大影响肌肉的恢复，长期如此更易发生运动损伤。④保证充足的休息时间，休息是最好的恢复手段，尤其是运动之后的当天晚上要增加睡眠，利用生长激素等的作用让身体自我修复。

（三）骨关节损伤

1. 骨折临时现场处理

在运动过程中受到外力冲击有可能引发骨折，骨折发生时通常可以清晰听到咔嚓声或骨折端的摩擦声。骨折可能会带来内出血、休克等严重后果，非专业人士进行骨折的处置时应遵循以下三点原则。①遵循急救 ABC 原则，即 A：检查呼吸道是否通畅；B：检查是否能够自主呼吸；C：检查心脏循环情况。综合评价伤情，观察是否有其他严重损伤。②第一时间向医院等专业机构呼救，并详细告知救护人员伤者的病情。③在没有其他危险因素的情况下，尽量不要移动伤者，避免造成二次伤害。

2. 骨折急救流程

（1）评估伤情

根据受伤原因初步判断骨折类型。运动造成的骨折多为一般性骨折，不伴随其他脏器的损伤。观察伤者情况，如伤肢出现反常的活动、肿痛明显，则骨折可能性很大；如骨折端已外露，肯定已有骨折。在判断不清是否有骨折的情况下，应按骨折来处理。

（2）固定受伤部位

尽可能保持伤者受伤部位不动，不得随意牵拉或搬运病人。条件允许时最好选择夹板固定，如在野外等找不到夹板的环境中可就地取材，如笔直的木棍、树枝、硬纸板、雨伞、扫把等。对于开放性骨折或有出血伤口的病人，还应进行止血处理。应特别注意处理开放性骨折时不要将外露部分回纳，以免引起深部感染。包扎止血时尽量不要使用细线、铁丝等细径物品，包扎时要松紧适度，过紧会导致伤肢缺血坏死，过松起不到包扎作用，同时也起不到压迫止血的作用。

（3）求助

呼叫救护车或想办法将伤者转送至医院。

（4）守护伤者

在救护人员赶到前陪伴在伤者身边，抚慰伤者情绪，观察伤者全身情况，尤其注意出血和绷带包扎位置的血液循环情况。

3. 常见不同部位骨折的临时固定方法

（1）肩部骨折

运动过程中最常见的肩部骨折为锁骨骨折，常见于球类项目，因快速跑动的冲撞造成。锁骨骨折的临时固定方法如图 6-2 所示，在肩部绑扎的基础上，用弹性胶布水平环绕，进行横向加固，目的是避免肩关节产生晃动而加重骨折情况。注意绷带在进行水平坏绕时，应询问伤者是否呼吸困难，可适当调整，避免造成伤者呼吸不畅。

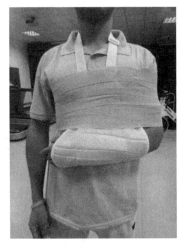

图6-2 锁骨骨折的临时固定方法

（2）肘关节骨折

肘关节在运动过程中发生骨折比较少见，骨折一般以肱骨骨折为主。肱骨骨折的临时

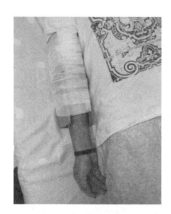

图6-3 肱骨骨折的临时固定方法

固定方法如图 6-3 所示，用夹板固定断端处，同时夹板需延伸至前臂。注意在固定前操作者应先检查伤者的脉搏、运动和感觉功能。固定结束后，需再次检查，以确保伤者血管及神经未受损伤。如果固定前伤者脉搏及感觉异常，可适当牵拉其患侧手臂，调整患侧手臂体位，待其恢复脉搏和感觉再进行固定。

（3）手部骨折

运动过程中手部发生骨折较为常见，以腕部骨折和掌部骨折最为常见。疑似腕部骨折时，可以用无弹力胶布缠绕手腕，限制腕部活动，如图 6-4 所示。并尽快送入医院进一步处理。

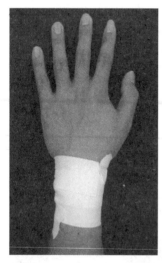

图6-4 腕部骨折的临时固定方法

掌部骨折时可见掌骨畸形。掌部骨折的临时固定方法如图 6-5 所示：①拔伸拇指使其掌骨断端对位后，用剩余胶布垫于虎口处，使第一掌骨处于直线位，如图 6-5（a）所示。②用弹力胶布，一端固定于胶布卷上，沿拇指外缘，拉力适中，贴于皮肤表面。③用弹力胶布横向加压，拉力适中，覆盖整个掌骨。④将外露的胶布卷固定，防止脱落。注意每一步操作都应检查第一掌骨是否在同一直线上，其余掌骨对位后用夹板掌面掌背加压或弹力胶布适当加压即可，并尽快送入医院进一步处理。

4. 骨折临时处理注意事项

骨折临时处理注意事项包括：①如有伤口和出血，应先

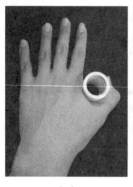 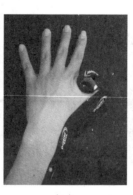 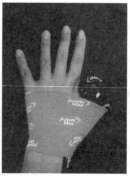 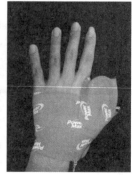

（a） （b） （c） （d）

图6-5 掌部骨折的临时固定方法

科学减肥

止血、包扎，然后再固定骨折部位，如有休克，应先行抗休克处理。②在处理开放性骨折时，不可把刺出的骨端送回伤口，以免造成感染。③夹板的长度与宽度要与骨折的肢体相适应，其长度必须超过骨折的上、下两个关节。固定时除骨折部位上、下两端外，还要固定上、下两关节。④夹板不可与皮肤直接接触，其间应垫棉花或其他物品，尤其在夹板两端、骨突出部位和悬空部位应加厚衬垫，防止受压或固定不妥。⑤固定应松紧适度，以免影响血液循环。肢体骨折固定时，一定要将指（趾）端露出，以便随时观察末梢血液循环情况，如发现指（趾）端苍白、发冷、麻木、疼痛、浮肿或青紫，说明血运不良，应松开重新固定。⑥固定中应避免不必要的搬动，不可强制伤者进行各种活动。

（四）关节脱位

关节脱位是指关节面间失去正常的连接关系，俗称脱臼，在运动中尤其是激烈对抗性运动中时有发生。根据严重程度可分为关节全脱位和半脱位，在发生关节脱位的同时，由于暴力的作用，常常伴有关节囊、周围韧带及软组织的损伤，甚至可能伤及神经、血管等。以下介绍关节脱位的主要症状和应急处置方法。

关节脱位后常见症状为疼痛、肿胀、压痛、关节功能丧失等，严重者可伴血管及神经损伤或合并骨折。关节脱位体征明显，有明显的畸形，如肩关节脱位表现出肩部的曲线消失，形成方肩畸形等。

关节脱位的处置方法与建议：①没有关节脱位康复经验的人不可随意进行治疗，以免加重损伤或引起二次损伤。应在脱位已经形成的姿势下，用夹板和绷带临时固定伤肢，然后送医院或找有经验的医生进行处理。②伴有骨折的人员应按骨折处置原则进行处置。③可使用冰敷袋或衣物、毛巾等在冷水中浸湿之后进行冷敷处理，减轻患者疼痛。

（五）其他常见运动伤害

1. 晒伤与中暑

在强烈日晒或闷热天气运动，若没有采取科学的预防措施，易发生晒伤或中暑，这不但会影响运动发挥，严重者甚至可危及生命。

（1）晒伤

应尽量避免在强烈日晒条件下运动，若在日照强烈时运动应戴太阳帽，同时穿着能够抵挡紫外线的运动服装，身体裸露部位应涂抹防晒指数在 50 以上的防晒霜。运动过程中出现边界清晰的弥漫性红斑（一度晒伤）或皮肤暴露部位红肿或出现水疱（二度晒伤）时，应即刻停止运动，并转移至阴凉处，避免阳光直晒。此时在患处涂抹保湿乳液，同时使用加压冷敷。若有水疱应避免弄破，防止皮肤感染。当晒伤较严重时应进行药物治疗。

175

（2）中暑

中暑是指在高温条件下，长时间运动和不及时补水导致机体体温调节障碍，水、电解质代谢紊乱及神经系统功能损害出现的症状。严重中暑可引起人体体温调节功能失调，体内热量过度积蓄，导致神经系统及相关脏器受损，甚至危及生命。中暑一般症状为乏力、头晕、注意力不集中、口干、多汗、心跳加快、面色潮红、皮肤干热等，严重的可致昏迷和循环衰竭。

中暑的应急处置包括：①一旦出现中暑症状应迅速将伤者转移至通风凉爽的地方，避免太阳直晒。②让伤者保持坐姿或平卧（保持头部抬高），尽可能移除患者身上衣物，同时向专业医生求助。③补充水及电解质。④尽快采取一切能够降低体温的措施，如用凉水擦拭身体，冷敷头面部、腋下、腹股沟等区域，严重者可进行冰水浸浴。⑤专业救护人员到达前应时刻留意伤者意识、脉搏、呼吸、体温等。

2. 淹溺

淹溺是指淹没在液体中导致原发性呼吸系统损伤的过程，受难者可能存活或死亡。其主要致死机制是缺氧、二氧化碳潴留和酸中毒。据 WHO 资料，每年有超过 50 万人死于意外淹溺。淹溺的紧急救治是降低淹溺死亡率的关键环节之一。淹溺可分为干性淹溺和湿性淹溺。干性淹溺是指喉头痉挛，呼吸道梗阻，造成窒息死亡。喉头痉挛可引起心脏反射性地停搏，也可因窒息、心肌缺氧而导致心脏停搏。此类溺水者肺内无水或仅有少量水。湿性淹溺是指人淹没于水中，本能地引起反应性屏气，避免水进入呼吸道。由于缺氧，不能坚持屏气而被迫深呼吸，使大量水进入呼吸道和肺泡，致通气／血流比例失调及肺内分流增加，引起缺氧和二氧化碳潴留。大部分溺水者属于干性溺水或少量肺部进水，只有少数溺水死亡者（15%）肺部吸入多于 22 mL/kg 的水。

溺水的应急处置原则及方法包括：①不会游泳或水性较差的人员不要贸然下水施救，在游泳池发生溺水事故要及时向专业救生员求救，若在公开水域发生溺水事故应大声呼救，同时尽可能寻找木棍、绳索、救生圈等可以帮助溺水者的工具，助其上岸。②紧急状况下可在水中对溺水者口对口人工呼吸进行生命支持。③上岸后按照急救 ABC 原则检查评估，如溺水者有意识，则帮助其吐水；意识、呼吸、心跳皆无时，打通气道后（去除鼻腔、口腔内异物，松解衣物）立即进行心肺复苏术和自动体外除颤仪除颤，不必对溺水者进行控水。④注意溺水者的保暖，除了在气温较高的夏季外，其余季节均应采取保暖措施，要及时脱去溺水者的衣物，擦干身上的水，减少水分蒸发带走热量，有条件时可换上干衣服或用毛毯等包裹身体。

思考题

1. 运动减肥前应该对参与者进行哪些健康相关筛查?

2. 开展运动负荷试验的目的是什么? 如何保障运动减肥过程的安全性?

3. 如何综合评价运动减肥的效果?

4. 运动强度的监控可以采用哪些方法?

5. 运动前后是否必须做准备活动和整理活动? 为什么?

6. 减肥期间,为什么会出现减重平台期? 如何克服减重平台期?

7. 举例说明如何制定一份个性化运动减肥处方。

8. 什么是"PRICE"原则?

9. 运动后为什么会肌肉酸痛? 应当如何处置?

10. 运动过程中发生中暑应该如何处置?

第七章

运动减肥的健康促进作用及其机制

本章导读：过多脂肪堆积是肥胖危害机体健康的源头，通过多种方式降低体脂率能够从源头上阻断肥胖发生、发展及其对健康的危害。目前常见的减肥方法主要有单纯节食、运动减肥、药物减肥和手术去脂等，其中以结合饮食控制的运动减肥最健康和持久。本章首先介绍了运动减肥的健康促进作用，包括改善身体形态和糖脂代谢，预防肥胖相关疾病的发生，减轻肥胖相关疾病及其并发症。然后，介绍了运动减肥促进健康、防治肥胖相关疾病的机制，包括改善糖脂代谢、减轻慢性低度炎症、减轻内质网应激、减轻氧化应激等。

在 2015 年，世界范围内共有 400 万人死于肥胖及肥胖相关疾病，1.2 亿人由于肥胖因素而过着活动受限的生活。肥胖是引起各种代谢综合征（高血压、糖尿病、高脂血症、冠心病、心肌梗死等）的重要原因，已经成为一个在世界范围内诱导死亡的主要因素。减轻体重、减少脂肪含量能够大大降低患病风险，是预防和治疗多种慢性疾病的关键所在。目前治疗肥胖的措施主要有单纯节食、运动减肥、药物减肥和手术去脂等，无论采用何种方式，成功降低体脂率（5%~10%）后都可获得显著的健康促进作用。

一、改善身体形态（降低体脂率，增加瘦体重）

肥胖人群由于体内脂肪细胞数量增多或脂肪细胞体积增大、脂肪过多堆积而呈现出形态表象上的庞大，如腰围、臀围、大腿围和腰臀比的异常升高等，这些肥胖特征不仅影响肥胖者的外观，给他们带来心理负担，还对他们日常生活中的行动能力造成了较大的负面影响。通过运动、规范饮食等可以有效降低腰围、臀围等身体形态指标，降低体脂率并增加瘦体重，从而达到促进身体健康的目的。有研究对缺乏体育活动的 126 名肥胖儿童青少年进行了为期 4 周的运动和饮食干预，结果显示这些肥胖儿童青少年的体重、体脂率、BMI、脂肪体重、腰围、臀围和大腿围都出现了显著下降，且在这些变化中体脂率下降最为明显。此外，有研究发现，6 周有氧运动结合抗阻训练干预可以有效降低肥胖青少年体重和体脂率。减肥对于肥胖患者身体形态的改善主要是通过促进脂肪分解、减少脂肪堆积、降低脂肪细胞的体积和数量来实现的。此外，有的肥胖患者在运动减肥中可能并没有发现体重、腰围或臀围的显著下降，但这并不能否认运动对减肥的效果，因为运动促进脂肪分解的同时也可导致肌肉肥大，肌肉质量的增加抵消了由脂肪分解增加所致体重下降的效果。

二、改善紊乱的糖脂代谢及胰岛素抵抗

肥胖症给人体健康带来的主要威胁不是在于因肥胖而出现的外观上的异常，而是在于内在糖脂代谢的紊乱，减肥最根本的目的还是改善紊乱的糖脂代谢，因此在评价减肥促进人体健康效果的时候不能仅仅关注腰臀围等外观维度上的变化，而更要关注体内糖脂代谢的改善。

已有研究发现运动减肥后伴随着糖脂代谢的改善，包括空腹血糖水平降低，肝脏和骨骼肌等组织的胰岛素敏感性提高，高密度脂蛋白胆固醇水平升高，以及甘油三酯、总胆醇和低密度脂蛋白胆固醇水平的下降等。其他研究工作也获得了相同的结果，例如，126 名肥胖儿童青少年通过运动和饮食干预达到减肥效果后，他们的空腹血糖水平和血脂水平均

得到了改善；6 周有氧运动结合抗阻训练可以有效减轻肥胖儿童青少年胰岛素抵抗，改善糖脂代谢。这表明减肥不仅仅可以促进人体形态的改善，还对促进糖脂代谢的稳态起着重要的作用。

三、预防肥胖相关疾病的发生

（一）预防非酒精性脂肪肝的发生

非酒精性脂肪肝是一种无过量饮酒史，以肝细胞脂肪变性和脂质贮积为特征的病理综合征。NFALD 患者肝脏内甘油三酯沉积起源于脂质合成与清除过程之间失衡，脂质合成包括 FFA 摄取和 TG 合成，而脂质清除包括线粒体脂肪酸氧化磷酸化以及作为 VLDL 成分转出。脂质在肝脏的沉积使肝脏更易受到脂肪 / 细胞因子失衡、线粒体功能障碍、氧化损伤、肝细胞凋亡以及受损细胞释放的促纤维化 / 促凋亡介质等的多重打击，最终导致肝脏炎症和肝硬化。

尽管导致 NFALD 发生的原因比较复杂，但其发生和严重程度与肥胖和 IR 密切相关，且肥胖个体发生 NFALD 的概率为 80%，BMI 正常个体发生概率为 16%。虽然脂肪肝与 BMI 存在一定相关性，但与内脏脂肪（可由腰围、腰臀比等反映）关系更为密切。如果能通过生活方式（运动结合饮食控制）或手术干预有效控制肥胖患者体重，可大大降低其患脂肪肝的危险性，减轻体重 10% 即可有效减少 TG 在肝内堆积。运动减肥凭借其科学性、安全性和有效性，受到越来越多人的青睐。研究表明，无论是有氧运动还是有氧和抗阻运动的结合，均可减轻 NFALD 患者肝内脂质沉积，降低肥胖患者发生 NFALD 的风险。

（二）预防 2 型糖尿病的发生

2 型糖尿病是继心脑血管疾病和恶性肿瘤之后的第三大非传染性慢性疾病。糖尿病预防是降低糖尿病发生率的关键。糖耐量受损（impaired glucose tolerance，IGT）是一种处于正常血糖和糖尿病之间的中间状态，IGT 患者发展为糖尿病的比例明显高于普通人群，且发生心血管疾病或者微血管并发症的风险增加。在 IGT 阶段进行有效干预有助于使患者血糖水平恢复正常，延缓甚至阻止糖尿病及其并发症的发生。肥胖与糖尿病的发生密切相关。有资料显示，在正常人群中，糖尿病的发生率为 0.7%；体重超过标准体重 20%，糖尿病的发病率为 2%；体重超过标准体重 50%，糖尿病发病率增加为 10%。减肥不仅可以降低正常人发生 T2DM 的风险，也可改善 IGT 患者的 IR，阻止其向 T2DM 发展，而且即使中等程度减重也能降低糖尿病的发生率。

流行病学研究表明，参加体育锻炼的程度与 T2DM 的发病率呈明显的负相关。每周至少参加一次体育锻炼的女性，T2DM 的危险性比不参加体育活动的女性低 33%。有锻炼者比无锻炼者有更高的胰岛素敏感性，经常运动的人随年龄增长发生 T2DM 的风险比静态生活者降低 20% 或者更多，而且经常参加耐力训练的老年受试者也比年轻但身体活动较少者胰岛素敏感性更高（虽然随年龄增加，体内胰岛素敏感性下降）。

（三）预防高血压的发生

高血压是心血管疾病的主要危险因素，影响世界上超过 10 亿人的生活，预计到 2025 年患有高血压的病人将达到 15.6 亿人，针对高血压发病危险因素的预防措施对防治高血压至关重要。肥胖与高血压的发生密切相关，BMI 处于上五分位的个体比下五分位的个体收缩压和舒张压分别高 16 mmHg 和 9 mmHg（体重每增加 4.5 kg，收缩压增加 4 mmHg），同时肥胖个体高血压发病率是体重正常个体的 2 倍多，因此减重可能是预防高血压发生的途径之一。

运动作为安全、有效、低成本的减肥措施，是预防高血压发生的首选手段。每周进行 3 次稍高于无氧阈强度的跑步，运动 8~12 周后收缩压和舒张压分别降低 6 mmHg ± 12 mmHg 和 3 mmHg ± 7 mmHg。与缺乏身体活动的人群相比，满足公共卫生指南推荐最小身体活动量（每周至少进行中等程度体育活动 150 min 或者剧烈活动 75 min）的人群，高血压发生率降低 6%；达到推荐活动量 2 倍的人群，高血压发生率降低 12%；更高身体活动水平的人群则降低 33%。

（四）预防动脉粥样硬化的发生

动脉粥样硬化是指脂质大量堆积于血管壁形成粥样硬化斑块，使动脉弹性降低和管腔狭窄的病症。主要累及弹性动脉及大、中型动脉，一旦发展到足以阻塞动脉腔的程度，则该动脉所供应的组织和器官将缺血或者坏死。冠状动脉是心肌营养血管，一旦冠状动脉产生堵塞，将造成心肌缺血、心脏射血活动受限，累及全身每个器官。肥胖症患者普遍存在脂代谢紊乱，表现为 LDL-C、apo B 增高，而 HDL-C、apo A 降低。脂代谢紊乱使动脉粥样硬化发生的危险性提高。

有氧运动凭借其安全、可行、有效的优点而备受青睐。有氧运动结合饮食控制不仅能有效减轻肥胖程度，还可改善脂代谢紊乱状况，抑制血管内皮细胞的黏附功能，对预防动脉粥样硬化的发生具有积极作用。高 TG 和低 HDL-C 一起被称为致动脉粥样硬化性血脂异常。血浆 TG/HDL-C 比值的对数称为致动脉粥样硬化指数，经常运动的个体致动脉粥样硬化指数显著低于静态生活个体。

四、减轻肥胖相关疾病症状及其并发症

（一）减轻 NFALD 症状

推荐 NFALD 患者每天进行 30 min 中等强度运动，每周进行 5 天，或者每天行走 10 000 步以上。经过 4 周有氧运动后，反映肝功能的谷草转氨酶、谷丙转氨酶指标含量显著下降，说明运动对肝功能具有良好的改善作用。44 名肥胖患者运动减肥前脂肪肝检出率较高，男性、女性及总体检出率均为 90.9%，经过运动减肥后，男性脂肪肝的检出率降至 81.8%，女性降至 77.3%，总检出率降至 79.5%。其中 11 例重症脂肪肝患者下降为 2 例，无脂肪肝人数也有增加的趋势，说明随着体脂率的下降，肥胖症患者脂肪肝程度明显改善。除有氧运动外，适当强度的抗阻训练也可改善 NFALD 患者肝脏脂质含量。静坐生活的 NFALD 病人经过 8 周抗阻训练，IR 得以改善，肝脏脂质含量减少 13%。总之，长期有规律的有氧运动和抗阻训练对 NFALD 患者可起到改善 IR、减轻症状的作用。

（二）减轻 T2DM 症状及其并发症

T2DM 已经成为人类身体健康的"头号杀手"，随着 T2DM 病情的发展，机体组织器官受损加重，从而引发肾脏和心血管疾病。合理控制血糖是减轻 T2DM 症状、延缓和减少 T2DM 并发症的关键。临床实践发现，适量运动可加快患者体内脂肪代谢，降低血糖水平，从而减轻 T2DM 症状并减少并发症的发生，美国糖尿病学会、欧洲糖尿病研究协会以及美国心脏协会将规律性有氧运动和抗阻训练列为 T2DM 的常规治疗方案。

1. 减轻 T2DM 症状

治疗 T2DM 的主要方法就是控制血糖水平。HbA1c 即糖化血红蛋白，是人体血液中红细胞与血糖结合的产物，主要反映患者近 2~3 个月的平均血糖水平，作为评价血糖控制的"金标准"被广泛应用。高强度有氧运动和中强度有氧运动等运动锻炼可降低 T2DM 患者的空腹血糖、HbA1c 水平，且运动的作用不存在运动强度依赖性，这可能是因为运动量是有氧运动对 T2DM 患者血糖控制的重要影响因素。

2. 减轻 T2DM 并发症的发生、发展

T2DM 并发症是 T2DM 病人致残致死的主要原因，依据发病的缓急以及病理差异可分为急性并发症和慢性并发症。其中急性并发症主要包括酮症酸中毒、高渗或高渗昏迷以及糖尿病低血糖症等，来势凶猛，可危及病人生命；而慢性并发症多是由于长期高血糖，影响血管基底膜正常的气体和物质交换，大血管和微血管产生病变，一般在患糖尿

病 5 年后开始出现，主要包括糖尿病大血管病变、糖尿病眼病、糖尿病肾病和糖尿病足等，发病早晚和严重程度与血糖控制好坏有直接关系。保持血糖水平正常可以有效减轻 T2DM 的症状，减缓或预防 T2DM 并发症的发生。治疗 T2DM 的目的是预防它可能引起的并发症。

（1）减轻心血管疾病

对 T2DM 患者来说，动脉粥样硬化比较常见，易发展为心血管疾病、急性心梗、脑卒中等疾病。研究表明，运动训练可改善 T2DM 患者内皮功能紊乱，扩张血管，降低心血管疾病的患病风险，尤其对高血压、高血脂等具有良好的改善效果。但在运动训练前需对 T2DM 患者进行心血管疾病风险评估，以减少运动时的风险。

（2）减轻糖尿病眼病

当血液里的血糖水平较高时，为视网膜供给营养的血管受到破坏，这些血管里的血液渗入眼部，破坏视网膜，可造成失明，称为糖尿病视网膜病变。T2DM 患者如果在发病初期严格控制血糖，可阻止或延缓糖尿病视网膜病变的发展。有规律的中等强度运动不仅可有效降低 T2DM 眼病患者空腹血糖、HbA1c、血脂，还可使视网膜出血、渗出吸收或减少，提高视力，阻止和改善患者眼底变化。

（3）减轻糖尿病肾病

根据美国糖尿病学会提供的资料，10%~21% 的糖尿病患者患有肾病，称为糖尿病肾病。糖尿病肾病的病理改变以肾脏肥大、肾小球毛细血管基膜增厚、肾小管肥大和肾血管硬化、蛋白尿为特征。通过合理的饮食和锻炼控制好血糖，能够防止或减轻糖尿病肾病的发生、发展。研究表明，有氧运动可有效控制 T2DM 大鼠体重、降低血糖、改善肾功能指标（包括降低肾脏肥大指数、尿素氮、血肌酐和 24 h 尿蛋白等），说明有氧运动除了降低糖尿病肾损伤大鼠空腹血糖外，还可明显改善其肾功能。

（4）减轻周围神经病变

T2DM 合并周围神经病变的患者常伴有下肢损伤，下肢肌肉筋膜、肌肉束及二者中间部位可见大量脂肪组织，肌肉明显萎缩，而这些肌肉组织的病变造成患者活动受限。糖尿病合并下肢血管 / 周围神经病变的患者活动受限的发生率是未发生并发症患者的 3 倍。美国糖尿病学会和美国运动医学学院在发表的运动指南中指出，患有周围神经病变的 T2DM 患者在没有发现严重足部溃烂的情况下，可以进行中等强度的负重训练。研究也表明，患有周围神经病变的 T2DM 患者进行平衡训练和下肢训练，受试者下肢肌力和平衡能力得到改善。但是如果要提高这类患者负重训练的强度，需实时监测其身体变化，采取正确的足部保护措施，以免损伤足部。

（三）减轻高血压症状及其并发症

高血压是常见的慢性病，高血压可引起血流动力学、循环系统神经调节、血浆容量、血液黏滞度的异常变化，这些变化增加血管壁和心脏负荷，同时激活生长因子，引起血管平滑肌细胞增生和心肌肥厚等一系列的病理变化，最终导致心、脑、肾等器官出现不同程度的损害，称为靶器官损害。临床上可表现为脑卒中（脑梗死或脑出血）、冠心病（心绞痛或心肌梗死）、心力衰竭、主动脉夹层、肾功能衰竭以及周围动脉硬化等，它们是高血压患者致残甚至致死的主要原因。

1 减轻高血压症状

运动干预作为治疗高血压的辅助手段，已经获得广泛认可。研究表明，长期中等强度有氧运动可使轻度高血压患者收缩压下降 6~10 mmHg，舒张压下降 4~8 mmHg。运动降血压的效果与运动干预时间相关，干预时间越长，降压效果越好。除收缩压和舒张压外，脉压差也是反映心血管功能的重要指标，长期中等强度有氧运动不仅显著降低血压，还可显著降低高血压患者脉压差，改善高血压患者的血管弹性。

2. 减轻或延缓高血压并发症

（1）延缓脑卒中的发生

对高血压患者来说，通过控制血压、降脂及降糖治疗预防脑血管疾病的发生是脑卒中的一级预防。高血压是脑卒中发病最重要且可干预的独立危险因素，脑卒中的预防效果主要取决于血压控制。收缩压每下降 5~10 mmHg 或舒张压每下降 2~5 mmHg，脑卒中发生危险减少 30%~40%。运动干预作为治疗高血压的辅助手段，可有效降低高血压病人收缩压和舒张压，无疑也是预防脑卒中的措施。

（2）减轻心室肥厚和心力衰竭

血压升高引起左心室肥厚和心力衰竭，称为高血压性心脏病。高血压是左心室肥厚常见的病因之一，降低血压是改善心功能、阻止心肌肥厚发生和发展的关键，对降低心血管疾病的患病率和病死率有重要意义。高血压发病早期进行运动可有效降低血压，延缓或预防高血压性心肌肥厚的发生。即使高血压病人已经出现心肌肥厚，进行适宜强度的运动仍能减轻或者逆转高血压所致的心肌肥厚。

（3）减轻肾脏损害

尽管多种原因可以导致高血压，但肾脏功能特别是水钠排泄的异常是形成和维持高血压的关键。高血压一旦对肾脏造成损害，又可因肾脏对体液调节的失衡以及血管活性物质等的代谢障碍，加剧高血压严重程度，并最终导致肾功能不全。有氧运动干预联合常规降压药，可防止高血压早期肾功能损害向终末期肾病发展。早期肾损害是指血肌酐、尿素氮值正常，无明显临床症状（夜尿增多、蛋白尿等），尿常规检测蛋白阴性。

（四）减轻动脉粥样硬化症状及延缓其并发症

有研究表明，每周 3 h 运动训练使冠心病患者的冠状动脉狭窄程度从 40% ± 17% 降低到 38% ± 17%，而对照组则由 43% ± 16% 上升到 46% ± 19%，且两组差异在 5 年后的随访中更加明显。常规药物治疗配合 12 周太极拳锻炼可显著降低斑块的大小和厚度，由此可见，有氧运动可有效降低斑块大小和数量，促进斑块的稳定，延缓或阻止动脉粥样硬化的发生和发展。

第二节 | 运动减轻肥胖、防治肥胖相关疾病的机制

糖脂毒性学说、系统性慢性低度炎症学说、氧化应激学说和内质网应激学说是解释肥胖发生、发展机制的四个学说，而运动减轻肥胖、防治肥胖相关疾病的作用，也是通过改善紊乱的糖脂代谢和 IR、减轻慢性低度炎症、改善氧化应激和内质网应激水平实现的。本节在讲述运动减轻肥胖发生、发展机制的四个学说之后，再从肥胖相关疾病的角度阐述运动防治肥胖相关疾病的机制。

一、运动改善糖脂代谢及其机制

（一）运动改善糖脂代谢和 IR

有研究报道，126 名肥胖儿童青少年在进行 4 周运动和饮食干预并达到减肥效果后，他们的空腹血脂和血糖水平均得到了改善。另有研究也发现，运动减肥后糖脂代谢改善（包括空腹血糖水平下降、HDL-C 水平升高以及 TG、TC 和 LDL-C 水平下降等），肝脏和骨骼肌等组织的胰岛素敏感性提高。此外，研究发现，每周进行三次以上持续时间大于 30 min 的中等强度运动能显著提高胰岛素敏感性，改善血糖水平，并且这一结论适用于较大范围的人群。

长时间中、低强度有氧运动能够增强脂肪分解、减少脂肪堆积和降低血脂水平。除改善血脂和体脂外，运动还能降低血糖，提高胰岛素敏感性，改善 IR，从而降低糖尿病发生的风险。动物实验研究证明了 8 周有氧运动能够显著提高大小鼠胰岛素敏感性，降低 HOMA-IR（胰岛素抵抗指数）。除了有氧运动，近年来的研究证实了抗阻运动对血脂的改善也是有益的，这是因为长期抗阻运动提高促进脂肪分解激素（如甲状腺激素等）的分泌，促进肌肉肥大，升高体温并增加基础代谢率，从而有效消耗脂肪。

（二）运动改善糖脂代谢和 IR 的机制

运动改善糖脂代谢的机制主要是通过调节糖脂代谢关键酶及相关蛋白来对糖和脂肪实现

促进分解、抑制合成的作用。

1. 运动调控糖代谢关键酶及相关蛋白

体内糖水平的相对稳定状态的维持离不开各种糖代谢关键酶及相关蛋白的作用。磷酸果糖激酶 -1、丙酮酸激酶和己糖激酶都是糖酵解的关键酶，它们可受生理功能的需要而随时发生改变，负责糖酵解的三个调节点，在细胞内起着控制代谢阀的作用，影响整个代谢途径的速度与方向。肥胖人群在出现肝细胞损伤或糖尿病时，己糖激酶的活性下降，并且磷酸果糖激酶 -1 和丙酮酸激酶的活性也受到高胰岛素血症的抑制，进而影响糖的氧化分解和糖原合成过程，导致糖代谢紊乱。在糖代谢过程中，肝脏还可以通过调控肝糖原合成和糖异生过程来维持血糖的稳定，磷酸烯醇丙酮酸羧化激酶（phosphoenolpyruvate carboxy kinase，PEPCK）是肝脏糖异生的关键调节酶。研究发现，在糖尿病、代谢综合征患者的肝脏中，PEPCK 的表达和活性异常升高，导致肝糖异生功能增强，肝葡萄糖输出增加，引起内源性葡萄糖增加，导致空腹血糖升高。

葡萄糖转运子 4 是胰岛素敏感组织的主要葡萄糖转运蛋白，主要存在于脂肪和肌肉组织中，当脂肪细胞或肌肉细胞受到葡萄糖刺激时，细胞内的 GLUT4 迅速募集转位至细胞膜，帮助胞外葡萄糖进入膜内。GLUT4 对维持机体糖代谢平衡起着至关重要的作用，因为葡萄糖的跨膜运输需要依赖于细胞膜上的 GLUT4。GLUT4 水平和活性的降低是产生 IR 的主要原因。研究发现，T2DM、肥胖症和高血压患者均存在 GLUT4 募集及转位的障碍，骨骼肌和脂肪对糖的摄取明显减少，最终导致 IR。

运动减肥不仅可以提高磷酸果糖激酶 -1、丙酮酸激酶和己糖激酶的活性，促进糖酵解过程，还可以降低肝脏 PEPCK 的水平，抑制糖异生过程，从而维持糖代谢的稳态。此外，提高 GLUT4 的表达和功能也是改善糖耐量和改善 IR 的重要靶点。有研究发现，高脂饮食诱导的肥胖小鼠进行运动干预后，GLUT4 的蛋白水平得到了显著提高，且它的蛋白稳定性也得到了有效维持。肥胖青少年在经过长时间的有氧运动之后，体内的磷酸果糖激酶 -1、己糖激酶和 GLUT4 的蛋白水平与活性均得到了显著提高，促进糖的分解和利用，并且降低与糖尿病发生相关的糖异生关键酶 PEPCK 的表达水平，抑制了糖异生过程，从而使血糖水平下降。

2. 运动调控脂代谢关键酶及相关蛋白

脂蛋白脂肪酶（LPL）和甘油三酯水解酶（adipose triglyceride lipase，ATGL）是动物组织中脂肪沉积的关键酶，在脂肪水解过程中起到了重要的作用。LPL 主要是血液内 TG（主要是乳糜微粒、LDL 和 VLDL 中的 TG）降解为甘油和 FFA 的限速酶，而 ATGL 主要负责基础状态下 TG 的水解，在脂质代谢和转运过程中起重要作用，此外，LPL 水解乳糜微粒和VLDL 中 TG 后的残余物还参与 HDL-C 的合成过程，HDL-C 能将细胞内过剩的和代谢更新的 TC 逆向转运至肝脏转化和排泄，维持脂代谢的稳定。LPL 基因敲除小鼠、肥胖人群不仅易出现脂代谢紊乱，还易出现 IR 和高血糖。

硬脂酰辅酶 A 去饱和酶 -1（stearoyl-CoA desaturase-1，SCD1）是催化饱和脂肪酸向单不饱和脂肪酸转变的限速酶，能调节脂质合成（为脂类大分子的合成提供底物）和抑制脂肪酸 β 氧化，在脂代谢中发挥着重要的作用。SCD1 在肝、脂肪组织中高表达，是脂质诱导胰岛素抵抗的重要因素之一，且与肥胖、脂肪肝和代谢综合征的发生、发展密切相关。SCD1 基因敲除小鼠即使在高脂饲料喂养的干预下，也表现为体重减轻、肝脏脂质沉积明显减少、脂肪酸 β 氧化增强、脂肪酸合成下降和血脂水平降低。

除了脂代谢酶，脂代谢相关蛋白在脂代谢的调控中也发挥着重要的作用。例如，ABCA1 和 apo E 的作用主要体现在控制胆固醇从细胞流出进而调节细胞内胆固醇稳态中，因此它们也被称为胆固醇转运蛋白。过多的胆固醇在巨噬细胞中积累形成泡沫细胞是发生动脉粥样硬化的主要原因，所以 ABCA1 和 apo E 具有抗动脉粥样硬化的作用。Apo E 除了促进胆固醇流出外，还能调控 TG 的产量而清除血脂以维持脂代谢稳态。此外，SREBP 调控与脂质代谢相关基因的表达；脂肪酸结合蛋白 4（fatty acid-binding protein 4，FABP4）调控脂肪酸的运输；围脂滴蛋白（perilipin）双重调控脂肪 TG 的代谢，既阻止脂肪酶接近脂滴，降低基础状态下的脂解，又促进激素刺激的脂肪分解等基因的表达。

运动减肥可以调节上述脂代谢关键酶 LPL、ATGL、SCD1 和脂代谢关键蛋白 ABCA1、apo E、SREBP、FABP4 和 perilipin 等的表达水平，从而发挥降糖减脂作用。运动减肥对这些基因的调控是通过上调过氧化物酶体增殖物激活受体 γ（peroxisomeproliferator activated receptor γ，PPAR γ）的活性与表达来实现的。

3. 运动改善 IR、提高胰岛素敏感性的机制

IR 是糖代谢紊乱和脂代谢紊乱的中心环节，在肥胖及肥胖相关疾病的发生、发展中起主要作用。IR 一方面升高血糖，诱导代谢综合征的发生，另一方面影响脂代谢，导致过多脂质堆积，被认为是发生代谢综合征和 T2DM 等疾病的风险预测因子。

运动减肥可以有效改善 IR，研究发现每周进行三次以上持续时间大于 30 min 的中等强度运动可以显著提高胰岛素敏感性，改善血糖水平，这一结论适用于较大范围的人群。动物实验也证明了 8 周有氧运动能够显著提高胰岛素敏感性，降低 HOMA-IR。这种改善作用主要是通过调节糖代谢相关酶、促进 GLUT4 的募集和转位来增加肌肉和脂肪的糖摄取，以维持血糖稳定，并增强肌肉和肝脏等组织的胰岛素敏感性，以及改善胰岛 β 细胞功能（血糖稳定和胰岛素敏感性提高大大地提高了胰岛素利用率，减少了机体对胰岛素的需求，因此，胰岛 β 细胞无需长时间处于工作状态分泌大量胰岛素来实现机体维持血糖的代偿作用，这对胰岛 β 细胞的功能起到了保护作用）来实现的。进一步的研究发现，在运动过程中肌肉的收缩促进胰岛素敏感性提高的作用与腺苷酸活化蛋白激酶（AMP-activated protein kinase，AMPK）的活性增强有关。AMPK 是生物能量代谢调节的关键分子，是研究糖尿病

及其他代谢相关疾病的核心。

此外，运动减肥还可以通过影响胰岛素的信号转导来提高胰岛素敏感性。在肥胖和 T2DM 患者中常发现骨骼肌的胰岛素信号转导通路的缺陷，尤其是在受到胰岛素刺激后，胰岛素受体底物 1（insulin receptor substrate 1，IRS1）的磷酸化和磷脂酰肌醇 -3- 激酶（phosphatidylinositol-3-kinase，PI3K）的活性下降，而运动减肥可通过改善胰岛素信号转导通路的缺陷来改善 IR。

（二）运动减轻慢性低度炎症

慢性低度炎症是肥胖和 IR、代谢紊乱的纽带。一方面，脂肪组织巨噬细胞浸润是慢性低度炎症的关键。脂肪组织巨噬细胞分为 M1 和 M2 两种极化状态，M1 产生并释放促炎相关因子（如 IL-1、TNF-α、IL-6），其中 IL-6 刺激肝脏合成并分泌超敏 C 反应蛋白（hypersensitive C reactive protein，hs-CRP），从而发挥促炎功能；而 M2 因产生精氨酸酶 1、IL-10 等细胞因子而发挥抗炎作用。另一方面，脂肪组织还可分泌多种脂肪因子，参与或介导炎症反应。瘦素和脂联素是脂肪组织分泌的脂肪因子。瘦素是肥胖基因 ob 的编码产物，因其使动物变瘦而得名。瘦素主要通过抑制食欲减少能量摄入、增强能量消耗和抑制脂肪合成实现其生物学作用。无论是人还是动物，血浆瘦素水平与体脂之间均密切相关，体脂率越高，瘦素水平也越高。而脂联素是迄今发现的唯一与肥胖负相关的脂肪细胞因子，具有改善 IR、抗动脉粥样硬化和抗炎的作用。

肥胖个体的脂肪组织浸润巨噬细胞的数量增加，表型从抗炎的 M2 转变为促炎的 M1，而且促炎因子增加，抗炎因子减少。此外，肥胖患者体内的脂肪因子水平也发生改变。有意思的是，肥胖患者的血清瘦素水平不是降低，反而是升高，这与肥胖者体内存在瘦素抵抗，进而代偿性引起瘦素水平升高有关。成人及青少年肥胖时脂联素水平降低。

饮食控制或者胃旁路手术诱导体重减轻后，可减少脂肪组织巨噬细胞浸润和促炎因子水平。运动具有良好的抗炎作用。运动的抗炎作用通过两方面实现，一是运动抑制巨噬细胞浸润，促进巨噬细胞由 M1 向 M2 表型转变。无论是长期耐力训练，还是一次性急性游泳运动，均可降低肥胖小鼠 M1 巨噬细胞标记物（如 CD11c、TNF-α、iNOS、IL-6等）的水平，升高 M2 巨噬细胞标记物（如 IL-10、清道夫受体家族成员 CD163）的表达水平。人体研究也显示，12 周耐力训练能够增加脂肪组织 M2 巨噬细胞数量。二是运动减少炎症和脂肪因子。大强度间歇训练和中等强度有氧运动都可减少肥胖个体机体脂肪含量，改善身体成分和血脂状况，使血液中 TNF-α、hs-CRP 等促炎相关因子水平降低；适宜运动也可显著降低肥胖症患者血清瘦素水平，增加脂联素水平。但也有研究报道中小强度运动减肥后，肥胖青少年血清脂联素先升高后下降，单位体脂的脂联素水平无显著变化。

（三）运动减轻氧化应激水平

长期有氧运动提高机体抗氧化酶系统的功能。一方面，健身运动增强了向组织器官供血、供氧的能力，使组织缺氧程度相对减轻，减少自由基的产生；另一方面，运动可加强机体抗氧化系统的能力，更加有效地摄取和清除产生的自由基。

除了传统的药物治疗外，长时间有规律的运动可改善机体氧化还原状态，被认为是预防和治疗高血压以及高血压相关疾病的有效干预措施。研究发现，6周有氧运动结合抗阻训练可以降低肥胖青少年体重、体脂率，且能提高机体抗氧化能力和血管内皮功能，减轻氧化应激，是防治高血压的有效手段。

（四）运动减轻内质网应激水平

运动可以减脂减肥，从而减轻内质网应激；但另一方面，运动又是诱导内质网发生应激的刺激形式。对于运动和内质网应激的关系，目前尚存在争议。有研究报道，运动能够调整T2DM大、小鼠各组织的内质网应激状态，对改善相应器官功能起积极作用。例如，运动通过改善T2DM小鼠血管内皮细胞的内质网应激状态，促进T2DM小鼠血管功能恢复；游泳运动能够降低T2DM小鼠骨骼肌中内质网应激蛋白（如PERK、IRE1α）的活性和半胱氨酸蛋白水解酶Caspase-12蛋白水平，以降低骨骼肌的内质网应激，提高糖耐受能力，降低血糖；运动还可减轻T2DM患者或动物内质网应激所致β细胞凋亡的程度等。然而，也有研究指出，短期的运动并不能提高心肌组织中内质网应激蛋白的表达，3周跑台运动也并未使肥胖小鼠脑组织和肝脏组织内质网应激得到改善，反而使其增加。总之，内质网应激及其水平可能与运动方式、持续时间、强度和肌肉的种类有关。运动是一把双刃剑，既能诱发内质网应激，又能改善疾病状态下的内质网应激。

（五）运动减轻肥胖、防治肥胖相关疾病的新机制

除了上述的运动改善糖脂代谢和IR、减轻慢性低度炎症、改善氧化应激和内质网应激水平的作用外，近年来还报道了运动发挥减脂、防治肥胖相关疾病作用的新机制，如运动调控肠道菌群、运动促进白色脂肪棕色化等。

1. 运动调控肠道菌群

寄生于人体的肠道菌群是一个高度动态化和个性化的复杂生态系统，受遗传、环境、饮食、年龄和运动等因素的影响，并通过其产生的代谢物，如盲肠和结肠内的菌群以膳食纤维为底物发酵产生了短链脂肪酸（short chain fatty acid, SCFA），包括乙酸、丙酸和丁酸，与机体众多组织器官产生广泛的应答效应。部分SCFA被肝作为糖异生和脂质合成的底

物，剩余的 SCFA 以 FFA 的形式经肝静脉进入外周循环。研究发现，运动可使产生 SCFA 的肠道菌群组分的丰度提高，参与调控 SCFA 生成的相关基因表达增加，从而使肠道中 SCFA 含量增加。由 SCFA 刺激结肠内分泌细胞合成分泌的 GLP-1 可促使胰岛 β 细胞合成分泌胰岛素，进而调节骨骼肌的葡萄糖摄取与糖原合成。此外，SCFA 通过提高骨骼肌 IRS1 基因转录起始位点附近的组蛋白乙酰化水平，来增强骨骼肌的胰岛素敏感性。同时，SCFA 通过激活 AMPK 来促进骨骼肌的脂肪酸摄取、脂肪分解和线粒体生物发生，抑制脂肪合成。

2.运动促进白色脂肪棕色化

哺乳动物体内一般存在三种类型的脂肪组织：白色脂肪组织（WAT）、棕色脂肪组织（BAT）和诱导性棕色组织（inducible brown adipose tissue，iBAT）或米色脂肪组织（beige adiposetissue）。白色脂肪组织的主要功能是以 TG 的形式贮存能量及内分泌功能，而经典棕色脂肪组织和诱导性棕色脂肪组织的主要功能则是产热及保持机体能量平衡（图 7-1）。

寒冷刺激或运动可促进白色脂肪组织棕色化，即白色脂肪细胞转变为类似棕色脂肪表型。研究表明，不同形式（主动跑轮运动、被动跑步机运动、游泳等）以及不同持续时间（11~63

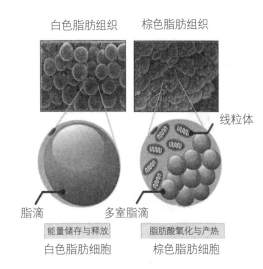

图7-1　白色脂肪和棕色脂肪

d）的运动，均能使白色脂肪组织出现明显棕色化表现，包括棕色及米色脂肪细胞的特征标记物上升以及多房脂肪细胞的增多等，通过产热增加而减轻肥胖。因此，棕色脂肪已成为防治肥胖新的靶分子。

运动引起白色脂肪组织棕色化的作用是通过激活肾上腺素信号通路实现的，研究发现，肾上腺素受体敲除的小鼠缺乏上述表型。此外，多项研究表明运动还可以通过刺激多种肌因子（如 β - 氨基异丁酸、肌生成抑制素、鸢尾素等）和骨因子（骨形态发生家族蛋白）的释放，促进白色脂肪棕色化。

二、运动防治肥胖相关疾病的机制

（一）运动防治 NAFLD 的机制

1.降低胰岛素水平，为肝脏减负

肥胖个体不仅出现胰岛素水平升高，还伴随 IR。IR 时胰岛素对脂肪代谢的调节作用减

弱，导致脂肪组织脂解作用加强，释放进入血液的 FFA 增多，进而通过肝脏门静脉进入肝脏，使 TG 合成增多。IR 时可代偿性引起胰岛素水平升高，如此恶性循环形成高胰岛素血症，而高胰岛素血症可以抑制 β 氧化，导致脂肪在肝脏沉积。

长期有规律的中等强度运动可以增加糖的消耗，降低血糖，减轻血糖升高时胰岛分泌胰岛素的负担，同时运动也使胰岛素受体功能增强，提高胰岛素敏感性，减少脂肪组织脂解作用，使骨骼肌增加 FFA 的摄取，从而促进外周脂肪组织分解，抑制肝脏合成 TG，减少 TG 在肝脏内的堆积。所以，运动减肥可以改善 IR，降低胰岛素水平，减轻肝脏负担。

2. 促进脂肪分解，以减轻脂肪肝

线粒体被誉为细胞的"能量工厂"，是脂肪酸 β 氧化的主要部位。机体肥胖时，血浆 FFA 浓度升高，肝脏从血液摄取 FFA，一方面重新合成 TG，并与载脂蛋白结合，以 VLDL 的形式转运出肝脏；另一方面，通过线粒体进行 β 氧化分解，进而降低 TG 在肝脏的沉积。动物实验表明，高脂膳食诱导肥胖小鼠的线粒体数量减少，出现线粒体肿胀和通透性增加等形态学变化，并且线粒体呼吸链复合物 Ⅰ、Ⅱ、Ⅲ 酶活性下降，使 FFA 的 β 氧化受到影响，增加 TG 在肝脏内的沉积。

运动时机体能量需求较高，尤其是长时间中等强度运动，可以促进脂肪组织的动员和分解。虽然运动刚开始阶段以糖原分解为主，但随着时间延长和运动强度增加（心率达到心率储备的 50%~60%），机体内的糖原被消耗掉，此时脂肪组织被大量动员，水解为 FFA 和甘油，脂肪酸释放进入血液供肌肉组织氧化供能，降低了血液中 FFA 浓度，从而使肝脏加工脂肪酸的负担减轻。而且，有规律的、强度适宜的有氧训练可增加肝脏和骨骼肌线粒体数量，改善线粒体功能，从而促进肝脏和肌肉脂肪酸的有氧氧化。另外，运动还通过提高 ATGL 等相关脂代谢酶的水平和活性，使肝脏组织内贮存 TG 的输出速度加快，减少脂肪在肝脏内的堆积。运动通过上述方式，最终预防或减轻 NAFLD 的发生、发展。

3. 提高肝细胞的抗氧化能力，以减少肝损伤

脂质在肝脏过多堆积，使肝脏线粒体 β 氧化代偿性增强，产生过多的活性氧和活性氮，超出机体内源性抗氧化系统的防御能力，最终导致氧化应激。氧化应激被认为是肝细胞损伤和 NAFLD 的主要诱因，而天然抗氧化剂可对 NAFLD 病人起保护作用。

健身运动可以提高机体抗氧化酶系统的功能。一方面，健身运动增强了向组织器官供血、供氧的能力，使组织缺氧程度相对减轻，减少自由基的产生；另一方面，运动可加强机体抗氧化系统的能力，更加有效地摄取和清除产生的自由基。因此，适度有氧运动可使机体肝细胞的抗氧化能力增强，增强肝脏代谢脂肪的能力，防治 NAFLD。

（二）运动防治 T2DM 的机制

1. 改善 IR，降低血糖和血脂水平

正常生理状态下，胰岛素发挥降低血糖作用的过程依次是：胰岛素与细胞膜上的胰岛素受体结合，使胰岛素受体自身磷酸化，导致胰岛素受体底物的磷酸化，可激活一系列信号分子，使 GLUT4 转运至细胞膜，从而促进葡萄糖进入细胞。IR 是上述过程一个或者多个环节受损，糖利用降低，导致血糖升高。

肥胖状态下脂肪过多堆积，常存在脂代谢紊乱，血液 FFA 升高是肥胖症患者脂代谢紊乱的特征之一，它是联系肥胖和 IR 的纽带。IR 可导致 FFA 增加，反过来，增加的 FFA 进一步加重 IR。长期高浓度 FFA 损害胰岛 β 细胞分泌胰岛素的功能，并影响胰岛素介导的葡萄糖转运，导致糖代谢紊乱。IR 不仅是 T2DM 的发病基础，更是贯穿高血压、糖代谢紊乱等多种代谢相关疾病的主线。

有氧运动结合适当饮食控制是除药物和手术治疗外减轻体重的有效干预手段。动物和人体研究均已证实，不同运动时长和强度的有氧运动在明显改善肥胖患者脂肪堆积状况的同时，还可改善 IR，降低糖尿病发生的风险。

2. 减轻氧化应激和炎症水平，以保护胰岛 β 细胞

IR 源于氧化应激。高 FFA 刺激的后果是活性氧和活性氮生成增多，导致氧化应激。氧化应激会损伤胰岛 β 细胞。胰岛 β 细胞是氧化应激的重要靶点，活性氧可直接损伤胰岛 β 细胞，促进胰岛 β 细胞凋亡，还可通过影响胰岛素信号转导通路间接抑制胰岛 β 细胞功能。此外，肥胖导致多种促炎因子增加和抗炎因子减少，加重了肥胖的糖脂代谢紊乱和全身多器官组织的 IR，尤其是胰岛 IR，可导致肥胖胰岛 β 细胞分泌胰岛素的功能下降，以及胰岛 β 细胞损伤甚至凋亡。胰岛 β 细胞结构和功能的受损导致胰岛素分泌量从相对不足到绝对不足，促进 2 型糖尿病的发生和发展，可并发多个糖尿病并发症，如冠心病、高血压、失明、糖尿病足和肾功能损伤等。

运动具有显著提高抗氧化能力和抗炎的作用。大量文献已报道，长时间有规律的运动可提高抗氧化能力，改善机体氧化还原状态。而无论是长期耐力训练，还是一次性急性游泳运动，均可抑制脂肪组织巨噬细胞浸润以及巨噬细胞由 M1 向 M2 表型的转变。高强度间歇训练和中等强度有氧运动还可降低肥胖个体血液中 TNF-α、CRP 等促炎相关因子水平，改变瘦素、脂联素和趋化素等脂肪因子的水平。总之，运动通过减轻氧化应激和炎症水平，来保护胰岛 β 细胞结构和功能，从而改善胰岛素信号的作用。

3. 改善血管内皮功能障碍，以减轻糖尿病血管病变

血管内皮细胞可分泌一系列生物活性物质来调节血管舒缩功能。血管内皮障碍是指血管内皮细胞内源性舒张因子和收缩因子表达失衡而诱发血管舒缩功能障碍。一氧化氮

（NO）是主要的舒血管因子，由内皮细胞在一氧化氮合酶的作用下合成和释放，在维持血管张力稳定和调节血压稳定中起重要作用。肥胖个体在肥胖早期便出现大、小血管的内皮功能障碍，且肥胖诱导的血管内皮细胞功能障碍主要表现为内源性 NO 合成减少。NO 除了作为血管扩张剂，它在肾脏还可调节肾血流动力学、肾素分泌、肾小管钠离子重吸收以及肾交感神经活动。长期抑制一氧化氮合酶可诱导肾损伤、蛋白尿，而运动可以上调一氧化氮合酶的表达，发挥对肾脏的保护功能，预防或者减轻糖尿病肾病。

（三）运动防治高血压的机制

运动不但可以改善肥胖个体的身体成分，还可降低血压、改善血管内皮功能、降低氧化应激以及炎症水平，从而防治高血压。

1.增加动脉血管弹性，以降低血压

动脉血管弹性又称顺应性，主要由细胞外基质蛋白（弹性蛋白和胶原蛋白）决定，且细胞外基质的稳定性由赖氨酰氧化酶（lysyl oxidase，LOX）调控的弹性蛋白与胶原蛋白之间的交联作用维持。LOX 含量和活性的下降都将降低血管的扩张能力和弹性。大部分血管都被血管周围脂肪组织（perivascular adipose tissue，PVAT）围绕，PVAT 不仅为脉管系统提供结构支撑，还可引起动脉外膜巨噬细胞浸润和炎症因子的分泌、氧化应激等反应，进而降低 LOX 活性，参与细胞外基质的重塑和血管弹性的下降。目前，评价动脉弹性的经典指标是大动脉的脉搏波传导速度（pulse wave velocity，PWV），PWV 加快代表血管弹性下降，僵硬度增加。动物和人体实验均表明，肥胖个体 PWV 加快，动脉血管弹性下降。鉴于 PVAT 与 BMI 和腰围呈正相关，肥胖人群血管弹性的改变至少部分是通过 PVAT 含量改变实现的。

长时间有规律的运动可降低动脉 PWV，增加颈动脉顺应性，且运动对血管弹性的促进作用存在运动类型特异性。有氧运动（跑步、游泳或划船）可提高大弹性血管的弹性，抗阻训练则降低血管弹性，但有氧运动结合抗阻训练则抵消抗阻训练对血管弹性的不利影响，进而增加血管弹性。运动对血管弹性的影响，一方面是因为长时间运动可有效消耗脂肪，减少 PVAT 在血管周围的贮存；另一方面是因为运动具有良好的抗炎和抗氧化作用，通过减轻氧化应激和炎症对 LOX 活性的抑制作用来改善细胞外基质的稳定性。

2.改善血管内皮功能障碍，以降低血压

肥胖个体在肥胖早期便出现血管内皮功能障碍，主要表现为内源性 NO 合成减少，导致内皮依赖性血管舒张功能下降，促进高血压的发生，因此改善肥胖个体血管内皮障碍是降低高血压发病风险的有效策略。

有研究表明，6 周有氧运动结合抗阻训练干预不仅可以降低肥胖男性体重、体脂率，还

可使血流介导的血管舒张功能明显提高，表示运动干预可明显改善肥胖个体血管内皮功能障碍，进而降低血压。这可能与运动时血流重新分配使骨骼肌和心肌血流增加，增加了血管剪切应力，这不仅刺激血管释放 NO，还可提高一氧化氮合酶活性，使 NO 生成增多有关。

3.增加抗氧化能力，提高血压调控能力

肥胖状态下，脂肪含量增加加剧了机体氧化应激的程度。氧化还原状态失衡虽然不是高血压的唯一致病因素，但与调控阻力血管和血压的多条信号通路相关，包括降低 NO 的可利用率、炎症、水盐失衡、交感神经系统过度活跃和肾素 – 血管紧张素 – 醛固酮系统紊乱等，氧化应激成为预防和治疗高血压的潜在靶点。

一次性急性运动时，机体代谢水平升高，活性氧产生增多，导致氧化应激；但运动诱导的活性氧增加是短暂的，运动能提高机体抗氧化能力，以对抗运动诱导活性氧水平的升高。6 周有氧运动结合抗阻训练可有效降低肥胖个体体重、体脂率，提高抗氧化能力，减轻氧化应激。除了传统的药物治疗外，长时间有规律的中高强度运动可改善机体氧化还原状态，被认为是预防和治疗高血压以及高血压相关疾病的有效干预措施。例如，运动对高血压患者肾脏结构和功能的改善作用，与运动使肾组织抗氧化能力增强、减轻氧化应激有关。

（四）运动防治动脉粥样硬化的机制

1.改善血脂紊乱，以抑制斑块形成

动脉粥样硬化是一个复杂的病理过程，其中血脂升高是动脉粥样硬化的发病基础。肥胖者常伴有血脂紊乱，主要表现为高 TG、LDL-C 血症和低 HDL-C 血症。超重和肥胖者 FFA 明显高于体重正常者，过多的 FFA 通过影响线粒体功能、胰岛素信号转导途径等机制引起肝脏、骨骼肌和脂肪组织的 IR。肥胖、脂代谢紊乱和 IR 之间互为因果，形成恶性循环。而减少脂肪尤其是减少腹腔内脂肪，可改善血脂，减轻 IR，从而降低动脉粥样硬化的风险。

长时间中低强度有氧运动可使脂肪分解增强，释放出来的 FFA 被骨骼肌摄取并氧化分解，使血清 TC、TG、LDL-C 降低，HDL-C 升高，从而改善脂代谢紊乱和 IR，预防动脉粥样硬化斑块的形成。除有氧运动外，抗阻运动对改善血脂也是有益的，这是因为长期抗阻运动能使肌肉产生适应性肥大，体温和机体基础代谢率增加，以及分泌促进脂肪分解的肾上腺素等激素，导致脂肪分解增加。

2.减轻炎症，以减缓动脉粥样硬化发展和易损斑块破裂

动脉粥样硬化是多种细胞因子和炎症细胞参与的复杂过程，由血浆 LDL 渗入内皮细胞间隙引起，LDL 被活性氧氧化为氧化 LDL（ox-LDL），并上调内皮细胞黏附分子（包括血管细胞间黏附分子 -1、细胞间黏附分子 -1、E- 选择素、P- 选择素），诱导趋化因子（如内

皮细胞上的单核细胞趋化因子 -1）的表达。细胞黏附分子表达水平的上调促进单核细胞和 T 细胞向血管壁的募集，使血管处于炎症状态。反过来，这些巨噬细胞和 T 细胞又表达和分泌 MCP-1、TNF-α 和 IL-6 等趋化因子，使平滑肌细胞由中膜迁移至内膜或内皮细胞间隙，促进斑块纤维帽的形成。

因炎症在动脉粥样硬化斑块形成的整个阶段均扮演重要角色，动脉粥样硬化被认为是一种炎症疾病，血管内膜的炎症状态也成为防治动脉粥样硬化的新目标。运动不仅能有效消耗身体内脂肪，降低血浆 TG、TC 和 VLDL 水平，增加 HDL-C 水平，还被公认具有良好抗炎作用，成为预防动脉粥样硬化发生的最佳干预方式。多数研究表明，有规律的有氧运动可明显改善肥胖个体炎症状态，降低 TNF-α、IL-6 和 hs-CRP 水平。因此，运动对血管内膜炎症的抗炎作用是运动防治动脉粥样硬化（减缓动脉粥样硬化发展和易损斑块破裂）的机制之一。

3. 提高抗氧化能力，降低 ox-LDL 水平，以减小斑块面积

除了炎症反应，氧化应激也是冠状动脉疾病和代谢紊乱的诱发因素，可加速动脉粥样硬化的发展。LDL 在动脉内膜的沉积是动脉粥样硬化的始动因素，LDL 在血管细胞分泌的活性氧作用下成为 ox-LDL。而 ox-LDL 在动脉粥样斑块的产生和扩大中具有重要作用，包括刺激内皮细胞分泌多种炎症因子，诱导单核细胞黏附迁移进入动脉内膜，转化成巨噬细胞；ox-LDL 诱导巨噬细胞表达清道夫受体，促进其摄取脂蛋白形成泡沫细胞；ox-LDL 还能抑制 NO 的产生及其生物学活性，使血管舒张功能异常。运动提高机体抗氧化能力，保护 LDL 免受氧自由基的氧化修饰，降低 ox-LDL 水平，从而减小动脉粥样硬化斑块的面积。

4. 改善血液流变性，以减少血栓形成

微循环和血液流变学资料表明，血液黏稠度增高、血流减慢、血液凝固性高时，更易形成血栓。预防动脉粥样硬化不仅要调节脂代谢，还要降低血液黏稠度。长期坚持参加适量的体育锻炼有利于降低血液黏稠度和血流阻力，防止血栓形成，例如长跑和有氧健身舞等运动能有效降低红细胞压积、全血黏度和红细胞沉降率等血液流变学指标，从而对预防动脉粥样硬化具有积极作用。

思考题

1. 运动减肥的健康促进作用有哪些？

2. 运动减肥改善糖脂代谢、防治肥胖相关疾病及其并发症的机制有哪些？

3. 运动防治非酒精性脂肪肝、2 型糖尿病、高血压和动脉粥样硬化的机制分别是什么？

第八章

心理因素和健康普及教育在肥胖防治中的应用

本章导读：行为改变包括科学运动、合理饮食以及建立良好的生活习惯，只有做好了这几个方面，才能更好、更持久地达到减肥目的。而这离不开积极心理状态的构建和健康生活方式的普及教育。本章介绍了心理干预方法在肥胖预防、减肥过程和减肥后预防反弹中的应用，以及"家庭—学校—政府—社会"四位一体的健康普及教育在肥胖防治中的作用。

控制体重、预防和治疗肥胖，已成为当今社会的热门话题。由于肥胖发生的原因极其复杂，肥胖的防治仍然是一个有待攻克的难题。大量的研究表明，仅仅从病理学角度进行减肥干预的长期效果不是非常显著，而结合病理学和行为心理学知识的减肥方法对肥胖者进行减肥干预可获得更好、更持久的减肥效果，并逐渐被相关学者及体重控制的从业人员所接受。此外，健康普及教育，尤其是"家庭—学校—政府—社会"四位一体的健康普及教育，对于个体建立健康的生活方式、防治肥胖具有重要作用。

越来越多的人已经意识到，肥胖的外形会与内在的心理状态互相影响。不良的心理状态会导致不良的行为，引起肥胖；而外形肥胖会进一步影响心理状态，使其朝不良方向发展。心理因素与肥胖互相影响。在减肥过程中，积极正面的心理状态会促进和保障减肥效果；而消极负面的心理状态不利于减肥，并且这种负面情绪会通过错误的行为进一步加重肥胖程度，影响减肥效果。因此，理解并在减肥过程中正确引导肥胖者的心理，对于防治肥胖以及预防减肥成功后的复胖具有重要作用。

一、预防肥胖的心理干预

预防肥胖是一个长期过程，需要从行为、认知、科学方法等方面综合考虑。预防肥胖甚至比减肥更加重要。当今社会对健康和肥胖的认识越来越深刻，也逐步形成了一些预防肥胖的心理干预方法。

（一）用自律抵抗肥胖基因的驱动

当今社会丰富的物产资源和高速发展的科技使人们不再为基本的生存担忧，不用为寻找食物而奔跑狩猎，也不用担心食物没法保存而不得不吃进体内变成脂肪。如果我们沿用祖先对当时环境所做出的选择，只会越来越胖。新的生存规则逐渐变成谁能控制食欲，谁能有效消耗多余能量，谁就更有优势，这是自律能力的一个重要体现。于是，自律变成人类保持健康生活的重要能力。要减肥、要控制体重、要达到完美身材，必须养成自律的习惯，知道什么该吃，什么不该吃，什么该做，什么不该做，用自律抵抗肥胖基因形成的自然驱动力。这样才能预防肥胖，摆脱因肥胖而遭受的歧视、因肥胖及其相关疾病而承受的痛苦、因看病而承担的沉重经济负担，从而自由地选择自己想要的生活、工作和社交。

（二）保持适度的焦虑感

耶克斯 - 多德森定律（Yerkes-Dodson Law）表明，动机强度和工作效率之间的关系不是一种线性关系，而是倒 U 形曲线关系。即各种活动都存在一个最佳的动机水平，动机不足或过分强烈，都会使工作效率下降。在减肥过程中也存在类似现象：当一个人的精神压力非常大、放松不下来时，其体重往往在短期内也很难下降。把紧张情绪控制在某个特定范围内，其减肥的效果往往更好，如图 8-1 所示。

所以，我们应该保持适当的焦虑感。长时间焦虑对身体、心理都不好，而适度的焦虑感可以帮助我们关注并警惕体重上升，更好地克服在控制体重、预防肥胖过程中遇到的困难。每当想"大吃大喝、偷懒不运动"时，想想肥胖给自己带来的种种负面影响，特别是对身体健康的危害，使坚定了自己控制体重的愿望。所以，过度焦虑或不焦虑都不利于减肥。而保持适度的焦虑感、合理利用焦虑情绪帮助我们改变不良行为，能够达到控制体重、防治减肥的目的。

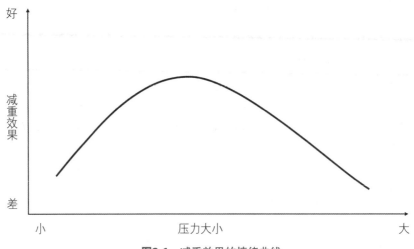

图8-1　减重效果的情绪曲线

（三）假装自己很苗条，直到真的很苗条

"Fake being slimmer until you become slimmer"这个想法源于哈佛商学院社会心理学家埃米·卡迪（Amy Cuddy）在 TED（Technology，Entertainment，Design）环球会议的演讲。埃米·卡迪毕业于普林斯顿大学社会心理学专业，她在一系列研究中探讨了人所采取的身体姿势会影响其行为方式乃至行事效果。她在演讲中提到，如果人外表上伪装成比较强大的模样，可能会真的在心理乃至生理层面上产生效应。基于她的观点，结合体重控制经验，肥胖患者可以假装自己是一个苗条的人，过着苗条人的生活，选择苗条人的饮食和运动方

式，在持续的点滴变化中，养成习惯后真的可能成为苗条的人。

很多人在成功减肥后，短期内会反弹，很大程度上可能是因为他们的身体、心理上都觉得自己仍旧很胖，仍然过着"胖子"的生活。同理，我们可以假装自己很苗条，直到真的很苗条！这是一种心理暗示，假装苗条，并按照苗条人该有的生活方式生活，自然就苗条了。

怎样才能找到苗条人的心态呢？推荐三个方法。一是每天对自己说："我很苗条，苗条的我应该合理饮食、适当运动。"二是在控制不住自己的时候，找个镜子照一照，伸展一下，对镜子中的自己说："坚持下，我会保持苗条。"三是找个苗条的小伙伴监督你。这是一种活在未来、做在当下的表现。现在所做的一切必将影响不久的将来。

二、减肥过程中的心理干预

（一）放松身体，让控制体重成为潜意识

我们可以通过内心和身体来间接反映我们的意识和潜意识。潜意识往往在意识很放松的情况下出现，所以，要感知到潜意识，就需要放松身体、放下一切，让潜意识表现出来，然后给予主动、自觉的适当改变。所以，放松身体，让"需要减肥、控制体重"逐渐成为我们的潜意识，从而将减肥和控制体重作为终身事业。

（二）体验成功的喜悦，才能坚持减肥

要达到体重的改变，必须要有行为的改变，而行为的变化是由思维指导并控制的。人类喜欢形成固定思维，因为那样更加节省能量。如果人的大脑体会不到行为改变带来的好处，那么思维是很难做出改变的。所以，在减肥过程中，要不断地让身体和意识去体验成功的喜悦。把这些小成功、小喜悦不断地提炼、总结、完善，让你的意识和潜意识都认识到减肥的乐趣和好处，并牢记这种乐趣带来的快乐，减肥的行为改变就水到渠成了。

（三）将大目标拆成多个小目标，才能长期控制体重

减肥是一个宏大的目标。"罗马城不是一天建成的"，胖也不是一夜之间就变胖的，往往经过数月或数年才形成。相应地，如果要瘦下来，也不是一天两天就能实现的，要经过漫长的时间才能成功。在这个过程中，我们之所以容易放弃，容易半途而废，很大程度上是因为我们只看最后的体重是多少，而没有把减肥这个过程拆分成几个阶段、几项任务、几条行动清单来执行。如果我们把减肥这个大目标拆分成小行动，一方面可以简化我们的行动任务，另一方面，一旦某个小任务完成，其带来的正反馈会激励我们完成下一个任务。

如此一来，这些小小的成就感和幸福感就会让我们觉得减肥并非想象中那么难，减肥还是充满乐趣的，从而给我们提供持续不断的力量，使我们从一个个小胜利走向最终胜利，收获成功减肥的硕果。

因此，在制定减肥方案或者尝试行为改变时，应将大目标拆分为一个个小目标，例如，每天早睡早起、晚上8点后不进食、每餐只吃7分饱等。通过这一个个小目标的执行并实现，来体会完成目标时的喜悦之情，并用这种喜悦去激发自己完成下一个目标的热情。所以，在减肥过程中，"坚持"并不需要意志力，只需要持续体验这些为减肥做出改变的乐趣。体验改变的乐趣，将改变带来的未知变成已知的乐趣，就可以帮助我们长期持续地控制体重。

三、减肥后预防反弹的心理干预

（一）全封闭式减肥对心理和行为的可控性更强

全封闭式减肥就是将减肥者集中在某一环境中，通过一段时间有规律的饮食、就寝、运动和日常生活达到减肥的目的。相比开放式减肥或者自主减肥来说，全封闭式减肥方式更容易改变减肥者的行为，因为他们在全封闭式运动减肥训练营内运动和饮食可控，举办的各种讲座、活动以及与其他减肥者和咨询师的不断沟通等帮助他们逐步养成良好的生活习惯。而且，这些减肥者出现体重反弹的现象也较少。因此，在全封闭式运动减肥训练营中，肥胖者的行为比较容易改变；反之，在家改变自己的运动和饮食习惯比较困难。所以，从减肥效果来讲，通过全封闭的运动减肥改变肥胖者的行为习惯，将是今后治疗肥胖的一个重要方法。

（二）认识肥胖者行为改变的难度

尽管有很多肥胖者的营养学知识相当丰富，并且这部分人曾经多次遵循医生的建议"管住嘴、迈开腿"，在"科学运动、合理饮食"等方面做出过极大的努力，但是仅仅掌握这方面的知识，不付诸行动，体重依然不会改变，甚至还会增加。所以，肥胖者必须通过实践，将自己所掌握的营养知识和科学运动知识融入自己的日常生活中。

然而，改变一个人不良饮食习惯和生活方式从而达到减肥目的的难度，类似于让一个有着几十年烟龄的人戒烟，或者让一个酗酒的人戒酒，是非常困难的，在成功之前要经历很多次失败的考验。这种失败很可能导致肥胖者在减肥的过程中出现沮丧、自暴自弃的心理。如果肥胖者求助于减肥中心，肥胖者需要和减肥中心的老师不间断地交流，专业人员会进行有效的心理干预，帮助减肥者摆脱不良心理状态的影响。减肥中心的老师会根据学员间的个体差异，实行不同减肥的方案，帮助减肥者克服减肥瓶颈期的不良心理状态，减少焦虑、抑郁情绪，提高自信心，保持良好的心态，实现减肥的良性循环。这样才能让肥胖者成功地抵抗诱惑，并通过一次次的成功体验不断加强行为改变，从而建立健康的生活方式。

（三）改变减肥干预的关注点

目前在社会上被广泛关注的减肥方法有很多种，但是这些肥胖干预的方法大都把重点放在了体重上，而不是将关注点放在可能影响体重的因素上。也就是说，肥胖干预的注意力是放在了最后的结果上，而不是去关注取得这些结果的方法。很多肥胖者也只是关注自己通过这些减肥方法可以减掉多少体重，而不是注重自己通过这些方法改变了多少不健康的生活方式，养成了多少健康的饮食习惯和运动习惯。从长期结果来看，如果只注重减了多少斤，没有形成良好的生活习惯，体重还会反弹。显然我们需要对肥胖干预方法的重点做出一些调整。

近年来有很多专家也陆续提出"心理减肥""非节食减肥"等方法。《心理减肥——美食者的减肥方案》的作者乔治·布莱尔·韦斯特（George Blair-West）坚信一点：减肥最重要的不是管好你的嘴，而是管好你的心。在减肥的过程中，应该把更多的注意力放在健康生活方式的养成上。在制定减肥方案时，不必过分强调体重下降多少，而要重点思考通过怎样的方法可以更好地改变错误的行为方式，逐步养成健康的生活习惯。通过改变自身的行为，如尽量减少脂肪的摄入量、尽量多参加运动，从而保持健康体重。就像美国国立卫生研究院技术评估专家组会议提案所建议的那样，治疗肥胖应当"把注意力放在能够带来有益健康结果的方法上，这些方法可以与减轻体重无关"。

另外，体重并不是完全能够人为控制的。因为体重增加或者减少是受诸多因素相互影响的，在这些因素当中，有一些因素我们可以通过自身的努力以及外界的帮助改变，比如我们在就餐的时候可以控制进食量以及改变食物质量，我们在运动的时候可以改变我们的运动项目、运动强度、运动时间和运动频率，甚至我们可以调节我们自身的心理或者情绪状态等；但是还有一部分因素是我们不能改变的，比如我们的消化吸收率、体内各种酶的活性、影响肥胖的一些遗传基因、代谢率以及身体储存脂肪的效率等。以人为本的行为改变学说把注意力集中在了我们可以改变的因素上。当我们把重点放在可控因素上，效果也更容易看到，同时成功的概率大大增加，又增强了减肥的信心；而不再过度关注自己无法控制的因素，这也会让我们的心态更加平和，从而达到一个健康的心理和生理状态。

总之，减肥干预过程中比较恰当的做法是把干预的注意力放在那些可以改变的因素上，也就是说通过以人为本的行为改变来改变肥胖者的生活方式，养成健康、良好的生活习惯，这些方法在预防肥胖和治疗肥胖上都会取得良好的效果。

（四）认清行为改变的过程

肥胖的有效治疗是假设患者需要改变某个或某些行为，以获得健康生活方式和降低体重，但是控制体重所需要的行为改变可能比行为心理学中"刺激 – 反应"的模式复杂得多。如果在这一系列顺序事件的初期进行干预，而不是在事件已经达到顶峰时试图改变结果，可以使患者对行为的控制能力更强。

1. 行为改变过程中的阶段分析和对减重效果的影响

推广以人为本的行为改变学说，可能对于肥胖的预防和治疗有着很大帮助。国外的一些相关专家阐述了实现行为改变的五个步骤或阶段。这些阶段包括愿望前期、愿望期、准备期、行动期和维持期。结合参加运动减肥患者的具体状况，可以将这几个阶段的划分标准做以下分析：

（1）行为改变的五阶段

愿望前期：在这个时期，肥胖者本人并没有在可预见的未来改变行为的愿望。处于此时期的超重和肥胖患者并没有意识到自己存在的个人问题，或者低估了这种问题。此时，一些人可能否认存在问题，另外一些人可能抵制变化。例如，参加全封闭运动减肥的患者中，有的人因为已经深刻意识到肥胖带来的一些问题才来参加全封闭运动减肥，这在年龄比较大的患者中表现得更为明显；但是还有一部分人根本就没有意识到肥胖给自己带来的影响，而是父母或者亲戚强制送到全封闭运动减肥中心进行减肥干预的，这在青少年学生或者年龄较小的患者中表现得更为明显。

愿望期：在这个时期，超重和肥胖患者已经认识到肥胖带来的各种问题，并且在专业人员的帮助下认真思考过如何解决问题，但是在这个阶段还没有承诺要采取行动。准备好采取行动之前，如果是参加开放式课程的患者，可能在这段时期停留较长时间，但是参加全封闭课程的患者在这个阶段停留的时间则很短。

准备期：在这个时期，肥胖者承诺采取一定的行动，并初步制订了一个行为改变的计划，比如说要养成一个什么样的饮食习惯，或者作息时间做一个什么样的改变等，形成一个行为上的目标。处于这个时期的肥胖者愿意即刻开始行动，并可能已经做了一些小的行为改变，作为下一个时期的开始。

行动期：在这个时期，肥胖者开始积极地调整行为以解决问题。最显著的行为改变需要花费相当多的时间和精力，而参加全封闭运动减肥的患者，其行动期是在专业人员的帮助和个人的积极参与下完成的，这种相互配合的过程让肥胖者在行动期更容易改变自己的行为。

维持期：在这个时期，肥胖者要努力防止不良生活习惯的复发，并把行动期所取得的一些成就进一步巩固下来，从而使行为的改变得以稳定，实现终身保持正常体重和健康的目标。

行为改变的五阶段强调了这样的思想：行为改变不是一个事件，而是一个动态的过程。一些专家的报告指出，这些步骤或阶段对于许多与健康有关的问题都是具有共性的，包括体重控制、减少高脂食物摄入、增加体力活动、调整作息时间等。肥胖者靠自己的努力减轻体重以及在有组织的减肥干预团体中减轻体重，都需要经过同样的几个阶段。

（2）行为改变的不同阶段对减重效果的影响

"说"和"做"是两回事。"说"相当于愿望和准备阶段，而"做"相当于行动和维持阶段。有的人在刚开始减肥时可能抵制减肥（处于愿望前期），也有的人已经认真地考虑过一定要做出一些改变，但是没有承诺一定要做到什么程度（处于愿望期），这些处于愿望前期和愿望期的人在运动减肥的初期，常常收获不大、体重下降不多，甚至可能在愿望前期就终止减肥干预。

然而，有行动才会有结果。行动期是减肥干预的主要时期。在这段时期不仅要重视改变行为必不可少的步骤，还要重视个体的情况，以适应个体的减肥干预。因为每位患者都是不同的个体，他们发生肥胖的原因不同，自身的性格特点也不尽相同。如果不是以人为本，而是以"一刀切"的方式对所有人进行同样措施的干预，可能就达不到预期的效果。减肥需要针对每个人的具体情况来看，而减肥行业的工作人员在制定个性化的减肥处方时扮演了重要的角色。

此外，通过行为的改变达到理想的减肥效果，需要一段时间的维持，避免反弹。这里的维持不仅仅是体重的维持，更是新行为的维持，即维持是变化的一个特定时期。试想那些一开始勉强节食的人，虽然短期内体重会减轻，但一旦停止节食，则很难维持减轻后的体重，因为不能持续维持行为改变，就不能持续维持行为改变带来的结果。维持就是把这些变化固定下来，让它们成为一种习惯，而不是偶然的做法。因此，维持是一个积极的阶段，而不是没有变化的阶段。

2. 螺旋型反复阶段

行为的改变是一个有顺序的过程，但不一定是像愿望前期、愿望期、准备期、行动期和维持期几个概念所体现的直线型过程，用螺旋型模型来描述变化更为恰当。因为变化并不总是能够完美地维持下去，常会有反复。例如，一位全封闭患者在请假回家后可能会暂时发生饮食过量或减少运动量，但是返回封闭营后又开始重复变化中的某个阶段。

在肥胖者行为改变的过程中会出现反复，例如，在某个阶段违背了自己所制订的计划，肥胖者很多时候会认为这是一个非常消极的事件，但是如果把减肥的行为改变过程看成是一个动态的、反复的过程，就可以用积极的眼光来看待这种反复了。出现反复在意料之中，关键是把这种反复看作是行为改变过程中的一个部分，这可以帮助人们在制订相关计划时尽可能地去减少这种反复。而且，通过观察促使肥胖者发生反复的环境，他本人也可以在这个违背计划的错误中吸取经验和教训。

　　总之，体重的降低是减重过程中一项或多项努力的结果。长久以来，很多超重和肥胖者显然都在试图实施有利于控制体重的一些行为变化（即行动期），最后维持住了保持体重所需要的行为（即维持期）。值得一提的是，在减重过程中，很多超重和肥胖者很可能有不利行为的故态复发，可能重新进入整个变化过程的愿望期，又要重新承诺达成某些行为变化，然后顺着随后的行动期和维持期进展下去。有效的体重控制应当是终生的努力，而不是一时的热情。

肥胖儿童青少年的生活方式和生活习惯是在家庭、学校和社会等环境的长期影响下形成的，肥胖一旦发生，逆转较为困难。因此，儿童青少年肥胖的防控必须贯彻"预防为主"的方针，要及早、从小抓起，需从母亲孕期就开始预防，利用多方面的力量，倡导政府主导、社会参与，建立以"家庭—学校—政府—社会"为主的防控网络，并在此基础上开展肥胖的三级预防，即面向全人群的普遍性预防、指向肥胖易感环境群体的针对性预防以及精准指向超重或肥胖个体的综合性预防。因此，普及健康生活方式理念、采取预防肥胖措施，遏制我国儿童青少年肥胖的上升趋势，对肥胖和相关慢性疾病的预防至关重要。

一、家庭健康教育

（一）家庭健康教育与肥胖形成的关系

从家庭方面来看，影响儿童青少年肥胖的因素主要有两个方面：其一是遗传因素。研究人员分析了 238 例儿童青少年单纯性肥胖的家庭因素，发现儿童青少年单纯性肥胖与家族遗传关系密切，父母的肥胖会遗传给孩子；其二是家庭环境因素，包括父母的健康意识、父母的教育方式、母亲怀孕期间的饮食习惯、家庭的饮食习惯、儿童青少年营养管理等。

肥胖也许是因为深层次的心理原因，例如，受父母离异、外出务工等因素影响，孩子容易产生自卑、自闭、孤僻等心理问题；一些儿童青少年受到外界的惩罚和责骂时，会大量摄取食物来消除焦虑情绪；受到冷落时，选择吃高热量的甜食和油炸食物缓解孤独感，以满足他们的精神需求。食欲背后是孩子内心的呐喊和求救。再者，儿童青少年普遍缺乏运动。特别是某些孩子被长辈过度宠爱，上下课车接车送，家长担心他们外出活动可能受到伤害，限制孩子外出活动时间，导致体力活动越来越少，能量消耗量随之减少。能量的摄入量远远超过了消耗量，导致肥胖。

膳食调查发现，肥胖儿童青少年普遍存在爱吃甜食、油炸食物和进食速度快等不良行为。孩子的饮食习惯主要受家庭影响，父母的营养知识决定了儿童青少年对食物的选择，父母的不良饮食习惯也会给儿童青少年产生负面影响。因此，家长及儿童青少年健康知识的贫乏一定程度上也促进了肥胖形成。

（二）防治肥胖的家庭健康教育措施

1. 从孕期防治肥胖

遗传因素与孩子肥胖的发生、发展密切相关。为了孕育出健康的孩子，父母在孕育孩子之前就应该保持健康的生活方式，保持身体健康。母亲在怀孕前期不需要增加营养摄入，而随着时间推移，在母亲怀孕的中后期，食物营养的摄入量应在原有基础上增加20%~30%。特别注意母亲进食的均衡性和多样性，以保证母亲和胎儿所需，并适当结合中低强度的体育运动，从而保障小孩出生后身体健康。若父母是肥胖者，应制订有效的减肥计划并严格执行，达到理想的体重范围，以减少新生儿肥胖的概率。

2. 家长的健康意识和生活方式起决定性作用

父母是孩子健康教育的启蒙者，也是监督儿童青少年健康成长的责任者，家长的健康意识直接影响孩子的健康状况。家长缺乏科学的健康观念，会给儿童青少年的生长发育带来不利影响。家长应该针对肥胖儿童青少年实施具有指导性的健康管理教育，改变原有的错误观念，普及有利于儿童青少年健康成长的科学知识，敦促其养成健康的生活方式。

家长应及时纠正孩子的不良饮食习惯，不能顺从儿童青少年的喜好，以免导致营养摄入失衡而发生肥胖。家庭环境及父母的行为习惯都影响着孩子的一言一行，为加强家庭对肥胖的了解，可向家长发放《中国居民膳食指南》，给家庭成员进行培训，讲述预防肥胖的措施与途径，以此督促儿童青少年的行为。家庭教育对儿童青少年肥胖的影响，多次教育的效果优于单次教育，多次教育更能降低肥胖儿童青少年总能量的摄入，从而改变儿童青少年的饮食结构和生活习惯，阻止儿童青少年肥胖的发展。

同时，家长必须重视培养孩子的运动习惯。有研究指出，对肥胖儿童青少年进行早期运动干预，对促进其健康具有重要意义；儿童青少年在一定时段进行中小强度的运动减肥并结合适量饮食控制，能显著减轻儿童青少年的肥胖程度。

3. 提高家长健康意识的具体措施

当家长为肥胖儿童青少年选择食物时，能量和各类营养素的摄入要满足其生长发育的需求，减少高热量食物的供应比例，尽量避免选择加工食物。减少在外就餐，结合儿童青少年的喜好特点，改善烹饪方式，引导他们饮食多样化，从而达到营养均衡。不提倡过分节食，鼓励孩子建立和培养运动习惯及爱好，在改善饮食结构的同时增加运动消耗能量，从而达到减肥的目的。

家长对孩子运动习惯的培养是潜移默化的。在学业之余，保证每天的运动时间，有利于孩子形成健康的生活习惯，使其产生运动动机。重视家庭运动氛围，父母是孩子最好的老师，家庭运动习惯的养成是促进孩子参加运动必不可少的关键因素，如果家长在家看电视、玩手机，却督促孩子去运动，这种做法并不可取。只有家长带头锻炼，以身作则，才能培养与孩子之间的情感交流，鼓励孩子尝试不同的运动项目，激发运动兴趣。父母需要多让孩子去接触和尝试不同项目的运动，孩子才能找到喜欢并且适合个人的运动。父母应该根据孩子的兴趣爱好，带孩子观看体育赛事。运动习惯的培养是一个长期的过程，最重要的还是要将运动意识内化到孩子心里，并让孩子最终形成终身运动的价值观。给孩子选择专业的运动装备，让孩子感受到父母对他们运动锻炼的支持态度。

为提高家长对健康的认知水平、加强家长在预防孩子肥胖中的作用、鼓励健康的生活方式，可建立预防儿童青少年肥胖的家长社区。通过该社区平台，实施以下措施：①通过线上（建立网站等）及线下的方式，定期邀请相关专家举行健康讲座和讨论活动。②以肥胖儿童青少年家庭为单位，组织丰富多彩的户外拓展活动等。依托社区这个开放的平台，使肥胖儿童青少年和家长便利地加入其中，加强肥胖儿童青少年家长之间的沟通与交流，并利用社区的便利性掌握有关预防肥胖、健康生活方式的科学知识。③调查并掌握肥胖儿童青少年及家长对营养的认知和执行现状，掌握他们的认识误区，有指向性地促进家长的饮食营养教育，督促并培养肥胖儿童青少年良好的饮食习惯。

大部分人明白良好的生活方式对身体的益处，但在具体实施时往往难以坚持。健康生活方式的建立需要克服一定的惰性，而多数人都乐于满足当前的生活享受，忽视长期的健康利益。鉴于此，为了让更多的人养成健康的生活方式、预防肥胖，家庭教育中可采用奖励措施，激励孩子逐渐养成健康的生活习惯。

二、学校健康教育

（一）学校健康教育与肥胖的关系

儿童青少年肥胖的形成不仅与饮食摄入量过多有关，身体活动量小也是诱因之一。对生长发育期的儿童青少年，采用单纯节食减肥是不可取的，过度控制饮食容易导致营养不良。体育锻炼是预防学生肥胖的关键环节。学校是学生实施体育锻炼的重要场所。首先，学生大部分时间在学校度过，对老师信任度高，完成任务的执行力高，对待老师布置的锻炼任务会积极完成；其次，学校体育课程可使用形式多样的教学手段、教学方法，促进学生主动参与体育锻炼，培养学生参与体育活动的兴趣和爱好，使儿童青少年形成体育意识和体育精神。

然而，现阶段学校体育并没有完全发挥出降低学生肥胖率的作用。有研究指出，目前学校体育锻炼的功能未能适应儿童青少年营养状况和生活方式的变化，未能满足当前儿童青少年健康生活和增强体质的需求，造成儿童青少年肥胖率增高，身体机能的总体素质下降。此外，部分肥胖学生在学校里会受到不公正的待遇，严重挫伤了肥胖儿童青少年的自尊心，进而导致他们性格内向，参与集体活动不够积极主动，社交适应能力和交往能力下降。因此，学校应改变现有的体育锻炼模式，围绕当前的肥胖问题制定相应对策。

（二）防治肥胖的学校教育具体措施

从学校角度出发，能有效预防肥胖的措施主要是在学校开展体育锻炼和心理辅导。学校体育是增强学生体质、提高学生身体素质的重要手段。根据不同学生的年龄、性别等特征制定有计划、有组织、有目的的体育教学活动，促进学生身体的正常发育，使学生的身体形态、生理机能、心理能力等多个方面得到全面的发展和训练。学校应督促学生改变不良生活习惯，抑制肥胖增长，提高学生的免疫功能。

具体的实施路径有以下几个方面：首先，学校成立健康兴趣小组，组织学生开展多种多样的宣传教育活动，并在学校广播定时播放，使健康信息有效传播。其次，以每个班级为单位，每隔一段时间出一期预防肥胖的黑板报，并在兴趣小组的组织下，每个班级举办预防肥胖知识的主题报告会。报告会以角色扮演、小组讨论等方式进行，并邀请老师讲解健康知识和有关心理知识。最后，在学生中开展预防肥胖知识的竞赛活动和相关作文征集，并对这项活动开展奖励和评优，促进学生了解健康知识并提高健康行为能力。

学生的心理健康同样是学校教育需要关注的焦点。心理健康的发展不仅会影响学生的人生观和价值观，还会影响学生肥胖的发生。培养儿童青少年积极乐观的情绪，监督其思想行为的改变，解决学生已有心理问题是学校教育肩负的责任。学校应该帮助学生面对心理问题，认清它对肥胖的危害，并帮助学生消除自卑等心理，鼓励学生参与到团体活动中来。

总之，在素质教育的基础上，学校应以学生肥胖的预防和控制为出发点，教育儿童青少年科学地进行体育锻炼，鼓励学生利用体育课、课间、课外活动时间充分开展多样化的体育活动，并为学生创造"积极锻炼、促进健康"的学校氛围，改善学校的健康环境，改变儿童青少年不健康的生活方式，提高学生的健康知识水平和防治肥胖能力。

三、政府政策的支持

随着我国城镇化的发展，城市人口多以室内活动为主，室外活动量受到限制，当前社会有关部门应该重视这个问题。肥胖症的防治工作单凭个人努力往往收效甚微，只有得到政府和有关部门的政策支持，才能达到事半功倍的效果。面对当前我国儿童青少年肥胖率逐年增长的严峻形式，应建立政府主导、多部门合作、全社会共同参与的工作机制。

政府对我国儿童青少年肥胖防控相关政策的制定及实施监督负有一定的责任，政府有关部门应掌握预防肥胖的主动权、监控权与管理权。卫生行政部门等相关机构应为控制人群体重创造良好的支持环境，包括：①制定防治肥胖的规划和对策标准，指导肥胖人群实施减重计划；②将预防和控制肥胖的措施纳入宏观的公共卫生项目；③鼓励生产能量密度低而富含营养的食品，宣传合理营养知识；④引导居民进行体育锻炼，为学校、社区等创造运动环境和运动氛围，开设一定数量的活动场地并提供器械，有计划地组织活动，强制要求在新建筑区、居住小区、学校、公园、购物中心的设计中把公众体育设施纳入建造标准；⑤普及肥胖危害健康的知识，通过网络、手机和小区公告栏等进行教育宣传；⑥促使医院为肥胖人群的运动锻炼提供一定的技术支持和后期医疗保障。以上具体措施均需得到政府的大力支持，共同营造防治肥胖的健康生活环境。

通过建立政府主导、多部门合作、全社会共同参与的工作机制，形成在当地卫生局、教育局等的领导下，由卫生、教育等多个部门组成的工作网络，并对各自职责进行标准化划分，使各个部门各司其职，相互配合，做到工作落实、责任落实、经费保障，顺利开展肥胖防治工作。同时，依靠政府培养一批技术人员，指导群众提高肥胖防治知识，加强"家庭—学校—政府—社会"的直接交流，为肥胖的防治打下坚实的基础。

四、社会开展肥胖健康普及教育

（一）社会开展肥胖健康普及教育的重要性

社会环境从社会经济因素、文化因素、个体行为因素、社会体育组织因素等方面影响着肥胖发生率。

1. 社会经济因素

目前发达国家肥胖发生率和经济水平呈负相关，这主要是因为高收入人群通常受教育程高，对肥胖的认识也较为全面。而在发展中国家，肥胖人群主要集中在由贫穷到富有的群体，他们生活水平大幅度提高，饮食条件改善，却不懂得如何健康膳食，导致摄入高热量食物过多而诱发肥胖。

2. 文化因素

我国传统观念认为，肥胖就是营养好，代表"富有"和"权威"，这种观念时至今日依然在影响着一部分人，我们应当纠正这样的错误认知。

3. 个体行为因素

个人电子产品的普及严重缩短了人们户外活动的时间，导致久坐，减少了身体活动的能量消耗，从而导致肥胖。因此，提高个人对肥胖危害的认识，改善行为习惯，是社会开展肥胖普及教育的重点。

4. 社会体育组织因素

社会体育组织主要包括社会体育社团、社会体育协会、体育公司等机构，他们是体育活动开展的中坚力量，是开展群众性体育活动的推动者，在满足人们对体育锻炼的娱乐性和社交性需求的同时，也给锻炼者提供了体育锻炼空间。同时，体育组织拥有科学的体育锻炼技术，能胜任肥胖的预防和治疗工作。

（二）社会开展肥胖健康普及教育的措施

1. 社区体育是预防肥胖的中坚力量

肥胖的预防与社区体育密不可分，社区体育是开展社区健康教育的最佳方式，它可以在社区对肥胖人群进行健康调查，了解并掌握肥胖者面临的具体问题，对这些问题进行分析并得出具体的实施方案，比如锻炼方式的选择、膳食营养知识的宣传、减肥运动处方的设置等，以帮助社区居民更好地开展体育锻炼，达到预防肥胖的目的。社区体育组织在管理居民肥胖问题，特别是对待儿童青少年肥胖时，应该以家庭为中心，不要给儿童青少年造成过重的负担。社区组织运动时，应该和参与者进行有效而充分的沟通，这有利于提高参与者的体育锻炼效率。

2. 体育机构是治疗肥胖的重要载体

健身房、体育服务机构是治疗肥胖的重要组织形式。但目前我国减肥行业门槛低，无序竞争激烈，水平参差不齐，甚至有些机构误导肥胖者并损害肥胖者健康。中国营养学会减肥分会组织编写了"体重控制国家标准"，只有选择科学减重机构，进行个性化的运动风险评估、全方位的医学检查和健康体适能测评，开展合理膳食和运动减肥，才能在降低肥胖程度的同时促进健康。

（三）形成"家庭—学校—政府—社会"四位一体的肥胖防治机制

家庭教育引导、支持孩子逐步形成健康生活习惯。学校教育重在预防儿童青少年肥胖，培养学生心理健康，指导生活方式健康化。政府政策扫清障碍，完善公共体育设施，为肥胖者提供运动场所。社会教育有助于创造运动氛围，倡导肥胖者进行健康的生活模式，敦促家庭、学校和政府加强对肥胖的管理力度。形成"家庭—学校—政府—社会"四位一体的肥胖防治机制，能够让各方共同发挥防治肥胖的重要作用。

思考题

1. 如何通过心理干预改变饮食模式？
2. 为什么说行动期是减肥干预的主要时期？
3. 简述心理因素在肥胖防治中的应用。
4. 如何进行健康教育普及？
5. 如何建立"家庭—学校—政府—社会"四位一体的肥胖防治机制？

第九章

科学减肥方案的制定和运动减肥相关问题的处理

本章导读: 本章介绍了科学减肥方案制定和执行的全过程,以期读者建立成功减肥的信心,学会科学减肥的操作方法,以及学会处理在减肥过程中遇到的问题。

减肥不容易，成功减肥者大多遵循了科学减肥的原则。在坚持科学减肥基本原则的同时，要因时、因地和因人而异，这才是安全有效减肥的关键因素。科学的减肥方案不仅重视运动和饮食，而且还进行心理干预和健康理念的教育，使肥胖者不仅成功实现减重，还认识到肥胖及其相关疾病的严重危害，自觉地放弃原先多吃少动的生活方式，逐渐养成平衡膳食、适当运动的健康生活方式，从而有效避免体重反弹，对长期保持体重甚至是终身保持正常体重具有重要作用。

第一节 | 科学减肥方案的制定

成功减重的关键是要有科学的减重方案，而方案的科学性主要体现在运动、营养、心理和教育四个方面。运动方案和营养膳食计划要互相配合，通过个体的具体状况进行针对性设计，以达到平衡和合理；心理支持主要包括建设减肥环境、目标激励、行动鼓励、成功前辈的经验交流等；健康理念教育则主要是让减肥者知晓肥胖及其相关疾病的严重危害以及解决办法。这几个方面共同作用，才能更好、更全面地解决肥胖问题。因此，科学的减肥方案会从以上几点切入，确定其基本框架。同时会根据个人的具体情况，使方案具有"个性化"，实施更加切合实际，效果更好。

一、运动方案

一个完整的运动方案包含基本信息、运动建议、注意事项、运动方案的修订等几个部分。

（一）基本信息

基本信息主要记录减肥者当时的身体状况和肥胖程度，包括身高、体重、体脂率、BMI等。记录这类数据的主要目的是确认减肥者的肥胖程度和理想体重目标。

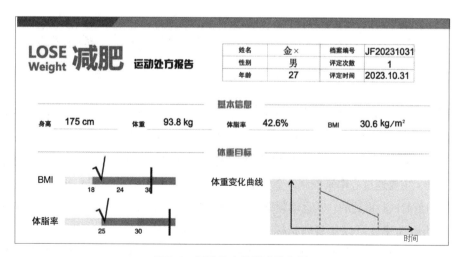

图9-1 运动处方的基本信息页

从图 9-1 可以看出，无论是通过 BMI 还是体脂率评判，金先生都是肥胖者。他的健康体重应该在 BMI 20 kg/m² 左右或体脂率 25% 左右，经计算得出他的健康体重为 61.3 kg，从而确定了减重目标是 93.8 − 61.3=32.5 kg。

（二）运动建议

运动建议包括运动项目、运动持续时间、运动强度、运动频率等，具体如图 9-2 所示。

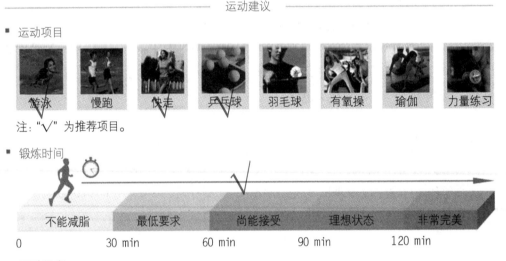

注："√"为推荐项目。

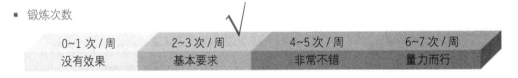

图9-2　运动建议

如图 9-2 所示，减肥的运动建议包括：①运动项目，选择了游泳、快走、乒乓球项目。②运动持续时间，锻炼以消耗脂肪为主，持续时间必须在 1 h 或以上。考虑金先生刚开始运动，因此运动持续时间不宜太长。运动持续时间可以随着金先生运动能力的提升循序渐进地调整。③运动强度，主要通过心率来控制，金先生的目标心率为120~132 次 /min，这个心率范围是根据前期运动负荷试验得到的。④运动频率，建议每周锻炼 2~3 次。当然，最好是能每天运动。

以上的运动建议可以从身体指标、运动兴趣和减肥环境三个方面来考虑。总的来说，运动方案要根据身体的客观情况，在适合的前提下选择自己喜爱的运动，既要有效减肥，又要帮助自己坚持运动、持续减重。如果能在减肥的过程中找几个伴，为了共同的目标一起奋斗，则更容易养成运动的习惯，达到理想的减肥效果。

（三）注意事项

注意事项是运动方案的重要补充，以避免在运动过程中出现损伤或者意外。注意事项可根据减肥者的生活环境和个人身体特点做出提醒。例如：①严格按照科学减肥方案执行减肥计划；②严禁盲目提高运动强度、缩短运动持续时间；③不可"三天打鱼，两天晒网"，甚至半途而废，减肥是一个缓慢渐进的过程，要有信心、恒心、决心、耐心；④要有一套运动装备，至少有一双合脚、有弹性、舒适的好鞋；⑤冬天锻炼注意保暖，夏天锻炼后忌冷；⑥运动过程中多喝水或者无糖的运动饮料；⑦选择适合个人的运动时间（早晨、傍晚、晚上均可），但晚上运动不能影响睡眠质量，雾霾天气最好不运动；⑧饭后不要立即运动，运动后不要立即进食；⑨不要在交通繁忙的道路旁运动，遵守交通法规；⑩运动是健身、养生的重要内容，但不排斥其他养生措施，该看医生、该服药时必须看医生、服药。

（四）修订运动方案

及时修订运动方案是保证减肥效果的重要环节。随着体重下降、运动能力提高，先前的运动方案对于减重一段时间的减肥者来说已经不合适了，会出现减重速度放缓或体重变化反复的情况。因此，每隔一段时间修订运动方案很有必要。一般间隔时间为2~4周，可根据体重下降情况和减肥者身体素质变化情况进行判断，修订的内容则根据最新的测试指标，重新确定运动强度并选择合适的运动项目。总的来说，运动方案的制定和修订可以根据图9-3进行。

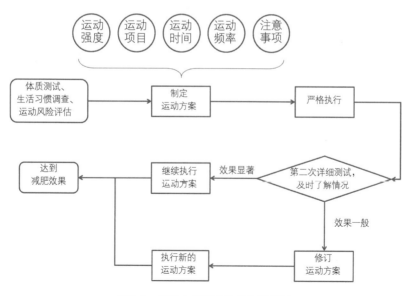

图9-3 运动方案制定和修订流程图

二、营养膳食计划

营养膳食计划由两个方面组成：①营养膳食原则，这个基本原则指导日常减肥食谱的制定；②参考食谱，对于参加封闭式减肥的肥胖者来说，减肥中心已经提供了食谱，只需按要求执行便可，而对于自我指导减肥者，参考食谱则从具体食谱设计上给予了直观范例。

（一）饮食原则

减肥的饮食原则主要是食物种类丰富多样、三大营养素配比合理、注意其他营养素的合理摄入、控制每日摄入的总能量。其中控制总能量是因人而异的。

1. 控制总能量

最有效的减肥方法是控制总摄入量和增加体力活动。控制能量的摄入时，要做到营养平衡，合理安排蛋白质、脂肪和碳水化合物，保证无机盐和维生素的充足供应。能量范围根据个体生理需求情况确定。

2. 保证蛋白质的供给

为维护机体的正常氮平衡，必须保证膳食中有正常量的优质食物蛋白的供给。蛋白质供给不足，容易导致人体处于亚健康状态。若供给过多，体内多余的蛋白质分解成尿素排出体外，不仅浪费蛋白质，而且增加肝脏和肾脏的负担，对人体不利。建议多选用高生物效价且脂肪含量低的蛋白质食物，见表 9-1。

表9-1　推荐食物种类

	推荐食物
早餐	豆浆、豆花、低脂牛奶、去黄鸡蛋
中餐和晚餐	鱼、虾、鸡肉、鸭肉、牛肉、豆类、豆制品（干丝、豆腐）

3. 限制脂肪摄入量

减少脂肪摄入量，少吃油炸食品，不吃肥肉。脂肪的摄入量应为总热能的 20%~25%。如果脂肪摄入过多，容易导致脂质过氧化物增加，使耐力降低，影响工作和学习效率。

4. 碳水化合物的摄入要适量

碳水化合物即糖类，是主要的供能营养素，是人体生命活动过程中必不可少的重要营养物质。建议在安排饮食时，要考虑到每一种含碳水化合物食品的升糖指数。高 GI 的食物进入胃肠后消化快，吸收完全，葡萄糖迅速进入血液；低 GI 的食物在胃肠停留时间长，释放缓慢，葡萄糖进入血液后峰值低，下降速度慢；而中等 GI 的食物介于二者之间。建议选择 GI 值低的食品，避免餐后高血糖。此外，含有不消化性碳水化合物的低 GI 食品（如粗粮、豆制品等）在胃肠中缓慢消化吸收，有利于控制血糖的波动，且能较长时间保持饱腹感，防治肥胖。中国常用主食的 GI 见表 9-2。

表9-2　中国常用食物的GI

高 GI 食物	GI/%	中等 GI 食物	GI/%	低 GI 食物	GI/%
白面包	105	油条	74.9	荞麦方便面	53.2
葡萄糖	100	苏打饼干	72	山药	51
牛肉面	88.6	小米饭	71	玉米粥	50.9
白馒头	88.1	胡萝卜	71	巧克力	49
糯米饭	87	大米饭	71	蒸芋头	47.9
白糖	83.3	土豆泥	70	通心粉	45
酸奶	83	小麦饼干	70	黑米粥	42.3
小麦面条	81.6	大米粥	69.4	藕粉	32.6
胶质软糖	80	全麦面包	69	脱脂牛奶	32
烙饼	79.6	小麦片	69	纯鲜豆腐	31.9
蚕豆	79	黄豆挂面	66.6	豌豆粉丝汤	31.6
		蔗糖	65	绿豆挂面	27.2
		荞麦面条	59.3	绿豆	27.2
		煮土豆	56	四季豆	27
		煮甜玉米	55	牛奶	27
		燕麦片	55	豆腐干	23.7
		爆玉米花	55	冻豆腐	22.3
		燕麦粗饼干	55	大豆	18
				魔芋	17
				低脂奶粉	11.9

不同水果、果干、果汁和蔬菜的 GI 见表 9-3。

表9-3　不同水果、果干、果汁和蔬菜的GI

食物	GI/%
水果、果干	枣 103，西瓜 72，菠萝 66，葡萄干 64，芒果 55，熟香蕉 52，猕猴桃 52，柑 43，葡萄 43，苹果 36，梨 36，杏干 31，生香蕉 30，鲜桃 28，柚子 25，李子 24，樱桃 22
果汁	橘子汁 57，葡萄汁 48，苹果汁 41，水蜜桃汁 32.7
蔬菜	南瓜 75，胡萝卜 71，山药 51，蒸芋头 47.7，芦笋 < 15，西蓝花 < 15，花椰菜 < 15，芹菜 < 15，黄瓜 < 15，茄子 < 15，鲜青豆 < 15，莴笋 < 15，生菜 < 15，青椒 < 15，西红柿 < 15，菠菜 < 15

5. 保证维生素和矿物质的供应

新鲜蔬菜和水果所含能量较低，富含维生素 C、无机盐和纤维素，且饱腹感明显。

食盐的摄入不宜过多，以免引起口渴，刺激食欲，以及对心血管系统产生不良影响，3~6 g/d 为宜。在运动大量出汗后应适当补充钠、钾、钙等含量高的食物，如菌藻类、海产品类食物。

6. 每天足量饮水，合理选择饮料

建议每日最少饮水 1 200 mL（约 6 杯），饮水应少量多次，以白开水为宜。

目前市场上的饮料产品种类繁多，选择饮料对健康有重要影响。选择饮料应该根据个人的身体情况而定，可在同类饮料中选择能量较低的产品。目前多数市售饮料都含有一定的能量，因此不宜摄入太多饮料。

7. 烹调方法

以蒸、煮、炖、拌、卤等方法为主，尽量避免油煎、油炸等方法。

8. 养成良好的饮食习惯

养成良好的饮食习惯，可以有效地保持体形。一日三餐定时定量，定期测量体重，按体重合理调整饮食。减肥期间避免过多摄入薯片、方便面、烤肉串、香肠、饼干、蜜饯、牛肉干、奶茶、碳酸饮料等高热量食物。进食要细嚼慢咽，有助于促进消化并产生饱腹感。尽量少饮酒。

三餐的能量按 3∶4∶3 的比例来分配，即早餐占全天能量的 30%，午餐占 40%，晚餐占 30%。应注意动物性蛋白和脂肪含量多的食品尽量安排在早餐和午餐吃，晚上以清淡食品为主。

9. 关于零食

零食是指非正餐时间吃的各种食物。合理有度地吃零食既是一种生活享受，又可以提供一定的能量和营养素。合理选择零食需要遵循几个原则：①根据个人的身体情况及正餐的摄入情况选择适合个人的零食。对于需要控制体重的人，含糖或脂肪较多的零食（如糖果、蜜饯、速食、膨化食品）应尽量少吃。②应选择营养价值高的零食，如水果、奶制品。③两餐之间可以适当吃些零食，以不影响正餐食欲为宜。④不能用零食代替正餐。

坚果是一类常见的零食，有核桃、杏仁、松子、花生、榛子、栗子、腰果、葵花子、西瓜子和南瓜子等。坚果是营养丰富的食品，除富含蛋白质和脂肪外，还含有大量的维生素 E、叶酸、镁、钾、铜、单不饱和脂肪酸、多不饱和脂肪酸和较多的膳食纤维，对健康有利。研究表明，每周吃少量的坚果可能有助于心脏的健康，但因其所含能量较高，不可过量食用，建议每周 50 g 左右。

（二）一周菜谱举例

表 9-4 列出了一周菜谱，供参考。

表9-4　一周健康菜谱举例

	周一	周二	周三	周四	周五	周六	周日
早餐	全麦面包 75~95 g	烧饼 75~95 g	小麦馒头 90~100 g	萝卜丝包 90~100 g	切片面包 75~95 g	菜包 90~100 g	燕麦 45~60 g
	豆浆 150~200 g	粗粮粥 130~150 g	牛奶 130~150 g	豆浆 150~200 g	白粥 150~200 g	红豆粥 130~150 g	牛奶 130~150 g
	去黄鸡蛋 40~80 g	去黄鸡蛋 40~80 g	去黄鸡蛋 40~80 g	去黄鸡蛋 40~80 g	去黄鸡蛋 40~80 g	去黄鸡蛋 40~80 g	去黄鸡蛋 40~80 g
	凉拌黄瓜 100~200 g	水煮生菜 100~200 g	圣女果 100~200 g	凉拌黄瓜 100~200 g	圣女果 100~200 g	凉拌黄瓜 100~200 g	凉拌西红柿 100~150 g
中餐	米饭 85~100 g	米饭 85~100 g	米饭 85~100 g	蛋炒饭 80~95 g	米饭 85~100 g	菜泡饭 150~250 g	米饭 90~100 g
	土豆牛肉 60~80 g	白菜鸡肉片 60~80 g	狮子头 60~80 g	平菇鸡丁 60~80 g	鸡腿肉 60~80 g	胡萝卜牛肉 60~80 g	豆角鸡丝 60~80 g
	莴笋炒蛋 50~80 g	凉拌凉皮 50~70 g	胡萝卜玉米 40~60 g	蒜泥生菜 80~100 g	平菇炒蛋 50~80 g	银杏西芹芦荟 80~100 g	洋葱土豆丝 50~80 g
	白菜香干 80~100 g	素炒青菜 80~100 g	芹菜干丝 80~100 g	腐竹土豆丝 50~80 g	素炒杭白菜 80~100 g	凉拌莴笋 50~80 g	皮蛋豆腐 70~90 g
	番茄蛋汤 130~180 g	紫菜蛋汤 130~180 g	蚕豆蛋汤 130~180 g	鱼头汤 130~180 g	豆芽汤 130~180 g	金针菇汤 130~180 g	小白菜汤 130~180 g
	西瓜 100~200 g	樱桃 100~150 g	杨梅 100~200 g	油桃 100~200 g	苹果 100~200 g	甜瓜 100~200 g	黄桃 100~200 g
晚餐	稀饭 150~200 g	米饭 80~90 g	水饺 80~100 g	米饭 80~90 g	米饭 85~100 g	稀饭 150~200 g	米饭 80~90 g
	水煮虾 80~100 g	炖蛋 50~100 g	清蒸鱼 60~90 g	鱼香鸡丝 50~70 g	豆角鸡丝 70~90 g	鱼香肉丝 50~80 g	芹菜牛肉 50~70 g
	青椒素鸡 70~90 g	皮蛋豆腐 70~90 g	素炒豆芽 150~200 g	炒素 80~100 g	清蒸南瓜 120~150 g	青椒炒蛋 50~70 g	青菜干丝 70~90 g
	芹菜干丝 60~90 g	炒素 60~90 g	—	芹菜熏干 50~80 g	—	蒜泥生菜 80~100 g	雪菜豆瓣 60~80 g
	金针菇汤 130~150 g	小白菜汤 130~150 g	青菜豆腐汤 130~150 g	番茄蛋汤 130~150 g	蚕豆蔬菜汤 130~150 g	蚕豆汤 130~150 g	萝卜丝汤 130~150 g
	酸奶 100~150 g	酸奶 100~150 g	酸奶 100~150 g	酸奶 100~150 g	酸奶 100~150 g	酸奶 100~150 g	酸奶 100~150 g

注意：推荐的总能量摄入和举例菜谱仅在减肥期间适用，不适合长期使用。若无减肥计划，则可适当增加摄入量。

三、心理支持与健康理念教育

心理调节主要从激励因素去考虑。一般的激励方法从设立目标开始,在减肥过程中实施正向和负向的奖励。与此同时,建立一个"减肥圈"同样重要,因为具有相同目标的一群人更能互相激励。

健康理念教育主要涉及家庭教育、学校教育和社会宣传教育等方面。个人、家庭、社会团体和政府多方联动,方能达到理想的教育效果。

四、科学减肥方案模板与制定流程

(一)减肥方案模板

减肥方案模版见表9-5。

表9-5 一周健康菜谱举例

××减肥方案(参考)						
基本信息						
姓名		性别		生日	评定日期	
身高		体重		BMI	体脂率	
减肥目标						
1. 体重减至 _____ kg,体脂率达到 _____ %,BMI 达到 _____ kg/m²; 2. 异常血液指标达到正常; 3. 运动能力提升; 4. 学会 1~2 项运动项目						
运动建议						
运动项目	□游泳 □快走 □慢跑 □羽毛球 □乒乓球 □有氧操 □核心训练 □篮球 □团操 □其他 _____					
运动时间	□至少 0.5 小时 □0.5~1 小时 □1~1.5 小时 □1.5~2 小时 □2 小时以上					
运动频率	□1 次 / 周 □2~3 次 / 周 □3~5 次 / 周 □5~7 次 / 周 □每天 1 次 □每天 _____ 次					

| 运动强度 | 靶心率 _____ 次 / 分 | | | | | | |

训练计划							
		时间段	运动项目	持续时间		运动时心率范围	
当日计划	清晨						
	上午						
	下午						
	晚间						
		周一	周二	周三	周四	周五	周六	周日
当月计划	第 1 周							
	第 2 周							
	第 3 周							
	第 4 周							

营养建议	
日摄入量	
早餐	
中餐	
晚餐	
加餐	

里程碑奖励	
第一阶段	
第二阶段	
第三阶段	

注意事项	

| 制定日期： | 签名： |

（二）减肥方案制定流程

减肥方案制定流程如图 9-4 所示。

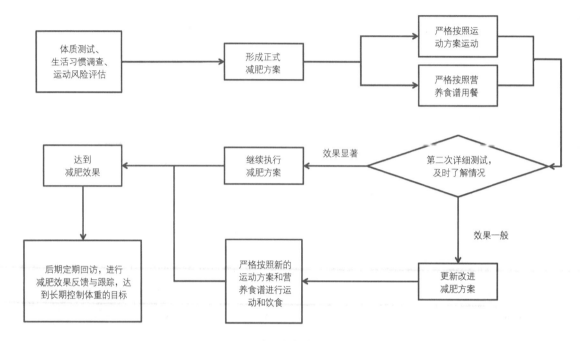

图9-4　减肥方案的制定流程

在运动结合饮食控制等生活方式改变的减肥过程中，可能会遇到各种问题，例如，极重度肥胖者的减肥应注意什么问题以保证安全和有效？减肥中遇到减重平台期该怎么办？如何让减肥、控制体重持续下去？等等。本节内容回答了可能会遇到的相关问题。

一、极重度肥胖者运动方案注意事项

对于初始体重非常大的单纯性肥胖者来说，减肥初期是非常关键的，正所谓"万事开头难"。如果一开始他的身体和心理没有做好减肥的准备，后续就很难适应并持续执行科学减肥处方。所以，在减肥初期我们应从运动、营养、心理和健康教育理念四个方面进行干预。心理方面主要以正向引导和教育为主，帮助他认识肥胖的危害以及减肥过程中将遇到的种种困难，例如，身体能否适应训练强度而让体重持续下降，为什么前期的运动方式比较单一，为什么体重下降幅度比想象中的小，为什么安排走路、游泳这种简单且相对低强度的运动项目，等等。极重度肥胖者在减肥第一个月几乎都是慢走和游泳，而且游泳并非我们理解的"游起来"，仅仅只是在泳池里面走路，或者漂浮打水。在饮食方面，减肥初期并不能陡然减少摄入量，而是应该根据肥胖者的日常饮食，稍微调整饮食结构，如减少脂肪和碳水化合物的比例，增加蛋白质比例，以及不限量地增加纤维素摄入，以维持其饱腹感。必要时随时加餐，以控制其血糖值在相对稳定的范围内。

二、减肥后期可适当增加力量训练

对于封闭式减肥时间较长的人来说，在减肥后期容易出现体重下降变慢或者不下降的情况。与此同时，其身体成分也会发生变化，特别是伴随着体重下降，肌肉的绝对含量也会有所下降。在这种情况下，会出现皮肤松弛、绝对力量不足等现象。由于瘦体重少，基础代谢相对低，往往会影响后续的持续减重和体重保持。因此，在减肥后期可以根据减肥者的肥胖程度和身体成分比例，适当增加力量训练，一般 BMI < 30 kg/m² 后就可以增加力量训练。

在增加力量训练的过程中，要注意循序渐进，随时了解身体反应，如肌肉酸痛情况等。并根据身体反应，及时调整力量训练方案，例如，刚开始可进行克服自身重量的力量训练，每组练习 8~10 次，练习 2~3 组后短暂休息。观察减肥者的身体反应，逐渐增加练习次数和组数。当然，力量训练需要减肥者根据自身情况进行调节，主要从负荷和训练重复次数方面不断调整。

三、科学减肥因人而异，"多"与"少"是相对的

有些减肥者非常有毅力，一旦确立目标就可以坚持执行。但殊不知，方向不对，越努力就离成功越远。所以，要减肥，必须要有科学的方法。

很多人觉得"少吃多运动"就能减肥。的确，对一部分人来说，只有"少吃多运动"才能减肥。但对另一部分人来说，必须"多吃多运动"才能减肥。可见，"多"与"少"是相对的。同样的运动方式，对体重大的人来说可能运动强度大，但对于有一定运动经历的人来说，运动强度则有可能小了。因此，必须在科学减肥的指导下进行减肥，才能达到事半功倍的效果。

四、在减肥环境下熏陶，用减肥氛围帮助自己不断坚持

虽然运动减肥方案科学、有效，但是如果不执行，同样达不到目的。因此，严格执行运动减肥方案非常重要。在执行过程中，利用减肥氛围，通过减肥者之间的互相鼓励和支持，帮助自己增强信心、不断坚持，可以达到意想不到的效果。这也被称为环境动力因素。因此，如果要减肥，可以找一些朋友，设立共同的目标，在减肥之路相伴而行，一起分享减肥过程中的喜悦，分担期间的痛苦。有时候，坚持的力量不仅仅来自自己内心，也来自别人的支持和期待的目光。

五、调整减肥方案，可使减肥没有"平台期"

很多人都会遇到减肥的"平台期"。但若能及时调整运动和饮食方案，减肥也可以没有"平台期"。"平台期"出现的主要原因是，随着体重下降、运动能力提高，相同的运动方式相对于变化的身体来说已经不合适了。运动强度不合适，体内脂肪则无法充分动员参与供能，体重就不会下降，甚至会略有上升。一般情况下，在减肥第二周后最好再做一次体质测试，并根据结果修订运动和饮食方案，以适应新的体重。

六、执行减肥方案需要耐心

很多减肥者都尝试过很多方法但最终失败，这些挫败感总令他们印象深刻、失去减肥成功的信心。因此在刚开始减肥时，需要有足够的耐心，不受那些错误的、不准确的方法干扰，逐步建立科学、正确的减肥方法。减肥2~4周或者持续减肥2个月后，大多数人会出现减肥"平台期"。如果能够及时调整方案，多数情况下可以平稳度过"平台期"，在这个时候更需要有耐心以及周围亲戚朋友们的支持。

减肥达到理想体重后，其实是减肥最具挑战的时候。因为不管减肥效果多么显著，如果不养成良好的生活习惯，努力达到的体重是难以维持的。因此需要正确认识当前的体重和生活状态，要学会享受这种瘦下来的感觉，只有真正体会到这种状态的好，才能持续地坚持下去。

思考题

1. 如何理解科学减重方案？一份科学的减重方案包括哪些内容？
2. 饮食在减重方案的制定中起着重要的作用，减重过程中的饮食应遵循哪些原则？
3. 如何看待减肥过程中的力量训练？
4. 如何看待和处理减肥过程中的"平台期"？

参考文献

［1］ Cancelier A C L, Rezin G T, Fernandes J, et al. Adenovirus-36 as one of the causes of obesity: the review of the pathophysiology[J]. Nutr Res. 2021, 86:60-67.

［2］ Bérubé R, LeFauve M K, Heldman S, et al. Adipogenic and endocrine disrupting mixture effects of organic and inorganic pollutant mixtures[J]. Sci Total Environ. 2023, 876:162587.

［3］ Damer A, El Meniawy S, McPherson R, et al. Association of muscle fiber type with measures of obesity: A systematic review[J]. Obes Rev. 2022, 23(7):e13444.

［4］ Ludwig D S, Aronne L J, Astrup A, et al. The carbohydrate-insulin model: a physiological perspective on the obesity pandemic[J]. Am J Clin Nutr. 2021, 114(6):1873-1885.

［5］ Hawley J A, Sassone-Corsi P, Zierath J R. Chrono-nutrition for the prevention and treatment of obesity and type 2 diabetes: from mice to men[J]. Diabetologia. 2020, 63(11):2253-2259.

［6］ King S E, Skinner M K. Epigenetic Transgenerational Inheritance of Obesity Susceptibility[J]. Trends Endocrinol Metab. 2020, 31(7):478-494.

［7］ Paquin J, Lagacé J C, Brochu M, et al. Exercising for Insulin Sensitivity-Is There a Mechanistic Relationship With Quantitative Changes in Skeletal Muscle Mass?[J]. Front Physiol. 2021, 105(8):e2941-e2959.

［8］ Rohde K, Keller M, la Cour Poulsen L, et al. Genetics and epigenetics in obesity[J]. Metabolism. 2019, 92:37-50.

［9］ Trotta M, Bello E P, Alsina R, et al. Hypothalamic Pomc expression restricted to GABAergic neurons suppresses Npy overexpression and restores food intake in obese mice[J]. Mol Metab. 2020, 37:100985.

［10］ Sturm R, An R. Obesity and economic environments[J]. CA Cancer J Clin. 2014, 64(5):337-350.

［11］ Okuno Y, Fukuhara A, Hashimoto E, et al. Oxidative Stress Inhibits Healthy Adipose Expansion Through Suppression of SREBF1-Mediated Lipogenic Pathway[J]. Diabetes. 2018, 67(6):1113-1127.

［12］ Lecorguillé M, Schipper M, O'Donnell A, et al. Parental lifestyle patterns around pregnancy and risk of childhood obesity in four European birth cohort studies[J]. Lancet Glob Health. 2023, 11 (S1):1-5.

科学减肥

230

［13］ Dong Y, Lau P W C, Dong B, et al. Trends in physical fitness, growth, and nutritional status of Chinese children and adolescents: a retrospective analysis of 1·5 million students from six successive national surveys between 1985 and 2014[J]. Lancet Child Adolesc Health. 2019, 3(12):871-880.

［14］ Worldwide trends in body-mass index, underweight, overweight, and obesity from 1975 to 2016: a pooled analysis of 2416 population-based measurement studies in 128·9 million children, adolescents, and adults[J]. Lancet. 2017, 390(10113):2627-2642.

［15］ 陈文鹤.健身运动处方［M］.北京：高等教育出版社，2014.

［16］ Di Conza G, Ho P C, Cubillos-Ruiz J R, et al. Control of immune cell function by the unfolded protein response[J]. Nat Rev Immunol. 2023, 10.1038/s41577-023-00838-0

［17］ Beals J W, Kayser B D, Smith G I, et al. Dietary weight loss-induced improvements in metabolic function are enhanced by exercise in people with obesity and prediabetes[J]. Nat Metab. 2023, 10.1038/s42255-023-00829-4

［18］ Wang Y, Zhao L, Gao L, et al. Health policy and public health implications of obesity in China[J]. Lancet Diabetes Endocrinol. 2021, 9(7):446-461.

［19］ Rinonapoli G, Pace V, Ruggiero C, et al. Obesity and Bone: A Complex Relationship[J]. Int J Mol Sci. 2021, 22(24)：13662.

［20］ De Lorenzo A, Romano L, Di Renzo L, et al. Obesity: A preventable, treatable, but relapsing disease[J]. Nutrition. 2020, 71:110615.

［21］ Larson E A, Dalamaga M, Magkos F. The role of exercise in obesity-related cancers: Current evidence and biological mechanisms[J]. Semin Cancer Biol. 2023, 91:16-26.

［22］ 王永磊, 张静, 苏峰, 等. 肠道菌群变化与2型糖尿病发病关系的研究进展［J］. 实用医药杂志, 2018, 35（01）：77-80.

［23］ 程涵博, 吕颂雅, 刘勇. 内质网应激在肝脏糖脂代谢及代谢性肝病中的作用［J］. 中国细胞生物学学报, 2019, 41（11）：2209-2219.

［24］ 诸骏仁, 高润霖, 赵水平, 等. 中国成人血脂异常防治指南（2016年修订版）［J］. 中国循环杂志, 2016, 31（10）：937-953.

［25］ Li X, Ren Y, Chang K, et al. Adipose tissue macrophages as potential targets for obesity and metabolic diseases[J]. Front Immunol. 2023, 14:1153915.

［26］ Weir G C. Glucolipotoxicity, β -Cells, and Diabetes: The Emperor Has No Clothes[J]. Diabetes. 2020, 69(3):273-278.

［27］ Wu M Y, Fan J G. Gut microbiome and nonalcoholic fatty liver disease[J]. Hepatobiliary Pancreat Dis Int. 2023, 10.1016/j.hbpd.2023.06.006

［28］ Esmaili S, Hemmati M, Karamian M. Physiological role of adiponectin in different tissues: a review[J]. Arch PhysiolBiochem. 2020, 126(1):67-73.

［29］ Arrieta F, Pedro-Botet J. Recognizing obesity as a disease: A true challenge[J]. Rev Clin Esp. 2020, 221(9):544-546.

［30］ Lega I C, Lipscombe L L. Review: Diabetes, Obesity, and Cancer-Pathophysiology and Clinical

Implications[J]. Endocr Rev. 2020, 41(1)：bnz014.

［31］ Chen Z, Tian R, She Z, et al. Role of oxidative stress in the pathogenesis of nonalcoholic fatty liver disease[J]. Free Radic Biol Med. 2020, 152:116-141.

［32］ Shapira S N, Seale P. Transcriptional Control of Brown and Beige Fat Development and Function[J]. Obesity (Silver Spring). 2019, 27(1):13-21.

［33］ 储文文. 不同人群中高强度间歇训练的应用综述［J］. 冰雪体育创新研究. 2020,（24）：93-94.

［34］ 曹佳敏, 李慧, 孟银平, 等. 常用减肥药的研究与应用进展[J]. 预防医学论坛. 2020, 26(05):396-400.

［35］ 李晶, 杨屈扬, 许莹, 等. 儿童肥胖与阻塞性睡眠呼吸暂停的相关性研究进展[J]. 临床耳鼻咽喉头颈外科杂志. 2023, 37(04):318-322.

［36］ 曲伸, 陆灏, 宋男峰. 基于临床的肥胖症多学科诊疗共识（2021年版）[J]. 中华肥胖与代谢病电子杂志. 2021, 7(04):211-226.

［37］ 苏汝平, 钟漓, 赵志. 内镜下减肥手术的研究进展[J]. 中华肥胖与代谢病电子杂志. 2021, 7(03):186-190.

［38］ Grunvald E, Shah R, Hernaez R, et al. AGA Clinical Practice Guideline on Pharmacological Interventions for Adults With Obesity[J]. Gastroenterology. 2022, 163(5):1198-1225.

［39］ Sammugam L, Pasupuleti V R. Balanced diets in food systems: Emerging trends and challenges for human health[J]. Crit Rev Food Sci Nutr. 2019, 59(17):2746-2759.

［40］ The Lancet Diabetes E. Childhood obesity: a growing pandemic[J]. Lancet Diabetes Endocrinol. 2022, 10(1):350-359.

［41］ Chao A M, Quigley K M, Wadden T A. Dietary interventions for obesity: clinical and mechanistic findings[J]. J Clin Invest. 2021, 131(1):e140065.

［42］ Berge J, Hjelmesaeth J, Hertel J K, et al. Effect of Aerobic Exercise Intensity on Energy Expenditure and Weight Loss in Severe Obesity-A Randomized Controlled Trial[J]. Obesity (Silver Spring). 2021, 29(2):359-369.

［43］ Marc-Hernández A, Ruiz-Tovar J, Aracil A, et al. Effects of a High-Intensity Exercise Program on Weight Regain and Cardio-metabolic Profile after 3 Years of Bariatric Surgery: A Randomized Trial[J]. Sci Rep. 2020, 10(1):3123.

［44］ Flack K D, Hays H M, Moreland J, et al. Exercise for Weight Loss: Further Evaluating Energy Compensation with Exercise[J]. Med Sci Sports Exerc. 2020, 52(11):2466-2475.

［45］ Zhang S, Xiao T, He J. The Influence of a School Social Network Intervention on Adolescent's Health Behaviors: A Gender-Specific Agent-Based Model[J]. Front Public Health. 2022, 10:861743.

［46］ Viana R B, Naves J P A, Coswig V S, et al. Is interval training the magic bullet for fat loss? A systematic review and meta-analysis comparing moderate-intensity continuous training with high-intensity interval training (HIIT)[J]. Br J Sports Med. 2019, 53(10):655-664.

［47］ Cai L, Yin J, Ma X, et al. Low-carbohydrate diets lead to greater weight loss and better glucose homeostasis than exercise: a randomized clinical trial[J]. Front Med. 2021, 15(3):460-471.

［48］Hilbert A, Petroff D, Herpertz S, et al. Meta-analysis of the efficacy of psychological and medical treatments for binge-eating disorder[J]. J Consult Clin Psychol. 2019, 87(1):91-105.

［49］《中国居民膳食指南（2022）》在京发布［J］.营养学报.2022，44（06）：521-522.

［50］王强，闻剑飞，汪辉，等.运动减脂平台期形成机制及干预研究述评［J］.吉林体育学院学报.2015，31（04）：68-72.

［51］Callahan M J, Parr E B, Hawley J A, et al. Can High-Intensity Interval Training Promote Skeletal Muscle Anabolism?[J]. Sports Med. 2021, 51(3):405-421.

［52］Li V L, He Y, Contrepois K, et al. An exercise-inducible metabolite that suppresses feeding and obesity[J]. Nature. 2022, 606(7915):785-790.

［53］Kanaley J A, Colberg S R, Corcoran M H, et al. Exercise/Physical Activity in Individuals with Type 2 Diabetes: A Consensus Statement from the American College of Sports Medicine[J]. Med Sci Sports Exerc. 2022, 54(2):353-368.

［54］Balducci S, Haxhi J, Sacchetti M, et al. Relationships of Changes in Physical Activity and Sedentary Behavior With Changes in Physical Fitness and Cardiometabolic Risk Profile in Individuals With Type 2 Diabetes: The Italian Diabetes and Exercise Study 2 (IDES_2)[J]. Diabetes Care. 2022, 45(1):213-221.

［55］杨忠伟，李豪杰.运动伤害防护与急救［M］.北京：高等教育出版社，2015.

［56］Mehta A, Shapiro M D. Apolipoproteins in vascular biology and atherosclerotic disease[J]. Nat Rev Cardiol. 2022, 19(3):168-179.

［57］Shimojo G, Joseph B, Shah R, et al. Exercise activates vagal induction of dopamine and attenuates systemic inflammation[J]. Brain Behav Immun. 2019, 75:181-191.

［58］Flores-Opazo M, McGee S L, Hargreaves M. Exercise and GLUT4[J]. Exerc Sport Sci Rev. 2020, 48(3):110-118.

［59］Whillier S. Exercise and Insulin Resistance[J]. Adv Exp Med Biol. 2020, 1228:137-150.

［60］Thyfault J P, Bergouignan A. Exercise and metabolic health: beyond skeletal muscle[J]. Diabetologia. 2020, 63(8):1464-1474.

［61］Blüher M. Metabolically Healthy Obesity[J]. Endocr Rev. 2020, 41(3).

［62］Iacobini C, Pugliese G, Blasetti Fantauzzi C, et al. Metabolically healthy versus metabolically unhealthy obesity[J]. Metabolism. 2019, 92:51-60.

［63］Chen L, Zhao Z W, Zeng P H, et al. Molecular mechanisms for ABCA1-mediated cholesterol efflux[J]. Cell Cycle. 2022, 21(11):1121-1139.

［64］Hernandez-Quiles M, Broekema M F, Kalkhoven E. PPARgamma in Metabolism, Immunity, and Cancer: Unified and Diverse Mechanisms of Action[J]. Front Endocrinol (Lausanne). 2021, 12:624112.

［65］Treasure J, Duarte T A, Schmidt U. Eating disorders[J]. Lancet. 2020, 395(10227):899-911.

［66］House E T, Gow M L, Lister N B, et al. Pediatric weight management, dietary restraint, dieting, and eating disorder risk: a systematic review[J]. Nutr Rev. 2021, 79(10):1114-1133.

参考文献